諏訪・佐野
メモリアルシンポジウム
抗精神病薬50年を振り返る

〈復刻〉
第54回 日本精神神経学会総会宿題報告
諏訪 望（1957年）　佐野 勇（1958年）

編 集
北海道大学大学院医学研究科
神経病態学講座精神医学分野

発 行
星和書店

諏訪　望先生　御略歴

明治45年7月20日　静岡県にて出生

昭和13年　東京大学医学部卒業

昭和22年　日本医科大学教授

昭和24年　北海道大学医学部教授

昭和51年　北海道大学医学部教授退職

昭和52年　北海道大学名誉教授

昭和53年　埼玉医科大学教授　兼
　　　　　神経精神科センター所長

昭和59年　叙勲　勲二等　瑞宝章

平成11年　埼玉医科大学名誉教授

平成11年10月6日　逝去（叙位　正四位）

佐野　勇先生　御略歴

大正13年11月1日　神戸市にて出生

昭和24年　大阪大学医学部卒業

昭和27年　大阪大学医学部助手

昭和30年　大阪大学医学部助教授

昭和42年　大阪大学医学部教授

昭和44年　大阪大学医学部附属高次神経研究
　　　　　施設長併任

昭和49年　大阪大学評議員併任

昭和50年9月4日　逝去（従四位勲四等、
　　　　　　　　　　　旭日小綬章）

刊行にあたって

　本書は「諏訪・佐野メモリアルシンポジウム―抗精神病薬50年を振り返る」（臨床精神薬理，11：501-569，2008）の転載と，第54回日本精神神経学会総会宿題報告「精神疾患の薬物療法　―自律神経遮断剤を中心として」（精神神経学雑誌，59：1173-1207，1957），（精神神経学雑誌，60：1-36，1958）の復刻との二部構成となっている。

　2007年7月14日，札幌グランドホテルにておいて，「諏訪・佐野メモリアルシンポジウム　―抗精神病薬50年を振り返る」と題するシンポジウムが開催された。そのちょうど50年前にあたる1957年7月，札幌で開催された第54回日本精神神経学会総会において，故諏訪望，佐野勇両教授の分担による宿題報告「精神疾患の薬物療法―自律神経遮断剤を中心として」が発表された。

　1950年代前半に始まる向精神薬の登場が，精神医学および精神科医療に革命的変化をもたらしたことはよく知られている。諏訪先生と佐野先生は，その嚆矢となったクロルプロマジンおよびレセルピンを最初に日本に導入し，慎重かつ精細な臨床的検討を積み重ねて，その成果を分担して発表された。この報告が，日本の精神科薬物療法の端緒を開くことになった。まさに日本の精神科治療における特筆すべき歴史的事実であるといえる。

　このシンポジウムが抗精神病薬の開発50年を記念して開催されたことは言うまでもない。当日は，諏訪先生と佐野先生のご功績を踏まえたうえで，この50年間における抗精神病薬開発の動向と薬理学的コンセプトの変遷に始まり，抗精神病薬療法の現状と問題点，新たな抗精神病薬開発の展望などについて，有意義で熱心な発表と討議が行われた。その記録は，後日，「臨床精神薬理」誌上に掲載されたことは冒頭に示したとおりである。

　本書が，諏訪望先生と佐野勇先生のご功績を称え，ご遺徳を偲ぶとともに，精神科薬物療法に携わる人たち，統合失調症に対する治療レベルの格段の向上を希求する人たちにとって，学ぶところの大きいことを信ずるものである。

　本書の刊行に際し，北海道大学大学院医学研究科精神医学教室　久住一郎准教授はじめ教室員諸氏の温かいご協力をいただいた。また星和書店編集部　浅沼義則氏にも大変お世話になった。ここに深く感謝を申し上げるしだいである。

2008年3月

北海道大学大学院医学研究科
神経病態学講座精神医学分野　小　山　　司

目次

刊行にあたって………………………………………………………………小山　　司…3

諏訪・佐野メモリアルシンポジウム
――抗精神病薬50年を振り返る

臨床精神薬理，11：501-569，2008。（　）は「臨床精神薬理」掲載時の頁

開会にあたって ………………………………………………………小山　　司… 7 (501)
司会にあたって ………………………………………………………栗原　雅直… 9 (503)
我が国における薬物療法の幕開け－北海道大学の場合－ ……………山下　　格…11 (505)
我が国における薬物療法の幕開け－Chlorpromazineの導入を中心に－
………………………………………………………………………中嶋　照夫…17 (511)
司会にあたって ………………………………………………………三浦　貞則…24 (518)
抗精神病薬の薬理－コンセプトとそのスクリーニングの変遷－ ………森本　保人…26 (520)
第二世代抗精神病薬開発の視点から ……………………………………村崎　光邦…38 (532)
ごあいさつ ……………………………………………………………武田　雅俊…44 (538)
司会にあたって ………………………………………………………山内　俊雄…46 (540)
現状における薬物療法の理念－臨床的観点から－ ……………………久住　一郎…47 (541)
精神科薬物療法における将来展望－基礎的観点から－ ………………西川　　徹…53 (547)
抗精神病薬療法の現状と将来－統合失調症を中心に－ ………………八木　剛平…65 (559)

〈復刻〉
第54回　日本精神神経学会総会宿題報告

（　）は「精神神経学雑誌」掲載時の頁

諏訪　望：精神疾患の薬物療法――自律神経遮断剤を中心として.
　　精神神経学雑誌，59(12)：1173-1207，1957.………………………………79(1173)

佐野　勇：精神疾患の薬物療法――自律神経遮断剤を中心として.
　　精神神経学雑誌，60(1)：1-36，1958.………………………………………115(1)

講演紹介

諏訪・佐野メモリアルシンポジウム―抗精神病薬50年を振り返る

開会にあたって

小 山　司

(北海道大学大学院医学研究科神経機能学講座精神医学分野)

　諏訪・佐野メモリアルシンポジウム「抗精神病薬50年を振り返る」の開催にあたり，一言ごあいさつを申し上げます。

　今からちょうど50年前，1957年7月，札幌で第54回日本精神神経学会総会が開催されました。その折に故諏訪・佐野両教授が分担されて，重要な宿題報告をされたという歴史的事実がございます。タイトルは，「精神疾患の薬物療法―自律神経遮断剤を中心として」でした。この宿題報告の成り立ちについて調べたところ，1955年の第52回日本精神神経学会総会で，阪大と北大から chlorpromazine と reserpine の治療経験についての本邦初の報告がありました。おそらく当時の内村祐之理事長が，学会にとってきわめて重要なテーマだというご認識で，宿題報告のご指名が両先生になされたと理解しています。

　この宿題報告については，諏訪先生の論文が「精神神経誌」59巻（第12号），1173ページから，佐野先生の論文は第60巻（第1号）の1ページから掲載されています。本シンポジウムの開催にあたって，改めて読んでみましたが，その内容から，精神医学の革命と言えるほどの大きなブレークスルーであったことは，ここにご参会の皆様はどなたもが認めるところだと思います。Pinel が1793年にビセートル病院で，2年後の1795年にサルペトリエル病院で精神科の患者さんを鎖から解放しましたが，1950年代の chlorpromazine と reserpine の導入は，統合失調症の患者さんを障害の苦悩から解き放ったという意味で第2の革命と評価されている歴史的な事実でもあります。これが契機となり，精神障害の本態に迫る1つの重要な示唆が与えられたという事実でもありますので，精神薬理学という新たな学問の幕開けとなったという点でも非常に意味が大きいと思います。

　この宿題報告が両先生の指導のもと多数の研究者によって行われた共同研究であったことはいうまでもありません。両先生の論文のまとめに，共同研究者として諏訪先生は30名，佐野先生は10名の方の名前を記載されています。シンポジウム開催のはじめにあたって，当時の革命的な精神科治療の黎明期において大きな成果を上げられた故諏訪先生，佐野先生，それからその共同研究に参加された諸先生のご功績に対して心から敬意を表したいと思います。

2007年7月14日　札幌グランドホテルにて開催。出席は100名。

本シンポジウムでは，現在に至るまでの発展を本日ご発表される先生方の講演を通して再検証し，それに基づいて将来への新たな飛躍に思いを至らせながら，皆様とともに過ごしていきたいと思います。日本の薬物療法の黎明期から現在に至るまで指導的な役割を担われてきた先生，それを受けて将来に向けて活躍していくであろう若手研究者も含めて，7名の諸先生方の講演で，今日のシンポジウムを構成させていただきました。

　本日は，諏訪先生のご家族の代表として，ご長男の諏訪基さんが出席されております。それから，佐野先生のご家族として，佐野先生の奥様，紀美子様とお孫様の圭様が出席しておられます。

　最後になりますが，このシンポジウムは北大，阪大の同門会に加えて，アステラス製薬，大塚製薬，大日本住友製薬，日本イーライリリー，ヤンセンファーマ，吉富薬品，6社の協賛と，諏訪先生が初代の会長を務められた北海道臨床精神薬理研究会の共催を得ていることをご報告して，各団体の皆様に心から感謝申し上げたいと思います。

　それでは本日のご講演を通して，どうぞ活発なご意見を交換し合いながら，この50年という節目を皆様とともに十分に楽しんでいきたいと思っております。どうぞよろしくお願い申し上げます。ありがとうございました。

講演紹介

諏訪・佐野メモリアルシンポジウム―抗精神病薬50年を振り返る

司会にあたって

栗原　雅直

（財務省診療所）

　山下先生と中嶋先生のご講演の司会にあたって，一言ごあいさつ申し上げます。

　諏訪先生は内村祐之先生から「北大へ行けよ」と命じられて，ちょっとのつもりで赴任したのですが，思わずそれが定年までになってしまいました。そこで諏訪先生は非常に思いを秘めて，何とか心と体のリンケージした教室を作ろうと一生懸命努力されたわけです。山下格先生の『精神医学の栞』という本に記述されていますが，FreudがFanatikerだとすると，KretschmerはKritikerであり，諏訪先生がKritikerだとすると，佐野先生はFanatikerであるという比較ができると思います。諏訪先生の一番弟子が山下格先生で，山下先生の一番弟子が小山先生という系図になっています。

　ところで私は最近，『心を軽くする習慣教えます』という本に佐野先生のことをちょっとお書きしました。

　私は，Delay, Denikerのchlorpromazineを初めて使ったサンタンヌ病院に1960年から62年まで行っておりました。62年に帰国する際に，秋元波留夫先生とご一緒に途中ミュンヘンに立ち寄りました。そこでホーフブロイハウスという，ヒットラーがナチスを立ち上げたビアホールに行って，大ジョッキを傾けて，2杯ぐらい飲みました。「俺は結構飲める」と思っておりましたら，精悍な坊主刈りにした男性が現れました。「あれは佐野君だよ」と秋元先生が言われ，そこで初めてごあいさつしました。佐野先生は「俺はもう12杯飲んだ」と言うからびっくり仰天しました。ずいぶんお酒を飲む方だったんですね。

　私は，中嶋先生と大阪で一緒に仕事した時に工藤義雄先生からお聞きしたのは，「万博の目玉事件」がありました。これは，1970年4月に，大阪万博のシンボルだった岡本太郎の太陽の塔の右の目玉にヘルメットをかぶった学生風の男が立てこもり，「万博をつぶせ」と叫んでアジテーションし，今にも飛び降りそうにして皆びっくり仰天した事件です。たまたま佐野先生が居合わせて，大声で飛び降りないように説得したけれども，1時間ばかり経つと，「俺も忙しいから帰る。いいかげんに降りてくれ」と言ったら，その気合いに呑まれて，男はふらふらと降りてきたということです。

2007年7月14日　札幌グランドホテルにて開催。出席は100名。

またその後しばらく経って，阪神百貨店の屋上から飛び降りようとした人がいました。不思議にもまたそこに佐野先生が通りかかって，同じように説得して救助したのです。この通りかかるというのはお酒のせいなのか，あるいは共時性という問題なのか，偶然なのかわかりませんが，いずれにせよそれによって2人の人間が助かったということです。私は学者として天才的だと尊敬するだけではなくて，臨床家としても大した方じゃないかと思っております。
　それでは山下先生，続いて中嶋先生のご講演を始めたいと思います。

講演紹介

諏訪・佐野メモリアルシンポジウム――抗精神病薬50年を振り返る

我が国における薬物療法の幕開け
―― 北海道大学の場合 ――

山下　格*

はじめに

　我が国における薬物療法の幕開けの時代に，私は北海道大学に居合わせましたので，その頃の思い出を含めてお話させていただきます。

　図1は諏訪先生が北海道大学精神医学教室で，患者さんの経過をどう考えたらよいだろうかなどと教室員と話し合っている場面です。諏訪先生も若かったのですが，教室員も昭和32年の時点で，臨床経験5年の人が1人，4年が5人，3年が5人，2年が7人，1年が2人という，若いスタッフばかりでした。

　そのとき教室にとどいたのが，chlorpromazineとreserpineでした。Reserpineには以前からセルパシルという製剤がありましたが，chlorpromazineはメガフェンがドイツから直輸入されました。この薬は女性の看護師が触ると皮膚炎を起こしてしまうので，男性の私たちが手分けして包装しました。いつも副作用が心配で，毎日患者さんの尿を採ってウロビリノーゲンを検査して，夜回診のときに当直医が必ず血圧を測るということを続けた記憶があります。翌年，メガフェンがコントミンとウインタミンに変わって，安心して使えるようになりました。

2007年7月14日　札幌グランドホテルにて開催。出席は100名。
The dawn of psychopharmacology in Japan : Circumstances in Hokkaido University.
*北海道大学名誉教授
連絡先　医療法人社団　慈藻会　平松記念病院
〔〒064-8536　札幌市中央区南22条西14丁目〕
Itaru Yamashita : Hiramatsu Hospital. West 14-chome, South 22-jo, Chuo-ku, Sapporo, Hokkaido, 064-8536 Japan.

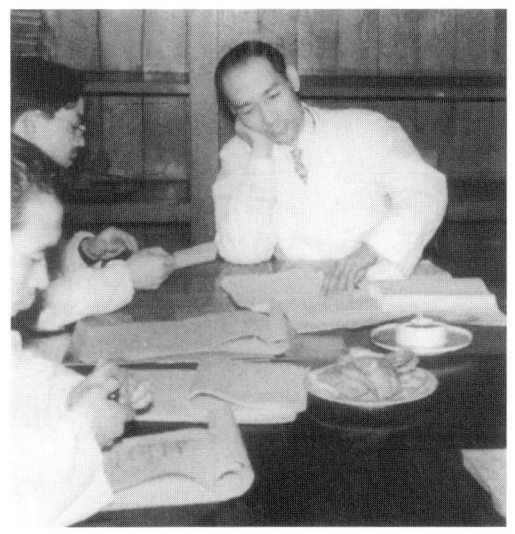

図1

I.「精神疾患の薬物療法」の報告

　図2は，諏訪先生が学会で発表なさっている姿です。先生は42歳でした。当時はようやくスライドを使い始めた時期で，絶えずピントを合わせなければならないので，その係を「スライダー」，また画面を指すときには長い棒を使ったので，その係を「棒マン」とよんでいました。

　実際の報告にはスライドを2台使いました。発表前に諏訪先生に原稿を読んでいただいて，テープに録音しました。何日も前からそのテープをかけて，原稿を読みながらスライドを替える場所をスライダーに合図する「肩たたき」役が，両方のスライダーの肩をたたきます。スライドが動いて

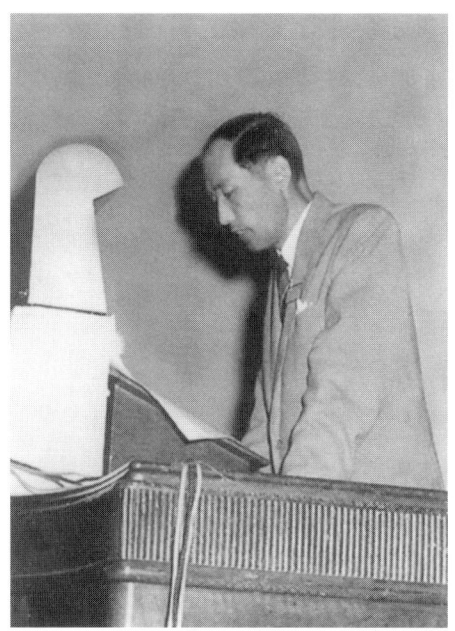

図2

表1 諏訪 望：精神疾患の薬物療法―自律神経遮断剤を中心として―

第54回日本精神神経学会宿題報告
昭和32年（1957）7月2‐3日
札幌市　北海道大学構内
Pharmacotherapy of Mental Disorder（Clinical and Pathophysiological Study on the Effectiveness of Chlorpromazine and Reserpine

精神経誌，59：1173‐1207，1957

発表内容
Ⅰ．臨床精神病理学的考察
　　A．急性投与時の精神状態の変化
　　　傾眠茫乎，情動の不関性，志向の貧困
　　　⇒　特有な不安感の消失
　　　　　それに伴う病的体験の一定期間の消失
　　B．慢性投与時の病像の変化
Ⅱ．病理生理学および精神生理学的変化
　　A．自律神経機能（GSR，自律神経緊張度，薬物負荷テスト）
　　B．内分泌機能（副腎機能，抗利尿ホルモン，甲状腺ホルモン）
　　C．糖質代謝　　D．水分代謝
　　E．脳波の変化　F．脳組織の糖代謝

画面に映ると，棒の先に電灯がついた長い棒を持った棒マンが，ぱっと電灯をつけてその図面を指す，終わったらぱっと消すということを幾度も練習したわけです．この操作は，実際の発表のときにも大体うまくいきました．

しかし大事なのはもちろん報告の内容です．ここでは，その年の12月に発表された同じ表題の先生の論文をご紹介します（表1）．

1．臨床精神病理学的考察

それには「自律神経遮断剤を中心として」という副題がついていますが，当時neurolepticsはそのように呼ばれていました．

この論文は大きく2つに分かれ，Ⅰ．の「臨床精神病理学的考察」はいわば臨床治験，Ⅱ．の「病理生理学および精神生理学的変化」は，薬を使ったときのさまざまな身体的変化の検査所見です．

A．急性投与時の精神状態の変化

この薬を注射すると，患者さんはボーッとして寝ているような，本当には寝ていないような，それまで経験されなかった状態になります．諏訪先生はまずこの状態について，Janzarikの3つの症状を引用して，わかりやすく解説されました．ただ，これはドイツ語のほうがわかりやすいと思います．「傾眠茫乎」はDösigkeitで，何かぼんやりした状態です．「情動の不関性」はemotionale Indifferenzで，感情的にどうでもいいような感じになること．「志向の貧困」というのはintentionale Verarmungで，あれこれしようという意欲が乏しくなる状態です．これはchlorpromazineでもreserpineでも，時間的な経過は少し違うけれども共通の現象といえます．それに伴って，患者さんの興奮や不安が穏やかになって，幻覚その他の症状も一時的に消失することが記載されています．

B．慢性投与時の病像の変化

表2はchlorpromazine投与時の治療所見のまとめです．最近の治験では，用量を一定にし，12週とか18週に期間を限って，PANSSなどのスケールを用いて統計的に処理して結果を出しますが，当時はそういうことはできませんでした．

表2　持続投与時の病像の変化（1）

Chlorpromazine による変化

		症状消失	全般的改善	部分的改善	不変	悪化	計
統合失調症	急性	17	9	16	6	0	48
	中間	5	11	1	2	0	19
	荒廃	0	2	6	5	0	13
躁病（躁状態）		8	7	2	2	0	19
鬱病（鬱状態）		6	2	1	6	4	19
神経症		5	8	5	8	3	29

表3　持続投与時の病像の変化（2）

Reserpine による変化

		症状消失	全般的改善	部分的改善	不変	悪化	計
統合失調症	急性	17	9	3	5	0	34
	中間	3	11	2	4	0	20
	荒廃	0	1	20	4	0	25
躁病（躁状態）		2	2	0	1	0	5
鬱病（鬱状態）		4	3	1	4	2	14
神経症		5	6	7	7	5	30

　Chlorpromazineの場合は150〜400mgを自由に使い，効果の判定も，患者さんが退院する時とか，十分使って結論が出た時とか，うまくいかないので電撃療法に変えた時などに，その病歴を持ち寄って，主治医と関係の医師も意見を述べて，諏訪先生がそれを聞かれて，最終的に判定をしました．

　対象は統合失調症が中心でしたが，各病期を合わせると80例になります．他に躁状態，うつ状態，神経症，頭部外傷後遺症やその他の症例にも用いたので，全体で180例に使用したことになります．スケールがありませんので，みんなの意見で「非常によくなった」，「すっかりもとに戻った」という場合を完全寛解，「全体的に良くなったがまだ不十分」というものを全般的な改善，「眠りが良くなった」，「興奮しなくなったが本質的にはあまり変わっていない」という場合を部分改善と判定しました．他にもちろん不変例や悪化例もあります．

　統合失調症に関しては，当然ながら急性期の症例は非常に良くなります．しかし荒廃例，言い換えると慢性の残遺症状が顕著な例では，効果は不十分になってまいります．躁状態に有効なのは当然ですが，うつ状態の場合には，良くなった例もあれば不変ないしは悪化例も多数あります．神経症はさまざまな症例が対象で，いずれもよく効いたとは言いかねる状態でした．

　表3はreserpineの結果です．これも79例の統合失調症を中心として，全体の症例は144例です．Reserpineの臨床効果も，結局はchlorpromazineと同じです．慢性例ばかりに使った印象がありますが，医師が自由に薬を選択した結果です．

　両薬剤の治験例を全部合わせると324例になります．当時としては諸外国の報告に劣らない症例数といえます．とくに最後まで経過を見届けて判

定したということと，神経症その他の症例にも使って結論を出したということは，臨床の実際に即した，意義深い治験だったと思います。

論文の最後にまとめのコメントがあって，自律神経遮断剤療法は疾患特異的な治療ではなく，症候学的水準における治療であるという結論が書かれています。また chlorpromazine がとくに優れているという報告があるが reserpine でもほぼ同じ効果がみられること，パーキンソン症状が出ることが効果の現われる証拠と言われるが必ずしもそうではないこと，肝障害や無顆粒球症などの報告があるが我々は経験しなかったことなどが記されています。いずれも当時の向精神薬療法の雰囲気を表したものと思います。

2．病理生理学および精神生理学的変化

次に薬物によるいろいろな身体機能の変化が報告されました。これは当時の教室員が，各自の専門分野の検査を治験に合わせて施行した結果です。

自律神経機能検査の皮膚電気反射（GSR）は，ご存じのようにうそ発見器の反応です。いろいろな光・音刺激あるいは計算などによって，手に汗が出て電気抵抗が低下します。ところが chlorpromazine を静注しておくと GSR が全くおきないという，非常に明らかな変化がみられました。

次の自律神経緊張度検査は，Wenger テストの変法です。脈拍数，血圧，唾液の分泌量などを測って，交感神経系優勢か副交感神経系優勢かという傾向をみました。急性投与のときは変化しませんが，慢性に使っていると，chlorpromazine では一時軽く副交感系優勢に傾いて，あとはやや交感神経系優勢になり，reserpine ではずっと副交感神経系優勢がつづきます。症状がよくなった症例では，この変化がより顕著になる傾向がみられました。

次は薬物負荷テストです。ピロカルピンでは変化はありませんでしたが，アドレナリンでは急性投与では変化はないものの，慢性投与では chlorpromazine の場合むしろ反応が増加し，reserpine では持続的に低下しました。またその変化が顕著な症例では，臨床症状が改善されることが多いという結果になりました。

メコリル・テストはより重要なテストですが，メコリルを注射して血圧を下げると，その反動として血圧が上昇する交感神経優勢型のS型，なかなか回復しない副交感神経優勢型のP型，その中間のN型がありますが，治療前にP型であった症例は chlorpromazine によって臨床的によくなる症例が多く，S型症例は reserpine でよくなる症例が多くて，統計学的に有意差が出ました。

この自律神経系の反応はかなり複雑ですが，諏訪先生は，精神疾患の種類にかかわらず，自律神経機能の乱れを一定の方向，それは交感優性のこともあり，また副交感優性のこともありますが，とにかくその生体にとって最も適切な方向に安定させることが自律神経遮断療法の特徴ではなかろうかとコメントしています。

内分泌機能も熱心に調べられました。まず副腎皮質機能に関しては，そのころコルチゾールが測れませんので，尿中の17-ケトステロイドや循環好酸球などで調べた限りでは，急性，慢性投与とも全く影響はなく，ACTH を負荷した反応にも変化がないという結果でした。

抗利尿ホルモンは非常に敏感なホルモンで，アドレナリンと同じように反応します。動物実験でラットに水を与えて尿が出続けているときに，花火を鳴らして脅かしたり，しっぽをつまんだりすると，尿が急に止まってしまいますが，chlorpromazine を与えておくと，そういう変化は起きなくなりました。臨床的には chlorpromazine 服用中の患者さんの尿を1ヵ月毎日測定すると尿量がかなり多くなって，止めるともとに戻ります。この意味づけはむずかしいのですが，当時私どもはただ口渇のためと判断しておりました。

甲状腺ホルモンもいろいろ調べましたが，結局は急性，慢性投与時とも何の変化もありませんでした。

糖質代謝について，インシュリンによって血糖が低下する反応は，急性，慢性投与時とも変化はありませんでした。アドレナリンによる血糖の増加は，reserpine の慢性投与時には見事に抑制されて，血糖値は平らなままでした。水分代謝につ

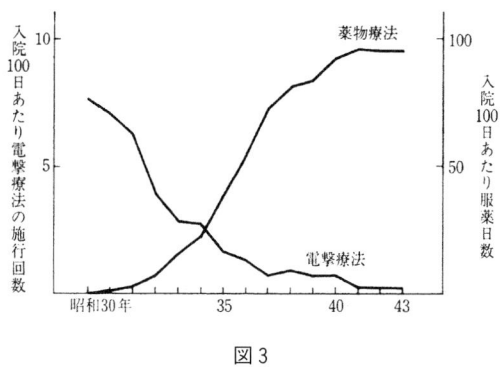

図3

いても，Volhard水試験などいろいろ検討しましたが，結局は細胞外血漿量や循環血液量なども変化はありませんでした。

脳波もずいぶん詳しく検討されましたが，急性，慢性投与時とも目立った変化はありませんでした。しかし，てんかん患者の場合，異常波あるいはてんかん発作が誘発されることが確かめられて，当時から注意する必要があることが指摘されております。

脳組織の糖代謝については，Warburg法による検討の結果，臨床用量では変化はありませんでしたが，大量では糖代謝の酸素消費も乳酸生成量も抑制されるという所見でした。この所見に対して，脳の糖代謝の変化は人間における薬用量の数十倍を用いているのであるから，そのような特殊な条件の下でなされる生体実験の結果をそのまま薬剤の作用機序の本質と見なすことに対して，「私どもは深く警戒しなければならない」という，いかにも諏訪先生らしいコメントがあります。そのあたりのことは，今も我々が心すべきことかと思っております。

II．薬物療法と電撃療法の年次経過調査

1968年に北海道内の3つの公立病院にお願いして，入院患者が100病日のうち電撃療法を受けた回数と抗精神病薬を服用した日数を調べました（図3）。電撃療法が急激に減少する一方，抗精神病薬の服用日数がふえて，1960年ころに両者がクロスしていることがわかります。とくに1957年の諏訪先生の報告があったあたりから薬物の使用が

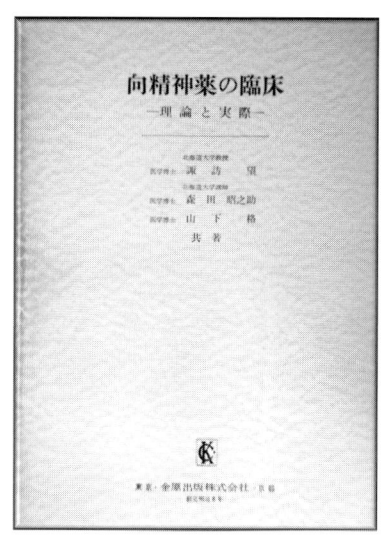

図4

目立って増えて，1968年頃には入院患者のほぼ全例が薬物を服用しており，薬物療法の時代に入ったことがわかります。

III．『向精神薬の臨床』の出版

1955年に向精神薬が使われはじめてから8年間経った1963年に，諏訪先生がお声をかけて，これまで経験した所見をここで一区切りして検討し直そうということで，森田昭之助先生と私がお手伝いして図4の本を出版しました。「臨床」と断っているように，専ら臨床面から向精神薬の理論と実際について述べたものです。今から見るとたいへん行きとどかぬ所の多い本ですが，当時はよく売れたようです。ちょうどこれが日本における向精神薬療法の幕開け時代を締めくくるもののように思われます。今見ると，とくに副作用について楽観的過ぎるところがありますが，これもその時代の経験の範囲であったかと感じております。

IV．諏訪先生のお人柄

図5は諏訪先生が教授室におられたときの，一番諏訪先生らしいお写真です。本当に学識，人格ともに優れたという形容詞が最もふさわしい先生でした。思い出話になりますが，先生は細かいこ

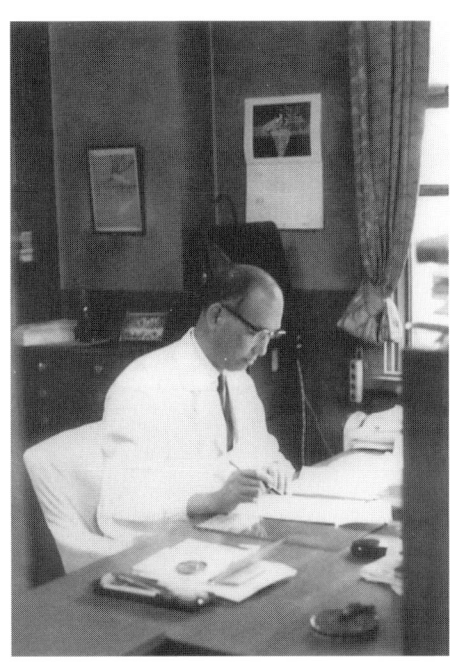

図5

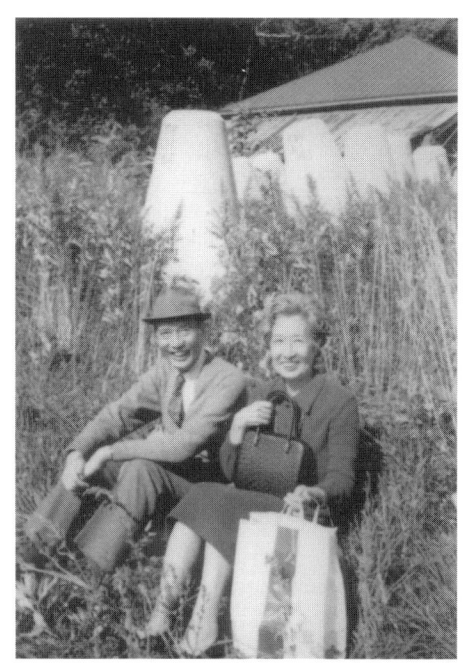

図6

とは何もおっしゃらないので教室員はいろいろ勝手に仕事をしましたけれども，それをしっかり後で見守っておられて，あまり外れていかないように，行き過ぎないように心くばりをされて，あとでしっかりとまとめをして下さいました。薬物についてもいつも適切な見解を述べておられました。諏訪先生のおかげで，その後北海道大学は向精神薬に関するWHOの研究協力センターに指定されて，いろいろなところから声がかかってたくさんの仕事をしました。

諏訪先生はその後の薬の発展をごらんになって，どんな感慨をおもちかと想像いたします。おそらく先生はたいへん驚き，また喜んでおられるでしょう。また，今日のような集りを諏訪先生も格別にお喜びのことと思います。最後に先生が奥様と一緒に笑っておられる写真（図6）をお見せして，私の報告を終わらせていただきます。

講演紹介

諏訪・佐野メモリアルシンポジウム――抗精神病薬50年を振り返る

我が国における薬物療法の幕開け
―― Chlorpromazine の導入を中心に ――

中嶋照夫[*]

はじめに

 栗原雅直先生の『心を軽くする習慣教えます』に太陽の塔と阪神百貨店で佐野先生が飛び降りようとしている人を助け下ろしたという話が出ています。太陽の塔の話よりも私は阪神百貨店の話が非常に印象的でした。実はその年に佐野先生は50歳でスイスで亡くなられています。そういう意味で，阪神百貨店の屋上の話は非常に心に残っております。この記念シンポジウムのお話と，栗原先生の本が送られてきたのが偶然重なったので，非常に驚いている次第です。

 私は佐野先生がヨーロッパに行かれるのと同時に北海道の旭川に講演に行きました。私が北海道から帰る，佐野先生はヨーロッパへ行かれるというので，多分飛行機が静岡の辺で交差したと思っていますが，まさかお亡くなりになるとは思ってもおりませんでした。

 佐野先生が亡くなられた時に私は助教授でしたので，本日のシンポジウムに指名されたものと思っております。私は日本に chlorpromazine, reserpine が入って数年経た昭和34年に精神医学教室に入局しました。したがって，山下先生のように直接薬の導入には携わっていません。そういう意味で，私より適当な先生がいらっしゃるのではないかといろいろ考えました。一番の適任は工藤義雄先生ですが，亡くなっておられます。他に，2, 3人直接携わった先生がいますが，何分にもご高齢ですので，あえて私がお話をさせていただきます。

 佐野先生や先輩の先生方から聞かされた話を紹介して責任を果たしたいと思います。今日の講演の確証をちゃんと得たいと思い，いろいろ当たってみました。発売がどうだったか，何年何月に発売されたかという記録は製薬会社やいろいろな所で残っていますが，それに直接携わった人達がどういう思いで精神科医療に chlorpromazine や reserpine を導入したかということは意外と確かではございません。したがって，私が勝手に思い込みで話す面もありますので，もし間違っていましたら，ご臨席の先生方にご指摘いただければ幸いです。

Ⅰ．Chlorpromazine の登場

 フェノチアジンという物質，骨格が出現したのがメチレンブルーという色素の合成です。1849年，コールタールからベンゼンが抽出されました。このベンゼンをもとにアミノ基をつけたのがアミノベンゼン，アニリンです。アニリンを基質としてこのメチレンブルーが合成されたわけです。アニリンと硫黄とを塩化鉄を触媒に熱するとメチレンブルーという色素ができます。メチレンブルーをはじめとして多くの色素が合成されることによって化学産業が発展し，その副産物として

2007年7月14日 札幌グランドホテルにて開催。出席は100名。
Opening of pharmacotherapy of psychiatry in Japan—revolving around introduction of chlorpromazine.
[*]京都府立医科大学名誉教授
〔〒564-0062 大阪府吹田市垂水町2-4-9〕
Teruo Nakajima : Emeritus Professor of Kyoto Prefectural University of Medicine. 2-4-9, Tarumi-cho, Suita-shi, Osaka, 564-0062 Japan.

医薬品が化学合成されました。メチレンブルーを用いて Ehrlich は組織の染色を行い，細胞の微細な組織を見つけております。さらにそれを病理に応用して病理学を発展させるわけですが，Ehrlich はこの薬品を精神障害，特に興奮患者に用いるとよいのではないかと示唆しています。このようなベンゼンを中心につくられた色素の副産物として，acetanilide という鎮痛薬あるいは解熱薬が作られています。

こうした一連の流れの中で，精神科へ最初に導入された薬が作られます。フェノチアジンを直接作ったのは，ベンゼン2つにアミノ基をつけたジフェニールアミン，これを硫黄と加熱することによってフェノチアジンが合成されています。その他，その誘導体としていろいろなものが作られていますが，注目していただきたいのは promethazine です。また diethazine がパーキンソン病の治療薬として効くと報告されています。

教科書に書いてある Laborit の遮断カクテルですが，チュニジアに派遣されていた若い海軍の外科医である Laborit が，当時外科の分野で非常に関心が持たれていた外科手術後のショックを克服する目的で工夫したものです。いろいろなものをミックスしてショックをコントロールしようと考えました。彼のショックに対する考え方は次のごとくです。生体は，自律神経系とそれに続く神経内分泌反応を起こして内的な環境のホメオシタシスを維持しようとしています。この反応は一定の範囲で動揺しますが，ある閾値を超えるとショックに陥るという考えです。この状態を起こさないようにする目的で遮断カクテル，バルビツール酸，morphine，クラーレ，抗ヒスタミン薬などを用いました。抗ヒスタミン薬としてフェノチアジン誘導体である promethazine を用いました。

フェノチアジン誘導体を使用している臨床の中で，抗ヒスタミン作用以外に特異な作用が観察されました。それは催眠とそれに基づく鎮痛，それから低体温を起こすという作用でした。これを使えば，morphine や他のものを使わなくても1剤で巧く対処できるのではないかと考えて，彼はローヌ・プーラン社に非常に強い中枢作用を持った抗ヒスタミン薬を作るように依頼して，1951年，チュニジアからパリのヴァル・ド・グラース病院に移ってきます。そして，その年の6月26日にローヌ・プーラン社から chlorpromazine という物質を手に入れ，麻酔科医と一緒に人工冬眠麻酔法を開発するわけです。

彼はこれらの研究の中で，chlorpromazine の精神科領域への使用を示唆しています。パリの病院で研究室に行く途中に，精神科病棟の傍を通って，興奮患者の叫び声がやかましかったことから，自分が考えた chlorpromazine を使えばうまくいくのではないかと思いついたようだと佐野先生から教えられましたが，信憑性は確かではありません。

Chlorpromazine の精神科領域への使用の最初は1952年，昭和27年です。1月17日に24歳の躁病性興奮を示した水兵が入院してきました。彼は21歳と23歳の時に同じような興奮状態で入院して，ショック療法を受けています。21歳のときには15回電気ショックを受けましたが，完全に回復しないまま退院しています。その後，23歳で再入院，24回のショック療法，9回が電気ショックで，あとの15回がインシュリンショックを受けています。一応2ヵ月で退院しましたが，その水兵が1月17日に興奮状態で再度入院し，Laborit の同僚である Paraire, Hamon が chlorpromazine 50mg を静注しました。Chlorpromazine は直接濃いまま入れると静脈の壁に障害を起こすために，ブドウ糖で希釈して注射しますが，そういうことがよくわからないので，看護婦たちが1回そのまま注射したらしく静脈炎を起こし，9日間 chlorpromazine の投与を中断して，ショック療法とバルビタール酸を使っています。いずれにしても総量885mgで，2月7日に退院，正常生活に戻っています。大体1ヵ月弱の入院ということで，彼らはショック療法と同等か，それよりも期間的に優るという報告をしています。

2月2日に，栗原先生が留学されたサンタンヌ病院の Delay, Deniker のもとに，chlorpromazine が届き，3月24日に使用を開始しました。彼らは chlorpromazine を単独で，しかも Laborit が言っている50mgという量ではなしに，75mgから100mg/日を筋注あるいは経口で投与しまし

た．その結果，躁病に対してショック療法よりも短時間で良くなること，統合失調症の心的興奮に対しても改善の傾向があると報告をしています．5月26日にフランスの医学心理学会100年祭でショックと警告反応のセクションにおいて，DelayとDenikerが発表しています．

Delayは基調講演で，chlorpromazineの作用をsyndrome neuroleptique，すなわち精神運動の緩徐化と感情中立化，情動無関心という3つの症状を挙げて，そういう名前で呼んでいます．この作用機序に関しては，自律神経系の中枢，とりわけ間脳に作用して，上部の大脳から来る抑制的な条件反応的なものを休息させて遮断することによってショック療法と同等の作用結果をもたらすと解釈しました．

その1952年の11月，Largactilという名前でローヌ・プーラン社がchlorpromazineを発売します．ちなみに，7月にはチバガイギーがインド蛇木の一種であるラウオルフィア・セルペンティナからその鎮静成分であるreserpineを抽出しています．

II．我が国へのchlorpromazineの導入

Chlorpromazineの日本への導入について紹介します．1953年にスイスでLargactilの使用が開始されました．スイスはフランス語圏内にある部分もありますので，そういう意味で使うことができたのではないかと思っております．ドイツでもバイエルが治験用のサンプルを配布しますが，ローヌ・プーラン社はフランス外にはchlorpromazineを輸出することを禁止しています．したがって，バイエルが合成して，それを待って治験が始まることになります．

佐野先生は昭和27年に戦後再開されたフンボルトの交換留学生制度の1回生として，日本で2人だったと思いますが，27歳の時にヨーロッパに留学します．最初，飛行機でローマ大学，それからフライブルグ，ミュンヘン大学と行っておられ，ミュンヘン大学はかなり気に入られたようです．そして，ミュンヘンにおける学会で，ドイツにおける最初のchlorpromazineの報告，すなわち

表1　佐野先生との研究の思い出（工藤）

…一番のトピックは，何といっても精神病の薬物療法で当時フランスで発見されたCPZ治療が他のヨーロッパ諸国に広まり，学会において最初の発表があり，そのニュースが早速私達に伝わり，…．…送られてきた薬物の構造式をみて，…某社の抗ヒスタミン剤が類似の構造を持っていることが判り…．その薬剤を使っても一向に精神症状には効果がなく，その経緯を書いて佐野先生に送ったところ，「これはCPZしか抗精神症状効果がないのだから…自分の帰るまで待て」と大目玉を喰ってしまいました．

「冬眠療法」を知ることになります．そのときの報告を日本医事新報第1555号（昭和29年2月13日）に紹介されています．

1953年4月からドイツのほとんどの精神医学教室でchlorpromazineの治験が行われています．ローヌ・プーラン社はフランス以外にはLargactilを輸出しないために，ドイツではバイエルのchlorpromazine，Megaphenが合成されるのを待って，治験が開始されました．フランス，ドイツともchlorpromazineの輸出を禁止しているので，日本では独自に合成して検討しなければならないと日本に連絡をされています．ちなみに，この頃，アメリカではreserpineの治験が開始されているようです．

表1は，佐野教授追悼記念集の中に工藤義雄先生が書かれた文章の一部です．工藤先生は佐野先生から情報を得て，早速製薬会社とコンタクトして治験を試みようとしたようです．しかし，chlorpromazineそのものの詳細が理解されていないためにうまくいかなかったこと，これを佐野先生に手紙で書いたところ，大目玉を食らったとのことです．Chlorpromazineだけしか役に立たない，他の抗ヒスタミン薬では具合が悪いということがあったようです．「某社」というのは，調べてみたのですが，コンタクトされた本人が亡くなられておりますので，わかる術がありません．想像はできますが，はっきりしたところはわかりません．

佐野先生は行きは飛行機でしたが，帰りは1ヵ月かけてゆっくりと船旅で，1954年1月に日本へ帰ってこられました．早速武田製薬とコンタクト

をとって合成をしてほしいと依頼しましたが，武田製薬は断ったようです。それで，ちょうど大阪大学にプロパガンダとして回っていた塩野義製薬の岸本専治さんという方にヨーロッパではこういう精神科の治療が始まっているという話をしたところ，岸本さんは，「塩野義製薬は労働争議で存続が危いから，この薬を発売することによって，ひょっとして会社が立ち直るかもわからない」と言われて，佐野先生が持って帰ったパンフレットを翻訳してほしいとお願いしました。佐野先生の言葉では，「翻訳せえというのは何ということや。わしが翻訳するのを書いて，おまえがそれで文書をつくれ」と言ったということになっています。いずれにしても，文書を書いて重役会議にかけて，その結果，塩野義製薬はchlorpromazineの合成を開始したと聞いております。まず，ローヌ・プーラン社と製造契約します。当時，薬の特許は使用特許ではなく，合成特許ですので，その許可を得るということから始まったようです。ドイツのMegaphenかフランスのLargactilをどういう形で輸入したかわかりませんが，大阪大学と北海道大学が早速6月に治験を開始しています。他の施設は12月に開始していますが，どういう形で入ってどうなったかというその辺の関係を先ほど山下先生にお聞きしたのですが，よくわからないということでした。

その年にアメリカではThorazineという名前でchlorpromazineが発売されました。1955年4月，京都の第52回精神神経学会で，大阪大学の堀見教授と北海道大学の諏訪教授がchlorpromazineとreserpineの使用の中間報告をなさっておられます。また，その年の3月と4月に，chlorpromazineが塩野義ではウインタミンという名前で，吉富製薬ではコントミンという名で発売されております。吉富製薬がどういう経緯でchlorpromazineを発売したかを社史で調べたところ，吉富製薬は武田製薬の傘下の会社でしたので，この薬剤のことは早くから情報を得ていたようです。昭和27年にnitrominという抗がん剤が発売されて，医学界では非常にセンセーショナルな出来事でした。この薬は使用すると悪心，嘔吐が非常に厳しいというので，吉富製薬は独自に鎮吐剤として抗ヒスタミン薬などをいろいろ探したようです。その一環としてchlorpromazineが合成されたということです。

ウインタミンはご承知の通り冬眠療法の薬だったので，ウインターから由来してウインタミンという名前です。コントミンは，本を調べると，こんこんと催眠するということでコントミンという名前をつけたと書いてありました。ただ，少し具合が悪いことは，その年の9月に，ローヌ・プーラン社は吉富製薬のコントミンに対して，製造法に違反があるのではないか，自分たちの製造法を横からとったのではないかということで裁判沙汰になっております。2年強かかって，最終的には裁判所の仲介によって和解が成立して，この事件はおさまったということになっています。いずれにしても，日本では塩野義製薬のウインタミンと吉富製薬のコントミンという2つが日本のフェノチアジン系抗精神病薬として発売された最初の薬であると言うことができます。

III．Chlorpromazineの評価

1955年10月には，パリでchlorpromazineによる精神治療の国際シンポジウムが開かれています。Reserpineの鎮静作用に関しては，薬理学的には早くから研究されていて，Brodie, Pletcherらが脳内のセロトニンの減少がその薬理作用のメカニズムであると述べています。Chlorpromazineはスタートが外科の人工冬眠麻酔法の薬剤であったため，精神科への適用は追加申請という形になりました。抗ヒスタミンという点が最初の薬理作用ということもあって，冬眠療法，麻酔薬の作用増強，手術後の高熱症の治療，外傷および手術後のショック予防および治療，低血圧の調節，その他のいろいろな原因による悪心，嘔吐が主な使用対象でした。それに加えて統合失調症，老人性精神病，神経症，躁病が追加されて使われるようになったといった経緯があります。

Chlorpromazine導入の次の年，1956年に日本で初めてchlorpromazine療法についての特集が雑誌で組まれています。そこに松沢病院の江副勉先生が精神科領域におけるchlorpromazine療

法を紹介され，その副作用を工藤先生が執筆されています．それから，Delay の精神病治療における使用経験も報告されております．Reserpine は，セロトニンだけではなくて，脳内のノルアドレナリンを減少させるということが薬理メカニズムとして報告されています．

そして，1957年7月に，先ほど紹介した第54回精神神経学会が札幌で開かれます．そこで1954年から始まった chlorpromazine, reserpine の治療の総括を宿題報告として，佐野先生と諏訪先生が「精神疾患の薬物療法—自律神経遮断剤を中心として—」という報告をされたわけです．ちなみに，reserpine の作用機序にもう1つ，脳内のドパミンを減少させるということが Carlsson によって報告されてきました．抗精神病薬の脳内ドパミンの減少とレセプターのブロックの考え方は，こういう一連の経過のゴールになったと言えます．

佐野先生の報告は，全国にいろいろ治験をお願いし，それから，他の患者の症例を集めて，その数は多分，全部集めたら約2万人になると思いますが，その統計と印象を報告しています．その印象としては，ショック療法と寛解率，再発率はあまり変わらないが，社会復帰の傾向は高いとされており，この薬の特徴として，Laborit が言ったように，病院内の患者の扱いが非常に楽になるということが各病院から報告されたと言われています．それにもう1つ，chlorpromazine は症状の横断面あるいは縦断面から見て影響を与えているので，脳に対する作用があるであろうし，そのメカニズムがショック療法よりもやや理論的である傾向があるから，いずれこの方法を進めることによって精神科の治療は変わってくるのではないかということを示唆されています．

また，諏訪先生の報告論文を読ませていただきましたが，薬理学的，生理学的に非常にクリアな結果を結論として出されています．それは，ショック療法とはいろいろな面ではあまり違わないが，自律神経の遮断という面で治療に理論的なバックグラウンドを作り，妥当性があるだろうという意味で，患者や家族にきちっと説明できる可能性があり，新しい方向を示すものであるという結

表2 抗うつ薬，抗不安薬および haloperidol の登場

抗うつ薬
　1956（昭31）Kuhn—内因性うつ病に imipramine 使用
　1958（昭33）欧米 Imipramine（トフラニール）発売
　1957（昭32）Kline—Iproniazide（MAOI）の抗うつ効果

抗不安薬（ベンゾジアゼピン系薬剤）
　1955（昭30）Sternbach—Chlordiazepoxide の合成
　1960（昭35）Chlordiazepoxide（リプリューム，コントール，バランス）の発売
　1963（昭38）米国で diazepam（バリューム，セルシン）の発売

ブチロフェノン系抗精神病薬（haloperidol）
　1958（昭33）Janssen—ブチロフェノン系誘導体の薬理実験
　1959（昭34）ヨーロッパで haloperidol 発売
　1963（昭38）抗精神病薬のドーパミン受容体遮断説
　1964（昭39）日本で haloperidol（セレネース）発売

論になっています．

Ⅳ．Chlorpromazine 導入後の精神科薬物療法

このように精神科治療に薬物療法という一分野が導入されたことによって，表2に示したように，うつ病の薬が開発されてきました．それから，ベンゾジアゼピン系の抗不安薬が開発されました．この2つはローヌ・プーラン社が作った chlorpromazine によく似たものを作ろうという努力の結果登場してきたとも考えられます．たとえば，うつ病の薬は鎮静がない，催眠作用がないということで断念しかけたのを，もう一度，賦活作用があるから違う方向に考えたらどうかということで生き返った薬ですし，ベンゾジアゼピンは，ロッシュが一生懸命作った結果，うまくいかず，捨てかけた結晶を薬理に出したら，非常におもしろい作用があるということがクローズアップされて抗不安薬に結びつきました．そういう意味で，chlorpromazine は精神科治療の1つの方向を作った薬でもあります．

昭和33年，すなわち1958年，ヤンセンがブチロフェノン系誘導体の薬理実験を始めます．そして，ヨーロッパでは次の年に haloperidol が発売

されました。日本では5年ほど遅れてセレネースが発売になっています。こういう薬物療法ができたことによって，精神病，精神障害の病態の科学的な分析や解明ができるという，今までにない希望を精神科の先生方に与えるきっかけになりました。それによって，現在日本で非常に活発になっている脳の科学という研究分野が著しく発展することになりました。それまでは，心の座であり神の座である脳を研究することはタブーであると言われていたのが，精神科医が脳を研究し始めたということで，基礎の先生方は一挙にこの分野に流れ込んだという経緯があります。

同時に，精神疾患に対する一般の人たちの理解が大きく変わってきました。よくわからない病気だという明治以後の精神病に対する一般的な考え方は，感染するから隔離をしろという伝染病と同じように，治安上具合が悪いから隔離しろという変な方向に行っていました。心の病気は脳の病気だということで，一般の人もかなり理解できて，スティグマというかタブー視が解けてきており，そういうきっかけを与えたということは大きいと思っております。

最後に，諏訪，佐野両先生の薬物療法に対するコメントをまとめてみましたので紹介します。

「薬物療法は治療の手段として理論的根拠を一応備えている。妥当的である。(科学というのは非常にフラットな学問であるので，深みがなく，非特異的であり，それが1つの欠点であろうと思いますが，)薬物療法の限界と非特異性を認識するにあたり，この治療領域を開拓し進めるには，科学者，薬理学者，脳生理学者，精神医学者，いろいろな哲学者，各分野の研究者がお互いにその専門分野を理解し合いながら，助け合ってやる必要がある」

といった内容のご意見が述べられています。

今後，精神医療，精神障害，それに携わる専門家たちは，このような先人の見識を常に心しながら臨床と研究を進めていかなければならないと思っております。

Discussion

栗原 山下先生，中嶋先生，どうもありがとうございました。向精神薬による治療の黎明期から現在までずっとタッチされて，よその国よりも日本の治験はきめ細かく患者のために見ているということが実に承れるようなご講演でした。どなたかご追加になる方，ございませんか。どうぞ，風祭先生。

風祭 帝京大学と松沢病院におりました風祭でございます。私はちょうど中嶋先生と同じように，昭和33年に医学部を卒業して，34年に精神科医になりました。日本における向精神薬療法の発展と私の精神科医の生涯が重なります。今，山下先生と中嶋先生のお話を伺って，一言感想を申し上げます。

山下先生のお話は大変私も印象深く伺いました。向精神薬が最初に使われた頃には私もちょうど山下先生と同じように，chlorpromazine 75 mg ぐらいを投与した入院患者の血圧を毎日，夜回診のとき測り，1週間か2週間に一遍，採血をして調べてたことを思い出します。

我が国の抗精神病薬の50年を振り返ってみますと，初めの10年から15年ぐらいは，ヨーロッパの後を追って非常によい方向で進んだと思います。しかし，それから後の1970年代から90年代にかけて，日本の精神科の薬物治療は多剤併用，大量療法というゆがんだ形で進んでしまったと思います。そして，いわゆる非定型抗精神病薬が導入され，現在はそれを矯正しているという状態だと思います。これは議論をしているときがありませんが，薬物療法は狭い意味でメディカルな問題です。1970年代から多くの精神科医が薬を使うためのメディカルな勉強をあまりしなくなってしまったように思います。つまり薬物動態，血中濃度あるいは脳内機序などについての考慮なしに，気軽に非常にたくさんの量，たくさんの種類の抗精神病薬を使ってしまったことが問題だったと思います。それから，薬物療法と一緒に行うべき socio-psychological な面の治療という点がちょっとおろそかになってしまいました。こういったことが

日本の向精神薬療法の歴史をゆがめてしまったと感じます。

　私もこの半世紀の薬物療法に関与した者として多少の責任があるように思いますが，今，お二人の話を伺って，日本の精神科薬物療法の歴史を考える上で，このような点をもう一度，考えてみる必要があるのではないかという印象を持ちました。お二人のお話を大変感慨深く伺いました。ありがとうございました。

　栗原　どうもありがとうございました。

講演紹介

諏訪・佐野メモリアルシンポジウム―抗精神病薬50年を振り返る

司会にあたって

三浦　貞則
(北里大学名誉教授)

　ただいまは山下先生と中嶋先生のご講演により，わが国の精神科薬物療法の幕開けとなった諏訪先生ならびに佐野先生の輝かしいご功績を改めて再認識させていただきました。本日はそれからの50年，抗精神病薬の変遷と進歩を振り返る機会に恵まれ，北大と阪大が共同で主催されたメモリアルシンポジウムに参加できて大変な幸せでございます。

　さて，chlorpromazine の登場は精神科臨床への多大な影響はもとより，それを契機に治療薬の基礎や臨床の研究が発展し，新しい領域である精神薬理学を立ち上げることになりました。新薬開発の面では，化合物の構造活性の研究や行動薬理学の進歩により，フェノチアジン系，さらにブチロフェノン系など，多くの化合物が臨床に導入されました。

　こうした流れのもと，エポックメーキングな抗精神病薬として，haloperidol が登場します。その強力な抗精神病効果が歓迎され，日本ではつい最近まで最も繁用される統合失調症の治療薬でありました。また，統合失調症のドパミン仮説への関心や受容体研究の進歩を背景に，haloperidol の選択的なＤ２受容体遮断作用が重視され，その特性をモデルとする抗精神病薬開発の大勢がしばらく続くことになります。

　申すまでもなく，haloperidol を頂点とする「定型」抗精神病薬は精神科治療に大きな役割を果たしましたが，一方において，その効果や安全性の問題点や限界が次第に明らかになります。新薬開発はその後，先ほど風祭先生からは1970年代から歪んだのではないかとのご指摘もありましたが，その歪みの是正に繋がる動きでしょうか，Ｄ２受容体遮断一辺倒から脱する方向に進むことになります。欧米では1980年代の中頃から clozapine の再評価が進み，risperidone も登場します。随分遅れましたが日本でもようやく，ドパミン以外の受容体にも作用する「非定型」抗精神病薬の時代を迎えることになりました。非定型抗精神病薬には，症状の消失だけでなく，社会機能や QOL の改善，再発の抑制，難治性病態の改善などへの期待があります。ただ，時代の流れはもうすでに，その限界や残る課題，今後の薬物療法の方向性を考える時期にきているようにも思います。

2007年7月14日　札幌グランドホテルにて開催。出席は100名。

そこでこれから，「haloperidolから今日の非定型抗精神病薬の時代に至るまでの変遷と課題」をテーマに，この領域に造詣の深いお二方，森本先生と村崎先生にご講演をいただくことにします。

抗精神病薬の薬理
―― コンセプトとそのスクリーニングの変遷 ――

森本 保人*

I. 抗精神病薬研究開発の変遷

図1に本日の講演の全体像を示しました。横軸に年代，上段から精神症状，次に成因に関する主な仮説，最下段に臨床に用いられるようになった主な抗精神病薬を示しています。この年表に沿った形で，精神症状に焦点を当ててスクリーニングの変遷を紹介します。

精神医学に革命を起こした薬剤の1つとして，先ほど中嶋先生のお話の中にも出てきましたが，reserpine を取り上げました。Reserpine が精神科領域で最初に臨床応用されたのは1931年，インドの Sen らによるもので，このときは凶暴な躁病性興奮が対象であったと報告されています。その後1954年，Kline らによって統合失調症に応用され，有効性が報告されました。残念ながら，reserpine は降圧作用や遅効性という問題があり，この後の chlorpromazine の登場により抗精神病薬としての主役の座を譲っています。その後，前臨床の方では作用メカニズム解明のツールとしてずっと用いていくことになります。

やはり統合失調症の本格的な薬物療法は chlorpromazine に始まったと言っても過言ではないでしょう。Chlorpromazine 以降，フェノチアジン系やブチロフェノン系の薬剤が登場しましたが，この頃の前臨床試験のターゲットは陽性症状に対する有効性の評価ということかもしれません。

図2はあまり馴染みがないかもしれませんが，chlorpromazine の合成過程とその展開を図示したものです。化合物といいますか，薬にはそれぞれ顔があるということで見ていただければと思います。このメチレンブルーを基点にして，アミノアルキルフェノチアジン化合物に至り，その後，promethazine を経て，最終的に chlorpromazine に行き着きました。ご参考までに imipramine は三環系ですが，chlorpromazine を基に合成して抗精神病薬として開発しました。しかし残念ながら陽の目を見られず，抗うつ薬としてよみがえります。これは別にコマーシャルではありませんが，吉富製薬は imipramine の化学構造式に注目して，陽性症状と陰性症状の両方をターゲットにという欲張ったところで，carpipramine（デフェクトン®）や clocapramine（クロフェクトン®）を合成して評価しました。

いずれにしても，この頃はドパミンもドパミン受容体もまだ発見されておらず，具体的な作用機序もよくわからないので，とりあえず化合物を合成する，合成して chlorpromazine などと比較するといった，化学構造式にかなりの力点を置いた研究開発を行っていました。

スクリーニング手法を使って開発された haloperidol の合成展開を紹介します（図3）。もともと haloperidol の研究開発は，morphine の部分構造

2007年7月14日　札幌グランドホテルにて開催。出席は100名。
Pharmacology of antipsychotics—the changing concepts and techniques for animal models.
*吉富薬品株式会社
現所属　ヤンセンファーマ株式会社
〒101-0065　東京都千代田区西神田3-5-2
Yasuto Morimoto : Yoshitomiyakuhin Corporation.
[Recent adress] Janssen Pharmaceutical K. K. 3-5-2, Nishi-Kanda, Chiyoda-ku, Tokyo, 101-0065 Japan.

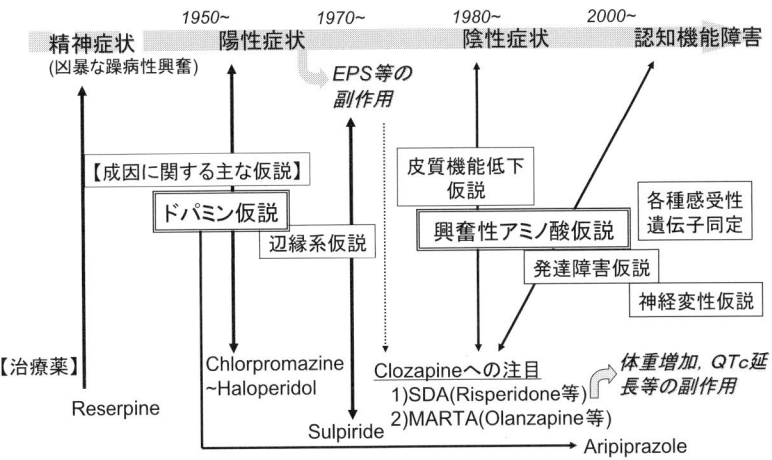

図1　抗精神病薬研究開発の流れ

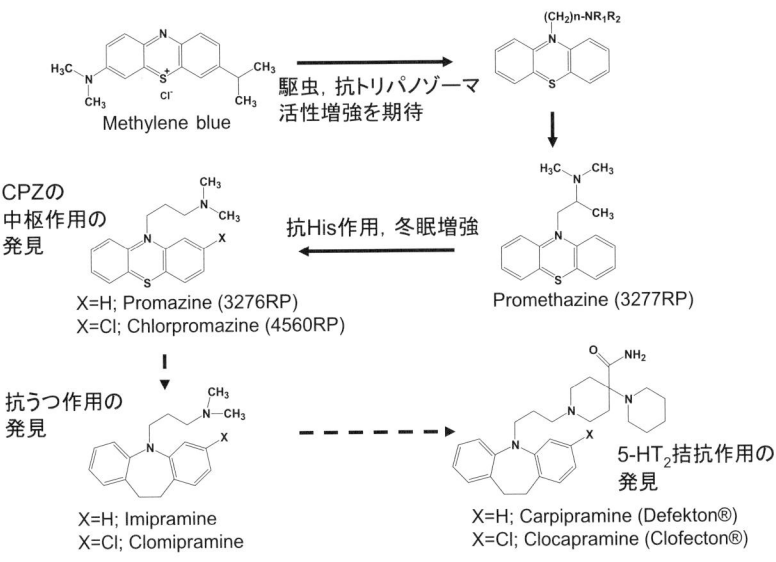

図2　Chlorpromazine の発見とその展開

であるピペリジン誘導体の研究，meperidone から始まったようです。R1187という化合物に至って，morphine 様の作用が消失した後に眼瞼下垂や運動量の低下，カタトニーといった chlorpromazine 様の作用が観察されました。この鎮痛作用と chlorpromazine 様作用の分離，さらに最適化を図っていって，最終的に haloperidol に至ったと言われています。ご参考までに，この当時種々検討されたピペリジン誘導体はヤンセンアミンと称されて，その後多方面に使われるようになりました。

II．作用メカニズムに注目した スクリーニングモデル

図4は1965年，Arzneimittel Forschung に掲載された Paul Janssen の論文からスクリーニングモ

Morphineの部分構造を抽出したﾋﾟﾍﾟﾘｼﾞﾝ誘導体
(ヤンセンアミン)の研究から始まった

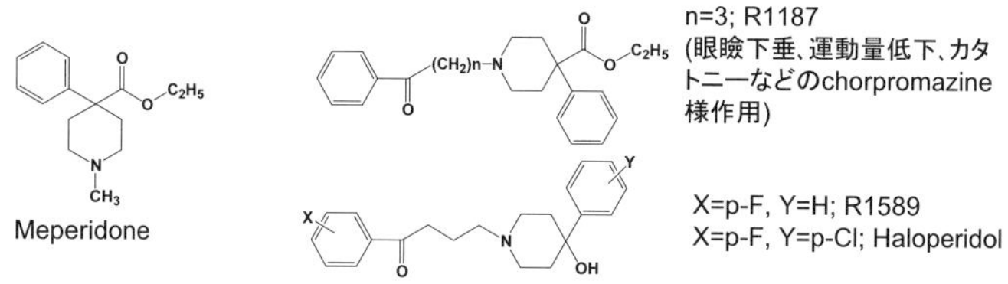

C_2H_5
CH_3
Meperidone
$(CH_2)n$
n=3; R1187
(眼瞼下垂、運動量低下、カタトニーなどのchorpromazine様作用)
OH
X=p-F, Y=H; R1589
X=p-F, Y=p-Cl; Haloperidol

Jannsenの理論:

- 初期は作用機序をGABAとの関連で説明
- S字構造モデル; 抗精神病薬はArセンターとアミンの窒素の間でS字型を形成する

図3　Haloperidol の発見

Symbols and construction:

Amph: ED_{50}, amphetamine test.	Amb : ED_{50} for ambulation, open field test.
Box : ED_{50}, jumping box test.	Norepi : ED_{50}, norepinephrine test.
Apo : ED_{50}, apomorphine test.	Epin : ED_{50}, epinephrine test.
ΔW : ED_{50}, ΔW-test.	Try : ED_{50}, tryptamine test.
Rear : ED_{50} for rearing, open field test.	

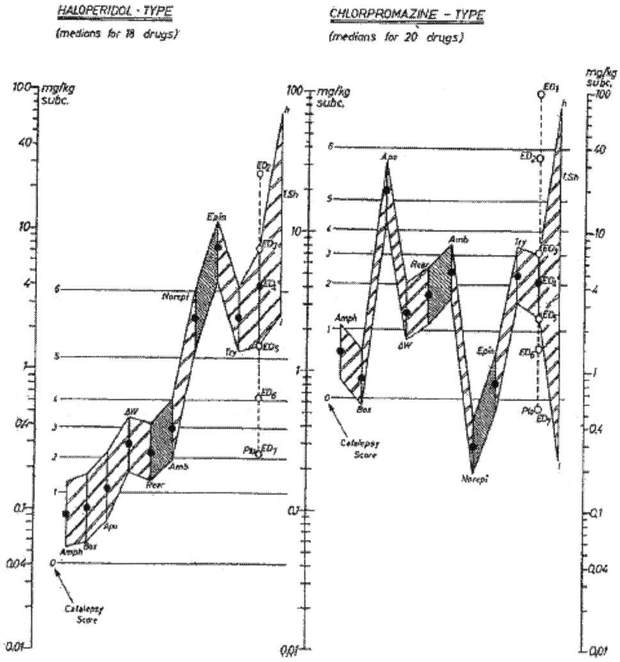

HALOPERIDOL - TYPE
(medians for 18 drugs)
CHLORPROMAZINE - TYPE
(medians for 20 drugs)
mg/kg subc.
Catalepsy Score
Amph
Box
Apo
ΔW
Rear
Amb
Norepi
Epin
Try

図4　行動薬理試験によるスクリーニングの原点
Janssen, et al. (1965)

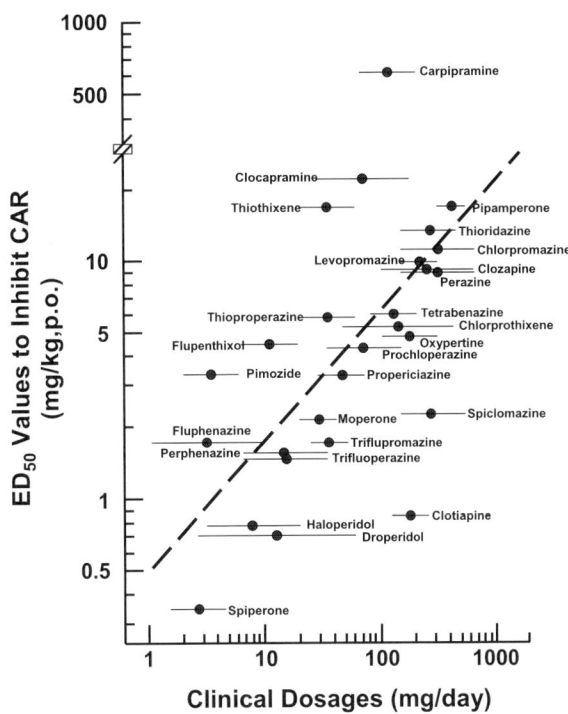
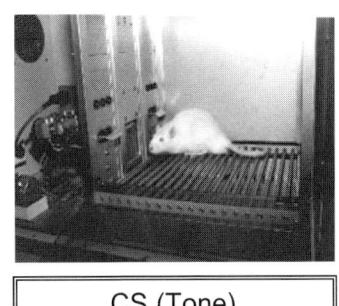
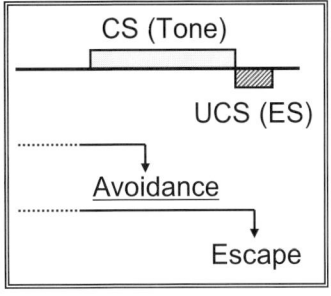

図5 条件回避反応抑制作用と臨床投与量
Kuribara & Tadokoro (1981) より改変

デルを使って評価したhaloperidolとchlorpromazineのデータを並べて示しています。これは私の個人的な感覚かもしれませんが，行動薬理試験によるスクリーニングの原点の論文と言っても過言ではないと思います。横軸に各試験項目，縦軸にそのED_{50}値と信頼限界をとっています。Haloperidolを見ると，たとえばapomorphineやamphetamineといったドパミン神経系を興奮させたモデルではその拮抗作用が強く，ノルアドレナリン系などを興奮させたモデルでは拮抗作用が弱いことがおわかりいただけると思います。右側のchlorpromazineと明らかに異なったプロファイルを示すことが読み取れます。このPaul Janssenの論文により，やみくもに化合物を合成して評価するといった時代から，何らかの作用メカニズムに注目してスクリーニングするという手法を用いて研究開発をするように時代が進歩していきました。

図5は陽性症状に対する効果予測を見た条件回避反応の試験を示しています。条件刺激として音刺激を与え，音刺激が切れると床に電撃が走るという試験系です。訓練すると，ラットは音刺激中にバーを押して電撃を回避することを学びます。左側のグラフは，この条件回避反応抑制作用のED_{50}値と各種抗精神病薬の臨床投与量の関係を見たものですが，きれいに相関が見られます。この試験系にドパミン神経系がどの程度関与するかは定かではありませんが，少なくとも陽性症状に対する臨床投与量を予測するには優れたモデルと言えるかもしれません。

Clorpromazineやhaloperidolが臨床応用されるようになって，これらの薬剤がドパミン受容体を介して作用することがわかり，統合失調症のドパミン仮説が唱えられました。しかし副作用としての錐体外路障害が問題となってくるようになり，たとえばsulpirideのように副作用が軽減された薬剤が登場してきます。

この頃のスクリーニングモデルは，主効果とし

表1　Clozapine：第二世代抗精神病薬のプロトタイプ

	Haloperidol		Clozapine
受容体結合 profile	haloperidol		clozapine
古典的評価系		（力価）	
DA受容体刺激薬による	有り	＞	有り
行動異常抑制作用		＞	
条件回避反応抑制作用	有り	＞＞	有り
カタレプシー惹起作用	有り		（殆ど）無し
特徴づけの為の評価系			
A9/A10DA発火抑制作用	├有り		├有り
神経伝達物質遊離作用	├有り		├有り
（脳内透析法）			
最初期遺伝子誘導作用	├有り		├有り
	↓		↓
	部位選択性有り		部位選択性無し

て，条件回避反応抑制作用やドパミン刺激薬による運動亢進の抑制作用をとり，副作用としてカタレプシー惹起作用やプロラクチン分泌に対する作用を見て，その比をとって研究開発をしています。陽性症状をターゲットに，副作用の軽減化，言いかえると，差別化あるいは特徴づけを狙っていたということになるかもしれません。この差別化や特徴づけのモデルによく対照薬として使われていたのが clozapine です。その後の第二世代抗精神病薬の研究開発に大いに利用されることになりました。

III．特徴づけのモデル

表1は，haloperidol と clozapine のさまざまな評価系における作用をごく簡単にまとめたものです。古典的な評価系で見ると，カタレプシー惹起作用を除いて，強弱の差はありますが，いずれの試験系でも両薬剤とも活性を示しています。特徴づけのための評価系を見ても，やはり同じように両薬剤とも活性を示しますが，clozapine で部位選択性，特にドパミン神経系に対する作用に選択性があるということが報告されるようになりました。

ここでは特徴づけの評価系を簡単に紹介します。特徴づけの電気生理学的なモデルとして，黒質A9，腹側被蓋野A10のドパミン神経細胞発火頻度に対する薬物反復投与の影響を見る試験がよく用いられます。ここでは，フランスでよく処方されている amisulpiride の論文を紹介します。反復投与後，haloperidol では黒質と被蓋野，どちらのドパミン神経細胞発火に対しても抑制作用を示しますが，amisulpiride では黒質の発火抑制作用を示していません。この結果から，臨床における錐体外路症状発現の差を推測するわけです。

特徴づけの生化学的モデルとして，脳内透析法がよく用いられます。ここではサルのデータを紹介します。サルの辺縁系の代表として尾状核，それから大脳皮質の各部位にプローブを埋め込みます。このプローブ周辺の神経伝達物質，ここではドパミンの遊離量を見ています。Clozapine と haloperidol ともに，尾状核に対してはドパミンの遊離量増加作用を示しています。一方，大脳皮質の各部位では，clozapine のみがドパミン遊離量増加作用を示します。この差から，clozapine の特徴的な臨床効果を推測するわけです。

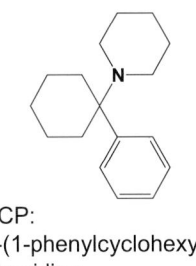

PCP:
1-(1-phenylcyclohexyl)
piperidine

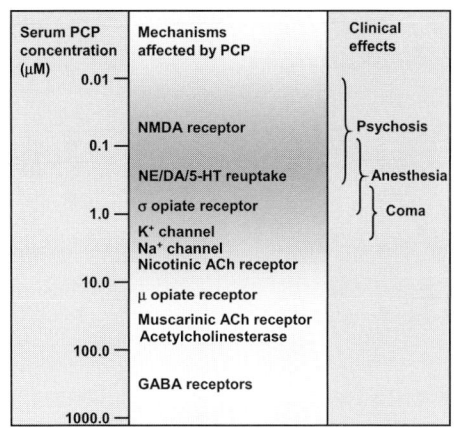

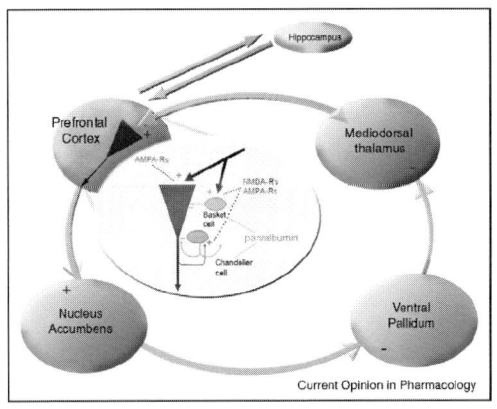

図6　PCPの薬理作用
Javitt & Zukin（1991）より改変
Morris, et al.（2005）

特徴づけの分子生物学的なモデルとして，薬物投与後に，その薬物の作用点と思われる場所に最初期遺伝子Fos蛋白が発現することを利用した試験があります。各薬剤を投与して，前頭葉皮質，側坐核，線条体におけるFos蛋白の発現を比較すると，haloperidolでは線条体，側坐核，前頭前野の順でFos蛋白の発現が多くなっています。一方，clozapineでは，前頭前野，側坐核，線条体の順になっています。このパターンの違いが臨床効果の違いに関係するのではないかと考えるわけです。ご参考までに，risperidoneの低用量あるいはmosapramineの低用量ではclozapineに近いパターンを示します。

先ほど示した特徴づけなどのモデルを用いて，clozapineを起点として，clozapineの構造そのものに注目したolanzapineやquetiapine，clozapineの作用機序の一部，ここでは5-HT$_2$，D$_2$受容体拮抗作用に焦点を当てたrisperidoneやperospironeといった2つの系統の第二世代抗精神病薬が臨床現場に登場することになったわけです。この2つの流れに共通するのは，セロトニン神経系とドパミン神経系の相互作用によるシナプス間隙のドパミン遊離量増加作用です。前頭前野でのその作用が陰性症状の改善に，黒質線条体でのその作用が錐体外路症状軽減につながるのではないかという考えです。

Ⅳ．陰性症状や認知機能障害モデル

第二世代抗精神病薬開発途上に成因仮説として皮質機能低下仮説，それに関与する神経伝達物質として興奮性アミノ酸仮説が報告されるようになりました。これらを検討する際に，陰性症状や認知機能障害モデルのツールとして用いられるようになったのがフェンシクリジン・PCPです。

図6にPCPの化学構造式を示しました。PCP

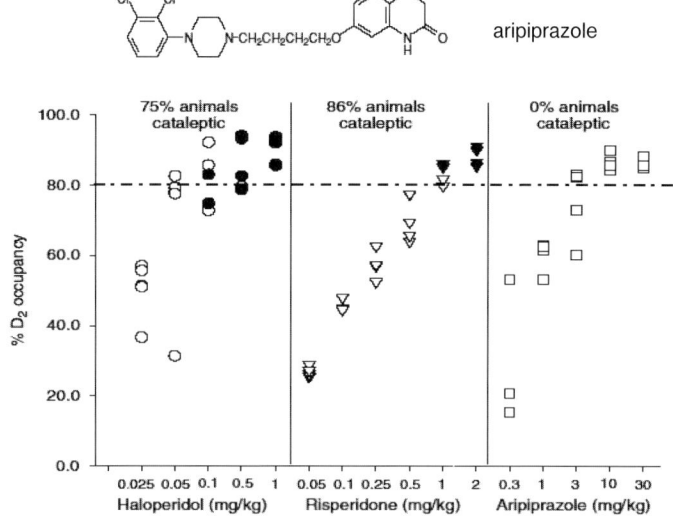

図7 脳内 D_2 受容体占有率とカタレプシー惹起作用
Natesan, et al (2006)

の略語は1-（1-phenylcyclohexyl）piperidine という一般名から来ています。ご存じのように，PCPはごく微量でも吸い込むと，methamphetamineと異なり，陽性症状だけでなくて陰性症状にも似た症状を惹起するので一躍注目を浴びるようになりました。図6の右側は，PCPの血漿中濃度と薬理作用を表しています。非常に低い濃度から興奮性アミノ酸受容体の1つであるNMDA受容体を介して作用し，精神症状を惹起するといわれています。濃度が増すごとに多彩な薬理作用を示すことがおわかりいただけると思います。

吉富製薬時代にイギリスの大学と共同で設立したYRINGでのPCPモデルを紹介します。ラットにPCPを反復投与すると，コントロールに比べて大脳皮質や視床・手綱核あるいは聴覚野を含んだ側頭葉部分でグルコース利用率の低下が認められます。この低下に対してhaloperidolとclozapineは大脳皮質や視床部分では拮抗作用を示しておらず，側頭葉部分でのみ拮抗作用を示しています。一方，GABA神経のマーカーとしてよく用いられているパルブアルブミンに対する作用を見ると，PCP反復投与によって，パルブアルブミンは減少します。視床部分ではこの減少に対してclozapineとhaloperidolは拮抗作用を示しますが，大脳皮質の各層に対しては，clozapineのみが拮抗作用を示します。これらの結果から，haloperidolとclozapineの臨床効果の違い，特に陰性症状と認知機能に対する作用態度の違いを類推するわけです。

興奮性アミノ酸仮説に沿った研究が進む中で，ドパミン仮説に沿った新しい薬剤としてaripiprazoleが登場しました（図7）。Aripiprazoleはこれまでの抗精神病薬と異なり，ドパミン受容体パーシャルアゴニスト，部分作動薬として働くといわれています。図7は，脳内のD_2受容体占有率とカタレプシー惹起作用との関係を見たものです。白がカタレプシーを示さなかった動物，黒がカタレプシーを示した動物を表しています。Aripiprazoleではhaloperidolやrisperidoneと異なり，D_2受容体の占有率が80％を超えてもカタレプシー惹起作用を示しておらず，パーシャルアゴニストとしての特徴が示されていると思います。

V．認知機能への注目

第二世代抗精神病薬の臨床応用が進むにつれ，あるいはPCPの発見もあって，陰性症状モデルに対してはある程度評価が与えられるようになり

表2 MATRICS(Measurement And Treatment Research to Improve Cognition in Schizophrenia)

Cognitive Domain	Clinical Battery	Animal Models/Tests
Working Memory	UoM–Letter–Number Span WMS–III Spatial Span	T–maze DNMT or DMTP Barnes Maze Radial Arm Maze Some Operant Tasks
Attention/vigilance	CPT–IP	5–CSRTT PPI. Auditory Gating
Verbal Learning and Memory	HVLT–Revised	(N/A)
Visual Learning and Memory	BVMT–Revised	Novel Object Recognition
Speed of Processing	Category Fluency BACS–Symbol–Coding Trail Making A	5–CSRTT Simple Reaction Time Tasks
Reasoning and Problem Solving	NAB–Mazes	Attentional Set Shifting Maze Tasks
Social Cognition	MSCEIT–Managing Emotions	Social Interaction Social Recognition Tasks

Hagan (2005)

ましたが，その後は統合失調症の認知機能障害に研究の関心が集まるようになりました。認知機能を見る1つのモデルとして，感覚情報処理回路の機能を見ているとされるプレパルスインヒビション（PPI）を紹介します。健常者では強い音刺激の前に微弱な音刺激を付加すると，驚愕反応が抑制されることが知られていますが，統合失調症ではこの抑制が見られないという手法です。PCPやmethamphetamineを用いてPPIに障害を起こさせたモデルがよく用いられますが，ここではラットの系統による差違に対する薬物の作用を検討した研究を紹介します。バソプレッシンの合成不全を起こす遺伝子変異を施したラットではPPIが障害されますが，この障害に対してhaloperidolは拮抗作用を示さず，clozapineは拮抗作用を示します。この結果から，感覚情報処理回路の異常にある種のペプチドが関係する可能性と，clozapineの特徴的な臨床効果の一部に感覚情報処理回路に対する作用も関係する可能性が考えられます。

表2は，統合失調症の認知機能治療のための評価および治療法の研究と言われる，アメリカNIMHが中心となって企業なども参画している国家プロジェクトMATRICSの概観を示しています。個々の認知機能に対して，臨床と非臨床の側面からいろいろなバッテリーの妥当性をまさに今検証中という段階です。

VI．副作用モデル

第二世代抗精神病薬の臨床応用が進むにつれて，これまで目立たなかった副作用として，体重増加やQT延長が注目されるようになりました。次にQT延長を評価するモデルを紹介します（図8）。QT延長作用を見る1つの方法として，カリウム電流に対する試験があります。ご存じのように，心筋細胞の収縮はカルシウムイオンやカリウムイオンが関与すると言われますが，QT延長の成因の1つに，カリウムイオンチャネルを構成するユニットをコードするhERGと呼ばれる遺伝子の異常が知られています。抗精神病薬はこのhERGに作用してカリウムイオン電流抑制作用を示し，それがQT延長作用につながるのではといわれています。最下段に各種抗精神病薬のED_{50}値をとっていますが，強弱の差はあるものの，それぞれ抑制作用を示しています。ご参考までに，

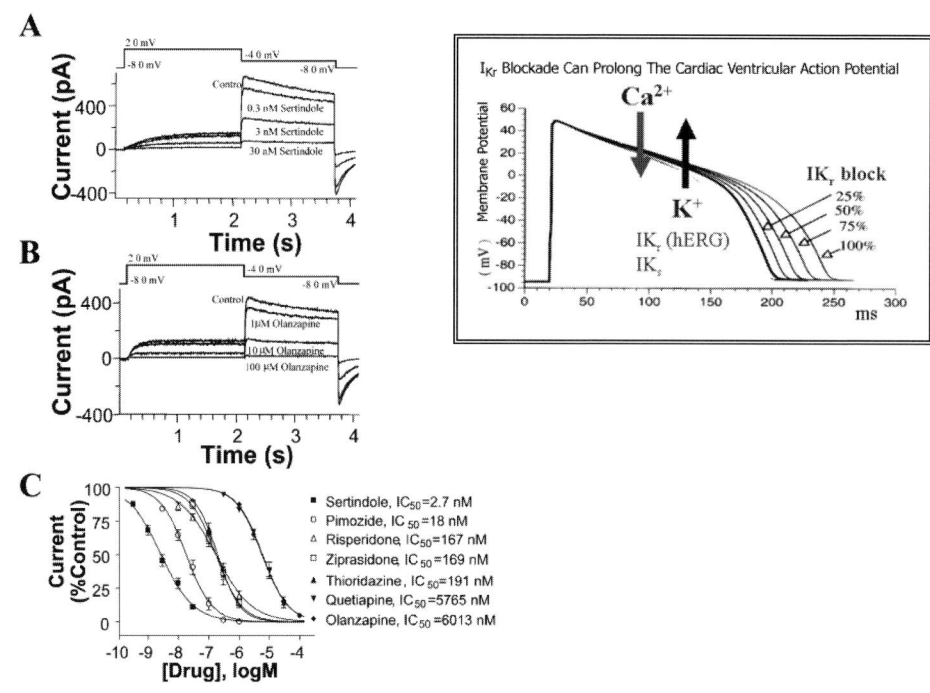

図8 IK_r (hERG) 電流抑制作用
Kongsamut, et al. (2002)
Zeng, et al. (1995)

FDAに申請する場合は，この試験項目は必須試験になっているようです。

Ⅶ．遺伝子同定とゲノム創薬

ご存じのように画像解析技術の急速な進歩，あるいはゲノム創薬の進展に伴い，統合失調症の成因に迫る研究も進んできています。発達障害仮説，神経変性仮説，各種感受性遺伝子の同定，こういったものに20世紀後半から研究の関心が集まっています。発達障害仮説あるいは神経変性仮説については，多分この後，西川先生から詳しいご提示があると思いますので，私の方では各種感受性遺伝子同定およびゲノム創薬の流れを紹介します。

表3は，統合失調症感受性遺伝子の一覧です。随分たくさんの候補遺伝子が見つかってきています。昨日の日本生物学的精神医学会等でも，このDISC1が話題になっていました。しかしまだ信憑性の高いものからそうでもないと思われるものまでいろいろあるようです。

感受性遺伝子の中のいくつかの遺伝子改変マウスを作って，その行動変化，たとえば運動量の亢進やPPIの障害などを指標にしてまさに検討が進んでいます（表4）。

ゲノム創薬の流れを簡単に示した論文を紹介します（図9）。まず，疾患モデルの作成に当たって，ヒトおよび動物のサンプルを用いて，1つは分子レベル，もう1つはシステムレベルでまずアプローチを行って，それぞれのパーツでターゲットを決めます。ターゲットが決まったら，その妥当性を詳細に検討して，最終的にはそれを新薬の開発に結びつけていこうという流れになっています。

まとめ

治療薬開発の視点から見たスクリーニングモデルが臨床現場に果たした役割を考えると，陽性症

表3 統合失調症感受性遺伝子

		Strength of evidence（0 to 5 +）			
		Association with schizophrenia	Linkage to gene locus	Biological plausibility	Altered expression in schizophrenia
COMT	22q11	+ +	+ + + +	+ + +	yes, +
DTNBP 1	6 p22	+ + + + +	+ + + +	+ +	yes, + +
NRG 1	8 p12-21	+ + + + +	+ + + +	+ + +	yes, +
RGS 4	1 q21-22	+ + +	+ + +	+ +	yes, + +
GRM 3	7 q21-22	+ + +	+	+ +	no, + +
DISC 1	1 q42	+ + + +	+ +	+ + + +	not known
DAOA（G72/G30）	13q32-34	+ + +	+ +	+ +	not known
DAAO	12q24	+ +	+	+ + + +	not known
PPP 3 CC	8 q21	+	+ + + +	+ + + +	yes, +
CHRNA 7	15q13-14	+	+ +	+ + +	yes, + + +
PRODH 2	22q11	+	+ + + +	+ +	no, +
AKT 1	14q22-32	+	+	+ +	yes, + +
GAD 1	2 q31.1	+ +		+ +	yes, + + +
ERBB 4	2 q34	+ +			yes, + +
FEZ 1	11q24.2	+ +		+ + +	yes, + +
MUTED	6 q24.3	+ + + +	+ + + +	+ + +	yes
MRDS 1（OFCC 1）	6 q24.3	+ +	+ + + +	+	not known
NPAS 3	9 q34	+ +		+ +	not known
GRIK 4	11q23	+ +	+	+ +	not known

Adapted from Straub and Weinberger（2006）.　　　　　　　　　　　　　　　　　　　　Ross et al（2006）

表4 統合失調症感受性遺伝子改変マウスの行動変化

Gene	Mutant Mouse Model	Schizophrenia-related Behavioral Phenotype	References
NRG 1	+/- ［EGF-like domain］	Hyperactivity	Gerlai et al, 2000
	+/- ［TM-domain］	Hyperactivity	Stefansson et al, 2002
		Disrupted PPI	O'Tuathaigh et al, 2005
	+/- ［IG-domain］	Disrupted LI	Rimer et al, 2005
	+/- ［ErbB 2, ErbB 3, ErbB 4］	Hyperactivity（ErbB 4）	Gerlai et al, 2000
	+/- ［ErbB 4］	Hyperactivity	Stefansson et al, 2000
		Disrupted PPI	
	-/- ［ErbB 4］	Hyperactivity	Golub et al, 2004
		Disrupted PPI	
RGS 4	-/-	*Intact PPI, Learning and Memory*	Grillet et al, 2005
DTNBP 1	-/- (sdy mutant)	*Intact PPI*	Li et al, 2003
COMT	-/-	*No evidence for schizo. -related phenotype*	Gogos et al, 1998 Huotari et al, 2002；2004
PRODH	-/-	Disrupted PPI	Gogos et al, 1990

O'Tuathaigh, et al.（2007）より改変

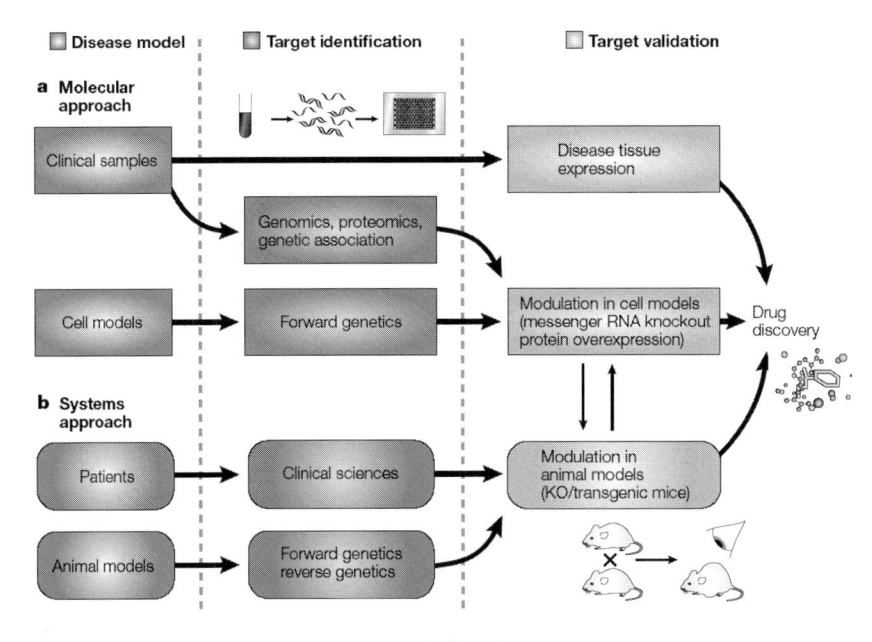

図9 ゲノム創薬の流れ
Lindsay（2003）より改変

状あるいは陰性症状モデルについては，これまでいろいろな薬剤が臨床現場でそれなりの評価を得ているといえるので，ある程度外挿が可能なレベルにまで行ったのかなと思われます。認知機能障害に関しては，まさにこれから検証していく段階であろうと思われます。

今後への期待ということで，統合失調症の病態を1つのモデルで再現することはなかなか難しいと思われますので，各症状により迫ったモデル，できれば行動薬理学的なモデルを作成して，しばらくはそれを総合評価するといったことになるかもしれません。また，成因に迫る研究がどんどん進んできていますが，これによって予防医療や再生医療への貢献が十分期待できると思われます。これらの研究を通して開発されるブレークスルー新薬が個々の患者さんの発病原因に即したオーダーメード医療にきっと貢献するだろうということを信じて，私の講演のまとめとします。

Discussion

三浦 抗精神病薬開発のスクリーニングモデルの変遷について大変わかりやすくおまとめいただきましたが，フロアの方から，どうぞ。

中嶋 お話を伺ってここまでスクリーニングの方法ができたかと感慨深いのですが，昔，臨床をやっていると，どうも精神科は医学ではないと感じたことがあります。当時の医学は内科的な発想ですから，精神科を精神内科学にしたいという発想で，佐野先生の教室で神経科学，薬理学，化学などを研究しましたが，臨床に戻って感じることは，狙ってきたことは非常に二次元的なフラットな学問であるのに，臨床の場はフラットではないということです。三次元，四次元，考えようによっては五次元の人間の学問であるということです。

その中で薬のスクリーニング，その果たす役割はどの辺なのかと考えてしまいます。精神科の病気は，こうだと思ってもなかなかそうはいかないという，非常に多面的なものだとすると，薬の役割はどうか，そして，スクリーニングはどういう位置づけを持っているのでしょうか。ちょっと難しいかもしれませんが，感想だけでも…。

森本 これは全く森本個人の考えですが，やは

り1つ精神障害というか，精神症状を考えてみると，これはある種の脳内のネットワークから醸し出されるものでしょうが，薬物は今までわかっている60ぐらいの神経伝達物質をターゲットにしてやっているわけです。私は八木剛平先生の説に賛成していますが，薬は，やはり患者さんが治ろう，揺り戻しをかけて治ろうとする力に対して，それを支えてあげる，あるいはそれを促進してあげるといった立場で作っていくべきだと思います。「薬でこれが治ります」というのは，私は個人的には大きな間違いだと考えています。患者さんが治ろうとするときに手助けをしてあげる，副作用がなく後押しをしてあげる，こういう薬こそ望まれる薬ではないかと思います。

栗原 私は1960年から62年までサンタンヌの精神薬理の実験室にいましたが，当時はどんどん新しい物質ができて，それからまた新しい物質に対するスクリーニング法というのも早く発見しようと競争で，簡単に言えばゴールドラッシュのような状態でした。現在は反省期に入って，なかなかそう簡単にはいきませんが，企業秘密に触れない範囲で，吉富さんはいかなる系統の物質を探り，いかなる新しいスクリーニングメソッドを独創的にお考えになっているのか，一言くらい教えて下さい。

森本 企業秘密は多分にあります。最後の方で示したように，1つの神経細胞に関わるいろいろな候補遺伝子が見つかってきています。おそらくそのうちのどれかに注目して，それによってネットワークとして何か動いてきたときにそれに着目するといった形の狙い方をするのではないかと私は思います。

講演紹介

諏訪・佐野メモリアルシンポジウム—抗精神病薬50年を振り返る

第二世代抗精神病薬開発の視点から

村崎光邦*

はじめに

私は三浦先生に手とり足とり臨床精神薬理を教わってきたので，今日，先生にご司会をいただくのは大変ありがたく，また本日，諏訪・佐野メモリアルシンポジウムにお呼びいただいて，身に余る光栄です。

私は抗精神病薬開発の流れをまとめてご紹介します。

先ほどの中嶋先生のお話は涙を流すほどうれしく聴かせていただきました。1952年に発表されたchlorpromazineが早くも1955年に日本に入ってきた経緯が先生のお話でよくわかりました。また当時，塩野義と吉富は非常に努力をされたということもよくわかりました。さて，1958年にPaul Janssenがhaloperidolを合成して，統合失調症の治療に飛躍的な進展をもたらしました。Chlorpromazineの導入は革命的でしたが，haloperidolの合成もその後の治療に飛躍的な進展をもたらしたということで，大きな出来事です。

Chlorpromazineに関しては，日本に入ったのは昭和30年，ちょうど私が大学に入学した年です。昭和32年に薬理学の講義にchlorpromazine

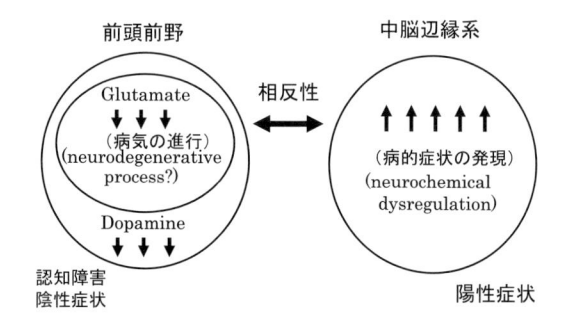

図1 統合失調症の病態

が出てきました。慶應義塾大学の細谷英吉先生が，「Chlorpromazineは今後注目すべき薬だ」と話されたことを覚えていますが，どうして注目されるのかというのは全部忘れてしまいました。

1963年，CarlssonとLindqvistがD_2遮断作用を発見して，結局ドパミン仮説の礎となって，これ以降は全部ドパミン仮説に基づいた創薬という流れになります。Carlsson先生はこの仕事だけではなく，他のたくさんの研究で2000年にノーベル賞を受けられました。

I. 定型抗精神病薬の光と影

図1はドパミン仮説に基づいた模式図です。中脳辺縁系の過剰活動が病的症状の発現，すなわち陽性症状に関係しています。それに対してその相反性に機能が低下してくる前頭前野のグルタミン酸，あるいはドパミン系の機能低下が認知機能障害や陰性症状をもたらします。特にこのグルタミン酸系の機能低下が，これは神経変性と言ってい

2007年7月14日　札幌グランドホテルにて開催。出席は100名。
From a viewpoint of the development of the second generation antipsychotic drugs.
*CNS薬理研究所
〔〒228-0803　神奈川県相模原市相模大野3-1-7　エピカビル3F〕
Mitsukuni Murasaki : Institute of CNS Pharmacology, Epika Bldg. 3-1-7, Sagamiohno, Sagamihara, Kanagawa, 228-0803 Japan.

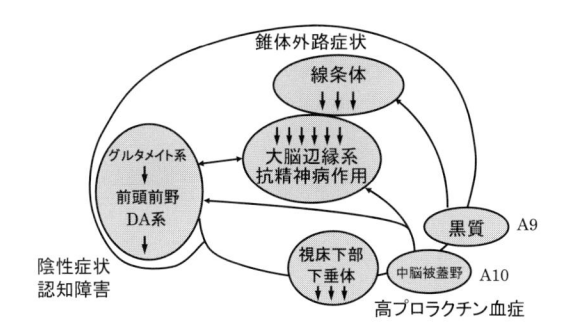

図2 脳内ドパミン系と定型抗精神病薬の作用

いのかどうか問題がありますが，脳の障害に関係してきます。

定型抗精神病薬は大脳辺縁系の過剰活動を抑えますが，一方で線条体の活動を抑えて錐体外路症状や視床下部下垂体のドパミンを抑えてプロラクチンを上昇させたり，前頭前野に対しては陰性症状や認知機能障害などを起こすということで定型抗精神病薬の光と陰が話題になったわけです（図2）。

定型抗精神病薬は，A10から来る中脳辺縁系に対しては抗精神病作用や精神運動興奮の抑制など非常にすばらしい効果を持っていながら，その抗ドパミン作用がさまざまな部位にマイナスに作用して，特に錐体外路症状を引き起こしてしまいます。結局，効果と副作用が分離できないということで，「定型」という奇妙な命名がされました。そして効果と副作用が出てきて初めて抗精神病薬だという意味で，定型という言葉が定着してきたことになります。

1952年のchlorpromazine導入以後，日本にrisperidoneが入ってきたのが1996年，アメリカでも93年ですから，実に長い間，定型抗精神病薬の時代が続きました。定型抗精神病薬は非常によい効果をもたらしましたが，同時に多くの弊害ももたらしました。特に，多剤併用と大量化が大きな問題になってきました。先ほど風祭先生がコメントされた，「少し歪んだ方向」の中にはこういう問題も含まれていると思います。風祭先生が常々おっしゃっていたことは，あまりにも多剤併用，大量，しかも抗パーキンソン薬も大量併用するので，いろいろな自律神経系を抑え切ってしま

って，特に松沢病院では巨大結腸などの症例が多く見られ，巨大結腸が出てくるような治療をしてはならない，是正しようと努力しましたが，なかなかうまくいかなかったというお話を伺っております。

II．Clozapineの再評価

Clozapineは，ご存じのように，サンド社に吸収されたワンダー社が1961年に合成して，その後，69年にはオーストリアで承認されました。Clozapineはきわめて優れた抗精神病作用を発揮しながら，錐体外路症状などの副作用を起こさず，効果とドパミン系の副作用を分離できるという非定型性の概念を最初に作り，これは非常に大きな出来事でした。しかし1972年，フィンランドを中心とする国々から無顆粒球症による死亡例が続々と報告され，開発が頓挫しました。日本でもclozapineは1970年，71年から開発が始まり，1973年には臨床試験が終わって，75年に当時の厚生省に申請を出しましたが，無顆粒球症による死亡例の報告で申請を取り下げた経緯があります。その後，日本は不幸にしてclozapineの開発が遅れて，今もって使えない世界でも唯一の国になっているという状況です。

1988年，Kaneらはclozapineの優れた抗精神病作用を惜しんで，治療抵抗性統合失調症に対する臨床報告を行い，clozapineの再発見につながり，FDAはその試験に基づいて承認したのです。治療抵抗性の概念が作られたのもclozapineの大きな功績です。

Clozapineの薬理学的作用は，当初は錐体外路症状が出ないということで，ムスカリン性アセチルコリン受容体の拮抗作用が非常に強く，たとえばhaloperidolにbiperidenのような抗パーキンソン薬を足した薬だと最初に教わった記憶があります。しかし決してそういう単純なものではなくて，ドパミン系，セロトニン系やグルタミン酸系，その他の受容体にもたくさん作用することがわかってきました。当時はdirty drugと呼ばれていましたが，言葉をよくすればrich drugということで，ここからMARTAという概念が出てきま

す。

　Clozapine の果たした役割は大変大きく，それは今後ますます広まると思います。我が国でもぜひ clozapine を導入しなくてはいけません。現在，臨床試験の最終段階に差しかかっています。すでに日本臨床精神神経薬理学会でも clozapine の使い方についてガイドラインの委員会ができ，さらに日本精神神経学会でも委員会ができていますから，1つの企業を超えた新しい概念の薬として近々承認されることは間違いないと期待しています。

Ⅲ．新規抗精神病薬の3つの流れ

　定型と言われた，効果と副作用が分離できない状態を何とか打破した薬を作ろうというのが非定型抗精神病薬の誕生につながります。その1つとして，部位選択性の高い，すなわち中脳辺縁系に作用する薬がたくさん出てきました。新規抗精神病薬の3つの流れとして，1つは Paul Janssen による risperidone の合成，次に clozapine を源流とするもの，それから OPC-4392 から aripiprazole の合成を簡単に説明します。

1．Paul Janssen による risperidone の合成

　2000年に CINP がブリュッセルで行われたときに，日本人の参加者と Paul Janssen の学術交流の会をヤンセン本社で開き，Paul Janssen といろいろディスカッションをしました。その時私は，「Risperidone はどういうアイデアのもとに合成に至ったのか」と質問しました。Paul Janssen は以下のように述べました。

　「Haloperidol と同じブチロフェノン系の pipamperone が非定型性を持っていて錐体外路症状を出しにくいこと，陰性症状にも結構効いて，睡眠を良くするので，pipamperone に興味を持ってよく調べてみたところ，セロトニン2A受容体の拮抗性を持っていることがわかった。そこで，ritanserin を合成した。Ritanserin 自体はセロトニン2Aだけではなくて2Cの拮抗作用を持っているが，イギリスで心電図異常のために第Ⅰ相試験が中断していた。Ritanserin 単独ではなかなか目に見える効果は出さないが，haloperidol と併用すると錐体外路症状が軽減したり，陰性症状への効果が出てくるというデータがいくつか出ていたので，それでは併せてセロトニン2A受容体の拮抗作用を持った抗ドパミン薬を作ろうということで risperidone を作ったのです」

　このような経緯で risperidone が誕生し，セロトニン・ドパミン・アンタゴニスト（SDA）の第1号になったわけです。SDA の概念から生まれた薬として，日本ではアザピロン系の化学構造を持った perospirone があります。Perospirone を下敷きにした ziprasidone は日本でも臨床試験を行いましたが，うまくいかずに中断しています。Acenapine（Org5222）は間もなく開発に入ります。Paliperidone は risperidone の代謝物で，9-OH-risperidone で，日本で臨床試験に入っています。Blonanserin はすでに risperidone との比較試験も終えて，間もなく承認されるでしょう。ただ，SDA という概念が出てきた時に，Meltzer は「抗ドパミン作用よりも抗セロトニン作用の力価が強いことが条件だ」と述べています。Blonanserin は抗ドパミン作用が抗セロトニン作用よりも強いのですが，現実には非定型性を保っています。現在臨床試験が進んでいる lurasidone もあります。これは perospirone の後継品です。こうした SDA 系の薬が，今一番多く日本で臨床試験に入っています。Risperidone，perospirone あるいは ziprasidone ということで，done 系と呼ばれています。

2．Clozapine を源流とする薬物

　Clozapine は図3の化学構造を見るとわかるように，ベンゾジアピンの骨格です。ベンゾジアピンにもう1つベンゼン環がついていますので，ジベンゾジアゼピンです。この骨格を利用して，その1つをチエノ環に置きかえたチエノベンゾジアゼピンの olanzapine と，ジベンゾチアゼピンの骨格を持った quetiapine は明らかに clozapine の流れから出てきた薬です。Clozapine の優れた抗精神病作用を持ちながら無顆粒球症のような副作用のない薬です。Clozapine が持っている D_4 受容体拮抗作用も薬になり得るということで，随分た

くさん出てきて，私たちも臨床試験を行いましたが，いずれもうまくいかず，D_4拮抗薬の有効性は否定されています。現在はD_3受容体拮抗薬がフランスで臨床試験が行われていて一部公表されており，日本に入ってくる可能性は十分にあります。Clozapine は olanzapine や quetiapine を生み，さらにD_3受容体拮抗薬という新しい世代の薬の登場が期待されています。Clozapine, olanzapine, quetiapine は pine 系の薬物と言われます。

3. Aripiprazole の成功への道

Aripiprazole の成功への道は，まず OPC-4392 という自己受容体作動薬の形で出てきました。要するに，プレシナプス側の自己受容体にアゴニスト作用を持った薬は，プレシナプス側からのドパミン放出の調整によって陰性症状にも陽性症状にも効くだろうということで，日本で第Ⅲ相試験までいきましたが，第Ⅰ相試験でアゴニスト作用が強く出て，被験者が吐いたり，apomorphine 様の作用が出てきて，被験者の方々にご苦労をかけた記憶があります。実際に臨床試験をやってみると，陰性症状に対して非常に興味深い効果がありましたが，陽性症状には今ひとつ効かない，あるいは増悪させるということがありました。どうも自己受容体の作動薬だけでは抗精神病薬としては生き残れないということで，自己受容体の作用の他にポストシナプス側のD_2遮断作用を持たせたらおもしろいという仮説から，自己受容体の作用は陰性症状，ポストシナプス側の作用が陽性症状に効くのではないかと期待されました。これがaripiprazole で，zole 系薬剤です。

1999年にアメリカのブリストル・マイヤーズスクイブが臨床試験に参加し始めてから，大幅に試験が進み，しかも2つのデュアルアクションはパーシャルアゴニストの概念で説明できることをバリスが2002年に発見しました。世界で初めてパーシャルアゴニストとして成功した理由の1つは，作動薬としての intrinsic なアゴニスト作用が大体30％の割合でとてもよかったと言われています。そこで名称をドパミンシステムスタビライザー（DSS）と言っているわけです。

OPC-4392とOPC-14597の構造式は図4のような形になっています。化学構造のちょっとした工夫で自己受容体アゴニストからパーシャルアゴニストになったわけです。ドパミンの過剰活動を従来の薬は完全に抑えてしまい，ドパミンの非常に少ない，ドパミンが放出されない状態ももちろん抑えてしまいます。それに対して，aripiprazole は全部抑えるのではなくて，過剰活動に対しては減らし，足りないときは増やすので，ドパミンシステムスタビライザーと呼ばれているわけです。

第一世代抗精神病薬は抗ドパミン作用が中心でしたが，第二世代抗精神病薬でセロトニンの拮抗作用が付加されました。Aripiprazole を第三世代と呼ぶのに抵抗のある人も多いと思いますが，第三世代はドパミンのアゴニスト作用を持ったパー

1　olanzapine と quetiapine　（pine系）

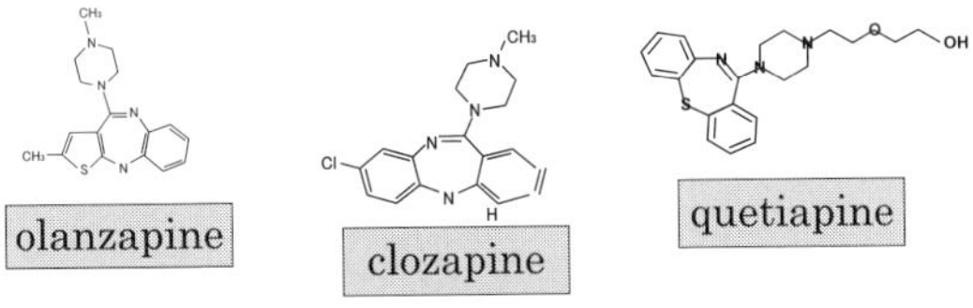

olanzapine　clozapine　quetiapine

2　D_4受容体拮抗薬　否定的

3　D_3受容体拮抗薬　治験中　（S 33138）

図3　Clozapine を源流とする新規抗精神病薬

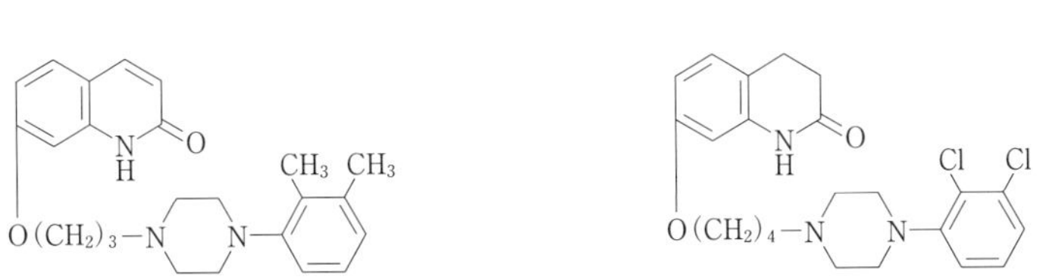

7-|3-[4-(2,3-dimethylphenyl)piperazinyl]propoxy|-2(1*H*)-quinolinone (OPC-4392)

7-|4-[4-(2,3-dichlorophenyl)-1-piperazinyl]butoxy|-3,4-dihydro-2(1*H*)-quinolinone (OPC-14597)

図4　OPC-4392とOPC-14597（aripiprazole）の化学構造式

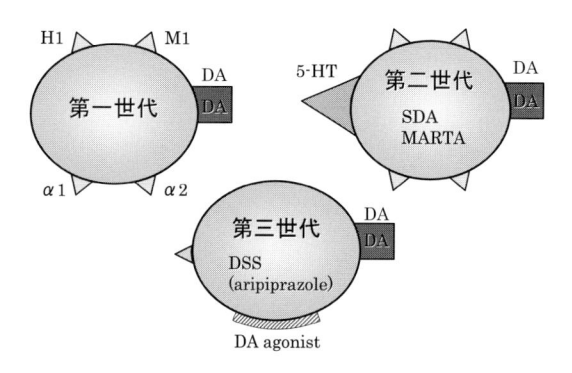

図5　各世代抗精神病薬の薬理学的プロフィール

シャルアゴニストということで，3つの流れがあります（図5）。非定型性というのは，必ずしもセロトニン2の拮抗作用だけではなく，今後いろいろな非定型性を有した新しい薬が生まれてくることを期待したいと思います。

IV．今後の抗精神病薬の薬理学的プロフィール

私は現在，日常臨床では非定型抗精神病薬しか処方していません。やはり効果面においては陽性症状では優るとも劣らない，陰性症状においては明らかに優れているし，認知機能障害その他に対しても明らかに優れているというエビデンスが多く出されています。それから，副作用面では，錐体外路症状の軽減，前頭葉症機能を抑えるような問題も明らかに少ないと言えます。高プロラクチン血症に関しては，risperidoneのように上げてしまう薬もありますが，aripiprazoleやquetiapineはほとんど上げません。ただ，体重増加と糖尿病の問題はいろいろ取り上げられて，我が国では2剤が糖尿病に対して禁忌になっています。しかし非定型抗精神病薬の方が副作用面において優れています。

私はこれからは非定型抗精神病薬で治療してほしいと思い，よく「非定型抗精神病薬しかこの世にないと思え」と言っています。少なくとも初発エピソード，急性増悪などには非定型抗精神病薬で治療すべきだと思います。

それから，すでに長年入院して，多剤併用大量療法になっている人の薬を整理して減量していくのはきわめて難しいのですが，非定型抗精神病薬が世に出てきたおかげで，単剤まで至らなくても非定型抗精神病薬を核にして処方を単純化していくことは可能だと考えています。風祭先生が大変努力されてもなかなかうまくいかなかったのが，非定型抗精神病薬が出てきたおかげで進められるようになったと思います。

最後に，ドパミンを超えた抗精神病薬は今後あり得るのかについて述べます。先ほどからSDAとかDSAとか言いましたが，ドパミン系に関わる抗精神病薬はあれで終わりだろうと言われています。先ほど森本先生はいろいろ企業秘密で，まだまだ隠し球があるということでしたが，ドパミン系に関わる薬はないということです。

それではドパミン系を超えた薬のうち，当然出てくるのはグルタミン酸系の薬です。ドパミン系と相反性に減弱していくので，グルタミン酸系の作用を強めていく薬についていくつか臨床試験が行われています。グリシンなどは効果もそこそこありそうに見えますが有害事象が多く出ています。そこでグリシンのトランスポータータイプ1の阻害薬で取り込み阻害をすることによってグリシン系の働きを賦活すれば，今のところ一番副作用が少なくて効果を発揮しそうだということで，すでにグリシントランスポータータイプ1の阻害薬で第I相試験に入ったものがあります。

それから，タキキニンファミリー系の抗精神病薬が最近取り上げられています。タキキニンファミリーはニューロキニンの1，2，3と3つの種類があって，サブスタンスPのNK1が，よく知られていますが，この中でオサネタントやタルネタントなどのMK3受容体拮抗薬の大規模な第III相試験がすでに海外で行われています。Meltzerを中心としたオサネタントの臨床試験データも公表されていますが，プラセボよりいくらか有意差が出ている程度でカリブレーターにおいたhaloperidolに遠く及ばないという成績です。これが今すぐ出てくるというのはなかなか難しいかもしれません。

抗精神病薬以外にもそのタキキニンファミリー系の薬はたくさんあり，抗不安薬，抗うつ薬で試験が行われています。抗うつ薬のアプレピタント

が第Ⅲ相試験まで行きましたが,プラセボの壁にはね返されて,いまだ成功したものはありません。各企業の研究所も薬をたくさん持っていますが,臨床に持ってくるのにはまだまだという段階ですので,それが近いことを期待して,私の話を終わらせていただきます。

ごあいさつ

武田 雅俊
（大阪大学大学院医学系研究科精神医学教室）

　北大の小山司教授から，我が国における抗精神病薬の開発50周年を記念して諏訪望先生，佐野勇先生の記念シンポジウムを開催したいというお話をいただきました。私は，大阪大学精神医学教室の世話をしながら，北大精神医学教室の精神神経薬理領域における精力的な研究を傍から見ている立場にあります。僭越ながら阪大精神医学教室の同門会「和風会」もこの記念シンポジウムの主催団体の1つに加えさせていただきました。

　50年はそれなりに長い時間であります。私自身は，諏訪先生にも佐野先生にもお目にかかった事はございません。諏訪望先生とのつながりは，先生の教科書を学生時代に何回も読み返したこと，過日北大精神科を訪問させていただいた折に，教室に諏訪先生の教科書の復刻版が置かれていたのに目を留めて，復刻版を所望させていただいたことなどですが，自分が精神医学者としてスタートを切った頃から諏訪先生の教科書には大変お世話になりました。佐野先生は，昭和42年から阪大医学部高次神経研究施設の薬理生化学教室の教授として活躍されていましたが，昭和50年9月4日ジュネーブで急逝されました。私は，昭和50年から54年まで学生として中ノ島の阪大医学部で勉強しましたが，その折には，佐野勇先生はすでに他界されていましたので，直接お目にかかった事はございません。しかしながら，佐野先生を初代教授とする薬理生化学教室は垣内史朗先生，祖父江憲治先生と引き継がれてきており，大変仲良くさせていただいております。

　50年の年月が経っているということですが，今日のシンポジウムの前半でお話をお伺いした栗原先生，山下先生，中嶋先生を初めとした多くの先生方が，この間に我が国の精神科薬物療法の発展を牽引されてきたその足跡を勉強させてもらいながら，諏訪先生，佐野先生のご功績を改めて勉強させていただくというまたとない機会だろうと思っています。

　私の世代以降の若い方には，諏訪先生のお仕事，佐野先生のお仕事が直接は伝わっていない可能性がございます。そこで今日先生方からご講演いただいた内容を私自身もしっかりと頭に刻みつけて，こういう歴史を踏まえて私どもが精神科の薬物療法を実践，開発しようとしているということを若い人にも伝えていきたいと考え

2007年7月14日　札幌グランドホテルにて開催。出席は100名。

ています。

　今ちょうど前半部分が終わり，これから将来に向かっての薬物療法の話が続くものと思います。私は，昨日まで小山先生と吉岡先生のもとで開催されていた生物学的精神医学会と神経精神薬理学会の合同年会に参加しており，北大精神科と非常にゆかりの深いMeltzer先生が来日されており，その講演を聞かせていただきました。Meltzer先生がおっしゃったことのエッセンスをここで申し述べたいと思います。精神障害者の社会復帰や機能回復のためには4つの因子が独立しています。最初の2つはこれまでも言われてきた因子ですが，陽性症状と陰性症状です。3つ目の因子は認知症状であり，精神障害者に共通して認められるこの認知障害こそは，精神障害者の社会復帰には最も重要な因子かもしれません。それから，私は昨日初めてMeltzer先生から教えていただきましたが，4つ目の独立した因子として気分・自殺（mood/suicidability）があるとのことでした。これら4つの因子がそれぞれ社会復帰の要因として独立に作用しているということです。そういうことを踏まえながら，今日の薬物療法の進展ということを考えますと，やはり精神障害者の治療として求められていることは，最終的には社会復帰を促進するということです。そのために薬物療法という手段があるわけです。この50年間の精神科薬物療法の進歩の歴史を振り返りながら，どういう領域が進んだのか，どういう領域は未だ不十分なのかを，精神障害者の社会復帰という治癒過程の中で考えてみたいと思います。風祭先生が発コメントされましたように，患者さんが治っていくプロセスを支えるような薬物療法を考えていくことの重要性を改めて感じております。

　これから後半がございますが，どうぞ先生方，薬物療法50周年のこの機会に，将来にわたって，私どもが何をしていったらいいかということを考えながら，シンポジウム後半にご参画いただければ幸いに存じます。

講演紹介

諏訪・佐野メモリアルシンポジウム―抗精神病薬50年を振り返る

司会にあたって

山 内 俊 雄

（埼玉医科大学　学長）

　第1部の抗精神病薬の幕開けといいますか，黎明期についてお二人の先生から大変興味深いお話を伺いました。ご講演を聴きながら，我々精神科領域に抗精神病薬が導入されたということは非常に大きな意味があったと思います。そのことによって精神医学や医療の構造が変わり，精神科学という学問が急速に進歩発展し，精神疾患の病態が解明されるなど，いろいろな領域へ向けてインパクトを与え，まさに精神医療・医学の幕開けであったということを強く意識した次第です。

　第2部のご講演では，それをきっかけとして次々といろいろな化学物質が合成されて，それに関するレセプター学も盛んになりましたし，ゲノム創薬に今後つながっていくということで，我々に夢を抱かせていただきましたし，発展への期待も大きなものがありました。

　ここでもう一度我々の現場に立ち返って考えてみて，現状はどうであるのか，あるいは抗精神病薬の役割は何であるのか，つまり患者さんの社会復帰等を考えた時に薬はどういう役割をするのか，あるいは精神医療という点で考えると，psycho-socialなものと薬はどういう関係があるかといったようなことを今後詰めていかなければいけないということを，今日の話を聞きながら強く感じるわけでございます。

　このような流れにたって，第3部では，現状をどう認識するか，将来展望をどう描くかということで三人の先生からお話を伺います。

　まず初めは，北海道大学の大学院医学研究科精神医学分野講師の久住一郎先生から「現状における薬物療法の理念―臨床的観点から」です。よろしくお願いいたします。

2007年7月14日　札幌グランドホテルにて開催。出席は100名。

講演紹介
諏訪・佐野メモリアルシンポジウム——抗精神病薬50年を振り返る

現状における薬物療法の理念
―――臨床的観点から―――

久 住 一 郎*

I. 抗精神病薬治療の目標の再設定

統合失調症には様々な生物学的な病態生理があり、患者さんを取り巻く環境とのいろいろな反応を通して精神症状や障害が現れます。当然その治療は抗精神病薬あるいは向精神薬に限ったものではなくて、非常に多彩なアプローチがなされなければならないことは、先ほど来指摘されている通りです。

第二世代抗精神病薬導入前の抗精神病薬治療の目標は、どちらかというと幻覚・妄想や興奮などの精神病症状の抑制でした（表1）。精神科医の役割は、何とか薬物療法に患者さんをとどまらせ、できるだけ薬の副作用を抑え、再発を防ぎ、そして社会の偏見と闘っていくことでした。しかし、第二世代抗精神病薬導入後の目標は、残っている機能をいかに最大限に引き出して患者さんを社会に還元していくかに焦点が当てられるようになりました。そして標的症状についても、精神病症状に限らず、陰性症状、感情障害、認知機能障害といった多くの症状をコントロールしていかなければならなくなりました。副作用については、今まで以上に回避していくことが求められていま

2007年7月14日 札幌グランドホテルにて開催。出席は100名。
A principle of recent psychopharmacotherapy for schizophrenia : from a clinical point of view.
*北海道大学大学院医学研究科神経病態学講座精神医学分野
〔〒060-8638 札幌市北区北15条西7丁目〕
Ichiro Kusumi : Department of Psychiatry, Hokkaido University Graduate School of Medicine. North 15, West 7, Kita-ku, Sapporo, 060-8638 Japan.

表1 抗精神病薬治療の目標の再設定

● これまでの治療
・目標：精神病症状（幻覚，妄想，解体，興奮）の抑制
・精神科医の役割
　患者を治療にとどまらせる／薬の副作用を抑える
　再発を防ぐ／偏見と戦う
● これからの治療
・目標：機能を最大限引き出し，社会に還元する
　症状（陽性，陰性，解体，感情，認知）のコントロール
　副作用の回避
・精神科医の役割
　治療抵抗性症状の認識／awakenings のコントロール
　行動療法的介入や生活様式の改善による食欲・体重のコントロール
　効果的治療オプションへの導入

(Noordsy, 2000) より要約

表2 臨床的指標と生活満足度との関連

臨床的指標	相　関
陽性症状	−0.35
陰性症状	−0.57
抑うつ症状	−0.42
欠陥症状	＋0.25
アカシジア	−0.39
全般的機能評価（GAF）	＋0.28
薬物に対する肯定的感情	＋0.45

(Lehman, 1999)

す。精神科医の役割としては、いろいろある効果的な治療オプションをいかに適切に導入していくかがポイントになると思います。

表2はさまざまな臨床的指標と、患者さんの生活満足度との関連を示したある研究結果です。結

果は相関係数で表されていますが，プラス1に傾くほど患者さんが非常に満足している，マイナス1に傾けば非常に不満足である，ゼロはどちらでもないことを示しています。抗精神病薬の元々の標的である陽性症状は，患者さんにとって不快なものでありマイナスに傾いているのは当然でしょうが，抑うつ症状はこれよりももっと患者さんにとって苦痛であることが示されています。さらには，副作用であるアカシジアは陽性症状以上に不快であるといった，いかにも皮肉な結果となっています。

先ほど武田先生のお話にも出ましたが，欧米圏では統合失調症の薬物治療の標的症状として，陽性症状，陰性症状の他に認知機能障害や感情障害が重視されるという傾向が強まっています。

II. 抗精神病薬による認知機能障害の改善

統合失調症では認知機能障害が少なからず存在します。しかも，認知機能障害が社会復帰，たとえば一人暮らしをしたり，働いたりするなどの社会的予後に対して一番クリティカルに影響を与えるがゆえに，最近非常に注目されています。統合失調症の患者さんの認知機能障害は，一律に悪いわけではなくて，非常に重度なものから比較的軽度なものまで多岐にわたっています（表3）。

認知機能障害に対して，抗精神病薬はどのように影響するのでしょうか。第一世代抗精神病薬の認知機能に対する影響として，注意機能に関しては比較的改善する方向に働いていますが，大半はあまり影響がないか，むしろやや悪化させる方向にあるとまとめられています（図1）。

それに対して，第二世代抗精神病薬では，程度は違いますが，ある程度広い範囲の領域にわたって改善する方向にあると言われています（図2）。第二世代抗精神病薬ごとの認知機能のさまざまな領域に対する効果は，それぞれ薬物によって多少その得意とする神経認知領域が異なることが示唆されます（表4）。今，認知機能検査は標準化されつつあり，これが確立すると，将来的には各薬剤の使い分けまで可能になるのではないかと期待しています。

表3　統合失調症における認知機能障害の相対的レベル

軽度 （0.5～1 SD） 15パーセンタイル 以下	中等度 （1～2 SD） 3～5パーセンタイル	重度 （2～5 SD） 1パーセンタイル 以下
知覚技能 再認記憶 呼称	転導性 再生記憶 視覚運動機能 ワーキング メモリー	言語学習 実行機能 注意の保持 運動速度 言語流暢性

(Harvey & Sharma, 2002)

悪化　　　不変　　　改善
←――――――――――→

運動機能　　陳述記憶　　注意保持　　注意転導性
手続き学習　実行機能
練習効果　　ワーキングメモリー

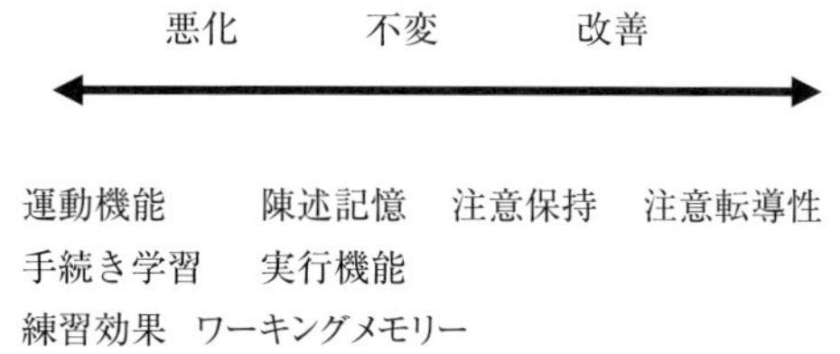

図1　第一世代抗精神病薬の認知機能に対する影響
　　　（Harvey & Sharma, 2002）

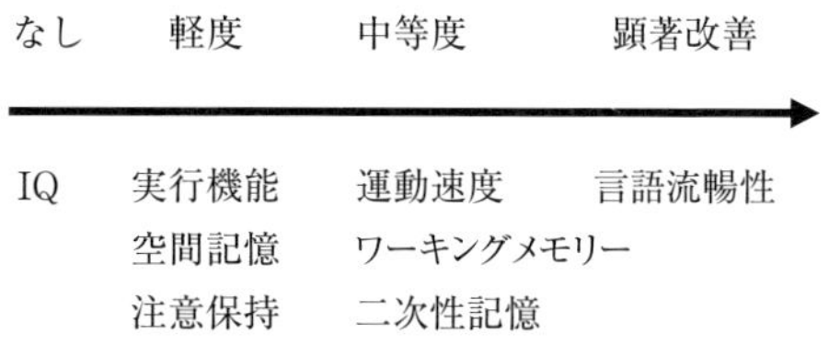

なし　　軽度　　中等度　　顕著改善
←――――――――――→

IQ　　実行機能　　運動速度　　言語流暢性
　　　空間記憶　　ワーキングメモリー
　　　注意保持　　二次性記憶

図2　第二世代抗精神病薬による認知機能の改善
　　　（Harvey & Sharma, 2002）

表4　第二世代抗精神病薬の認知機能に対する効果

	CLZ	OLZ	QTP	RIS
知覚・注意・運動処理機能	◎	○	◎	○
実行機能	○	○	○	○
作動記憶	△	○	△	◎
言語性学習・記憶	○	◎	○	○
視覚性学習・記憶	×	△	×	×
言語性流暢	◎	○	○	△

(久住, 2007)

ここで統合失調症の治療目標に戻ります。福田らの総説では，「まず症状を改善し，かつ自覚的な苦痛を改善し，家庭生活，社会生活における機能レベルを回復することが非常に重要」と述べら

れています。さらに、「自尊心の回復，実感としての回復，そして生きがいの回復」まで，今，治療目標として求められています。そうすると，当然，薬物療法だけではなくて，心理社会療法と統合した治療を行っていく必要があります。そのポイントとして，まず急性期症状の軽減が必要となり，これは薬物療法の反応性に規定されることになります。それから，さまざまな機能状態の回復に関しては，認知機能がそれを規定することになり，再発予防に関しては，薬物療法へのアドヒアランスが関連してくるので，患者さんがどのように自らの病態をとらえているかという病識がそれを規定すると考えられます。

統合失調症の社会的転帰としてどのような指標が最近用いられているのでしょうか。これは心理社会的技能の獲得，問題解決能力，そして社会生活における機能レベルという主に3つのディメンジョンにまとめられます。

心理社会的技能の獲得に関しては，神経認知機能における言語性記憶や持続性注意と強く相関していると言われています。問題解決能力については，言語性記憶と持続性注意，陰性症状と関連しますが，陽性症状とは関連しないこと，社会生活における機能レベルは言語性記憶，遂行機能と強く相関して，陽性症状とは関連しないことが示唆されています。

そうすると，仮に幻覚・妄想がかなり強い状態であっても，ある程度認知機能が改善していれば，社会生活での機能レベルは必ずしも悪くないということになるので，治療の標的として認知機能の改善が非常に重要になるわけです。

図3は丹羽先生と福田先生の論文からお借りした図ですが，神経認知機能の各ディメンジョンといろいろな切り口による実際の生活機能レベルとがどういう相関を持っているかを示しています。種々の要素的な神経認知機能が日常生活の様々な機能レベルと非常に密接に関連していることがわかります。

Ⅲ．統合失調症患者のQOL

最近，統合失調症患者さんのQOLが非常に注

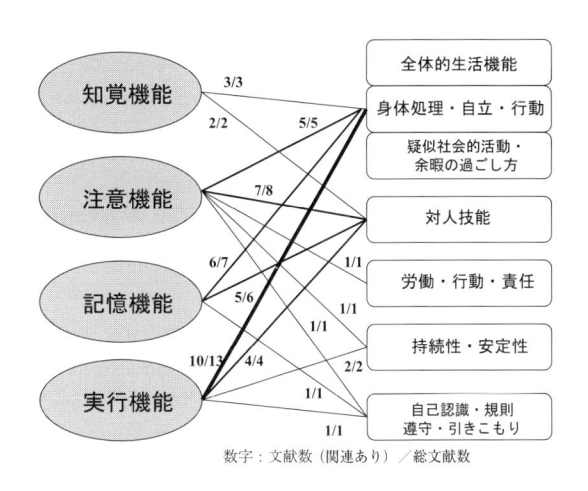

図3 認知機能障害と生活機能レベルの関連
（丹羽ら　1998；福田ら　2003）

目されています。評価には主観的QOLと客観的QOLがありますが，これらには少し乖離が見られると指摘されていますし，抑うつ症状があると，主観的QOLはかなり大きな影響を受けるとも言われています。また，抗精神病薬の運動系副作用よりもアカシジアや不快気分などの主観的副作用の方が主観的QOLの低下につながることが示唆されています。過去の報告では，認知機能と主観的QOLとの関連は比較的少ないと言われているようです。それから，第二世代抗精神病薬は第一世代抗精神病薬に比べて主観的QOLの改善効果や薬の飲み心地で優っていると指摘されています。

一方，第二世代抗精神病薬による心理社会機能の改善効果は，主観的QOLに対する効果よりも目立たないとも言われています。その理由として，第二世代抗精神病薬による認知機能改善効果は，健常者のstandard deviation（SD）では，0.5から1.5ぐらい改善させるに過ぎないが，実際の統合失調症患者さんにおける認知機能障害の程度はもっと強いからではないかという議論や，認知機能の持続的な改善に伴って環境変化があり，その相互作用で最終的に心理社会的に改善していくため，少し時間がかかるのではないかという議論がされております。

表5　認知機能検査（北海道大学）

1. Continuous Performance Test（CPT）：持続的注意（覚醒度）
   A–X　CPTを刺激呈示ソフトで製作したものを約7分間施行
2. Wisconsin Card Sorting Test（WCST）：実行機能
   慶応版WCSTのPCソフトを用いてコンピュータで提示
3. Stroop Test：反応抑制・選択的注意
   24個のドットが印刷された図版を使用
4. Trail Making Test（TMT）：実行機能・運動速度
   A版とB版を施行
5. Word Fluency Test（WFT）：言語流暢性（実行機能）
   「し」「い」「れ」から始まる名詞をそれぞれ1分間，産生させる
6. 言語記憶検査：言語性ワーキングメモリー
   10個の単語を提示して，即時再生と遅延再生させる

表6　縦断的評価項目（北海道大学）

病識	SUMD	（調査者面接）
主観的欠損	SEDS	（調査者面接）
主観的ウェルビーイング	SWNS	（自記式）
主観的QOL	JSQLS	（自記式）
服薬心理	DAI-30	（自記式）
精神症状	PANSS	（主治医面接）
抑うつ症状	BDI	（自記式）
錐体外路症状	DIEPSS	（主治医面接）
全般的機能	GAF	（主治医評価）
	SDS	（自記式）
社会的機能	LSP	（担当看護師評価）

IV．認知機能検査と臨床的指標

　当教室では認知機能検査とさまざまな臨床的指標の関連について少し縦断的に検討しようとしています。非常にプレリミナリーですが紹介します。認知機能に関しては豊巻が中心に行っています。表5に示す6つの検査を用いて認知機能を検討しています。

　それから，いろいろな臨床的指標の評価については賀古が中心に行っています（表6）。病識，主観的欠損あるいは主観的満足度やQOL，さらには薬の飲み心地と言われる服薬心理，その他PANSS，BDI，錐体外路症状，それから全般的機能，社会的機能などについて，当科入院患者を対象に，入院時，退院時，退院1年後の時点で縦断的な検討を行っています。

　退院時の対象患者の背景は，平均年齢34歳，平均発症年齢25歳，罹病期間は約9年です。病型は残遺型（50％）と妄想型（31％）が大半を占めていました。PANSS総合得点の平均は62点，GAFスコアの平均が47点，使用薬物の大半が第二世代抗精神病薬ですが，haloperidol換算で約17mgとなっています。入院回数は1～9回，総入院期間も15～2806日とかなりばらつきがありました。

　退院時における認知機能と各指標との関連の検討結果は，まず年齢と罹病期間に関して注意機能や遂行機能と非常に相関したので，以後の解析について年齢と罹病期間を制御変数として関連を検討しています。そうしますと，PANSS陰性症状スコアと，WCST，WFT，即時記憶が非常に強く相関し，GAFスコアはWFTと相関するという結果でした。担当看護師評価による社会的機能（LSP）とWCSTが非常に高い相関が見られますし，即時記憶とも相関が見られました。それから，SUMDというのは病識の尺度で，自分の症状についてきちんと自覚しているか，さらには帰属という表現を使っていますが，その症状自体が精神障害によるものと考えているかなどについて評価するもので，点数が高いほど病識が乏しいことを表す指標です。過去に陽性症状があったことの自覚とWCSTやCPTが相関し，過去の陽性症状の帰属とTMTが相関するという所見が見られます。

　次に，退院1年後の患者さんについての検討では，PANSS総合得点の平均が57点，平均GAFスコアが50点，退院時の薬物用量はhaloperidol換算16mgとなっており，1年のうちに再発して再入院した方が22％いました。退院時に認知機能検査をすることによって，その1年後，さらに先の予後を予測できないかを確認するために，退院時における認知機能と退院1年後の各指標との関連を検討しました。精神症状では，陰性症状とWCST，CPT，WFTとの高い相関が見られています。GAFスコアとの関係では即時記憶との相関が，病識との関係では現在の陽性症状の帰属と

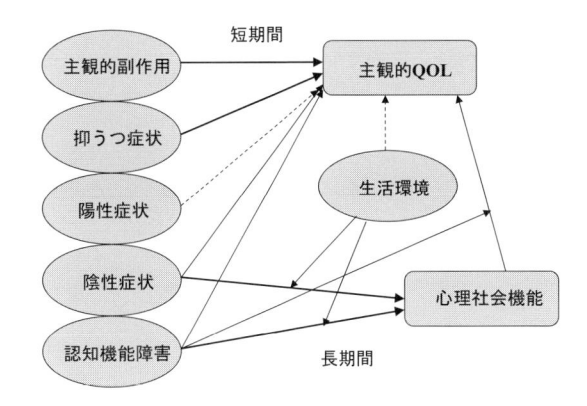

図4 心理社会的機能と主観的QOLの構成概念
（中込，2003）

近時記憶との相関が認められています。しかし，他の大半の項目については明らかな関連は認められませんでした。

図4は中込先生の総説からお借りしました。いわゆる抗精神病薬治療で標的とする陽性症状，陰性症状，抑うつ症状，認知機能障害，ならびに，それによって出現する主観的副作用と，先ほどから申し上げている主観的QOL，それから心理社会機能，さらには生活環境との関連を示しています。線が太いものほど強い相関を示しています。抑うつ症状や主観的副作用はQOLと強い相関を示し，比較的短期間のうちに効果が見られると言われています。それに対して，陰性症状や認知機能障害は，心理社会的機能と非常に強い相関があって，効果発現には少し時間がかかります。それぞれの間に非常に複雑な相互作用があり，薬物療法を施行する際にはこういったことを念頭に入れておくことが重要だと思います。

福田先生の総説では，「統合失調症を機能障害としてとらえた場合，3つのディメンジョンで説明できる」と述べています。第一は注意・思考障害で，先ほど来，話が出ている認知機能障害を背景として認めます。第二には，感情・情動の障害です。これは対人関係の困難あるいは快感情の喪失などをもたらし，辺縁系，視床下部との関連が想定されます。第三は，意思・発動性の障害で，能動性，自発性の低下をもたらし，主に大脳半球内側面，帯状回が関連するのではないかと言われ

表7 精神疾患の薬物療法（宿題報告）

●諏訪 望（精神経誌59(12)：1173-1207, 1957）
・臨床精神病理学的な観点からみると，…薬剤によって病像が改善されるときには情動の調整がその基盤になっているといえる。
・病態生理学的考察として，…生体としての反応様式は甚だ多彩であるが，経過を追って眺めると，けっきょく視床下部の機能を通して一定方向に調整されることが中軸となっている…

●佐野 勇（精神経誌60(1)：1-36, 1958）
・薬物による寛解とか軽快という場合には，薬物によって間接的に患者の「存在」に胚胎している健全な反応準備状態なり，共鳴能力なり，自然表出なり，精神力動なりが，"entfalten"し易くなったという意味に解釈しておかなければならぬ。すなわち，薬物が治癒傾向（Heiltendenz）を昂め，患者のResozializierungに役立ったのである。しかし治癒傾向を助長する因子はその他に数多く，内部的な患者の個体による種々の因子の他に，治療に際してのMilieu，治療乃至看護者の人格，更にその場合並行して行われたとすれば精神療法のあり方等の外部因子も大きな影響を有することは言うまでもない。

ています。

V．諏訪先生と佐野先生の宿題報告

先ほどから何度も諏訪先生と佐野先生の論文の紹介がありました。私も今回，この非常に重厚な宿題報告を読ませていただきましたが，今日の話に関連することは実はすでに書かれています。抜粋を表7に示します。

まさにchlorpromazineの宿題報告というその出発点において，すでに50年後の現在言われていることをある意味見切っていたということで，その非常に高い見識と先見性に改めて感銘を受けた次第でございます。

Discussion

山内　久住先生，どうもありがとうございました。それでは，今のお話にご質問なりご意見があれば…。

中嶋　臨床の先生方は社会生活やいろいろなこ

とを頭に置いておられますが，薬の開発の場合には，モチーフはあったとしてもある一定方向を持って進めないと薬はできないという面があります．いろいろテストをされておりますが，最近非常に複雑な感じがするのは障害モデルという非常に全人的な発想が入ってきたことです．私たちが薬をつくる時にはそれを頭に置きながら，手段として薬をいかに開発するかということを考えましたが，たくさんある評価バッテリーのうちどれが効くのかなと疑問に思うんです．あまり複雑にしすぎてはいないかということです．薬の開発というフラットな二元的な面では，もう少しシンプルなものを使わないと，障害モデルの方から見ると，複雑すぎてその辺がクリアにならないのではないかと思いますが，先生はどうお考えでしょうか．

久住　全くおっしゃる通りだと思います．いろいろ評価尺度があるということは裏を返せば決定的なものが何もないということです．たとえば認知機能についても，今まで脳外傷の患者さんに使われていたバッテリーを統合失調症の患者さんに転用して，長年データを蓄積してきましたが，本当に適切なのかどうかという問題がずっとあったわけです．最近，NIHで開発されているMATRICSというバッテリーは統合失調症に対すると謳っていますが，結局それを使ってみて果たしてどうなのかという検討があって初めて実証されるということだと思います．ましてや病識に関しては，その評価尺度の妥当性がどうなのかというのは非常に難しい問題です．ただ，そういう観点も加味して臨床を見ていくことで，開発にも取り入れられるようになってきたということが大事ではないかと考えています．もちろん，薬の開発の時点でそれらの要素を全部取り込むことは不可能でしょう．ただ，先ほど森本先生も紹介されていましたが，そういう観点から，たとえばラットの社会性というテストバッテリーが開発されてきています．それが本当に統合失調症にどこまで外挿できるものなのか非常に疑問ですが，そういう臨床の発想があれば，少しずつ動物モデルにも還元されていくのではないかと考えております．

山内　認知機能は定義も曖昧で，脳の機能の多面的なものを見ているものですから，それを確認するテストバッテリーもたくさんあって，それが相互にどういう関係にあるのか，実はまだわかっていません．その辺に1つ問題があると考えます．それからもう1つは，薬を使った時に認知機能が良くなった，注意機能が良くなったという場合，ダイレクトに薬が注意機能に効果があるのか，あるいは幻覚・妄想などの臨床症状を良くしたためにセカンダリーにそれがよくなったかという問題もあります．研究を続けてこれらの問題をクリアにしていくのがこれからの我々の重要なテーマだと思います．

講演紹介

諏訪・佐野メモリアルシンポジウム――抗精神病薬50年を振り返る

精神科薬物療法における将来展望
――基礎的観点から――

西川　徹*

I. NMDA受容体とphencyclidine

本日は，主に私たちが行ってきた研究をもとに将来の抗精神病薬を考えてみたいと思います。

最初に，これからお話しするデータは，現在の東京医科歯科大学，前任地の国立精神・神経センター神経研究所，あるいはご協力いただいた施設の多くの方々と共同で研究したものであることを感謝をこめてご紹介しておきます。

森本先生，村崎先生も言及されましたが，たくさんの新しい抗精神病薬のターゲット（表1）が提案されています。このうち，私たちが最も注目して研究を進めてきたのはグルタミン酸伝達系，中でもN-methyl-D-aspartate（NMDA）型のグルタミン酸受容体です。

統合失調症では，グルタミン酸の伝達が不十分なのではないかという病態が考えられています。グルタミン酸にはたくさんの種類の受容体がありますが（表2），このうち特にNMDA受容体の機能低下が注目を浴びています。

そのきっかけになったのは，phencyclidine（PCP）という薬物です。1950年代に優れた解離性麻酔薬として開発されましたが，統合失調症の

表1　統合失調症治療薬開発の新しい標的分子
－神経伝達系・神経経修飾系－

(1) Nicotinic acetylcholine receptors
(2) D 1 dopamine receptor
(3) NMDA glutamate receptors
　　Glycine modulatory site
　　Glycine transporter
　　D-Serine system
(4) AMPA glutamate receptors
(5) Metabotropic glutamate receptors
(6) Tachykinin receptors

表2　グルタミン酸受容体の多様性

分類	サブユニット
イオンチャンネル型（ionotropic）	
NMDA型	NR 1
	NR 2 A, 2 B, 2 C, 2 D
	NR 3 A, 3 B
AMPA型	GluR 1, 2, 3, 4
カイニン酸型	GluR 5, 6, 7
	KA 1, 2
δ型	δ 1, 2
代謝型（metabotropic）	
Group I	mGluR 1, 5
Group II	mGluR 2, 3
Group III	mGluR 4, 6, 7, 8

AMPA：alpha-amino-3-hydroxy-5-methyl-4-isoxazolepropionic acid
NMDA：N-methyl-D-aspartate

症状とよく似た広範な精神症状を引き起こす作用が強いため，臨床使用は断念されました。つまり陽性症状だけではなくて陰性症状，認知障害や感情面の障害も現われるので，統合失調症の全般的

2007年7月14日　札幌グランドホテルにて開催。出席は100名。
A perspective on future pharmacotherapy for schizophrenia—The view from the basic research.
*東京医科歯科大学大学院精神行動医科学分野
〔〒113-8519　東京都文京区湯島1-5-45〕
Toru Nishikawa : Section of Psychiatry & Behavioral Sciences, Tokyo Medical & Dental University Graduate School. 1-5-45, Yushima, Bunkyo-ku, Tokyo, 113-8519 Japan.

な障害のモデルとして注目されてきました。1980年代になって，PCPが最も強い作用を及ぼすのはNMDA受容体であることがわかりました。NMDA受容体はイオンチャネルとカップリングしたタイプの受容体で，たくさんの調節部位を持っていますが，PCPはイオンチャネル内の調節部位に結合して，受容体の機能を遮断してしまう作用があることが見出されました。そこで，NMDA受容体の機能と統合失調症がにわかにクローズアップされてきたわけです。

NMDAの機能低下と統合失調症状との関係について，多くの研究が行われ，最近，両者を結びつけてよいだろうということで意見が一致するようになりました。というのは，PCP以外のNMDA受容体を強く遮断する薬物も，例外なく統合失調症と類似した症状を誘発し，NMDA受容体を遮断する作用と比例して症状が強く起こるからです。

一番わかりやすいのは，ketamineの異性体，S体，R体を使った研究です。S体のketamineはNMDA受容体をR体よりも強く遮断しますが，統合失調症様の異常はS体の方が起こしやすいという二重盲検の試験結果が報告されています。さらに，統合失調症で，ある程度状態が良くなっている方にPCPを，健常な方には症状を起こさないくらい少量を投与すると，統合失調症の症状が再燃して，しかも長く続きます。現在では，より安全なketamineを使って同様の実験がなされています。こうした異常は，GABA_A受容体に作用するアモバルビタールやセロトニン系に作用するLSDで起こる異常とは違うことがわかっています。LSDは異常体験を起こしますが，健常者でも統合失調症患者でも同じように異常が起こるので，やはりNMDA受容体遮断薬に対する感受性が統合失調症で亢進していることは，非常に意味があると解釈されています。

II. NMDA受容体とドパミンの伝達亢進

これからはできるだけ現在の治療薬との関係を考えながら話を進めて行きたいと思います。まず，NMDA受容体の機能低下は，第一世代の抗

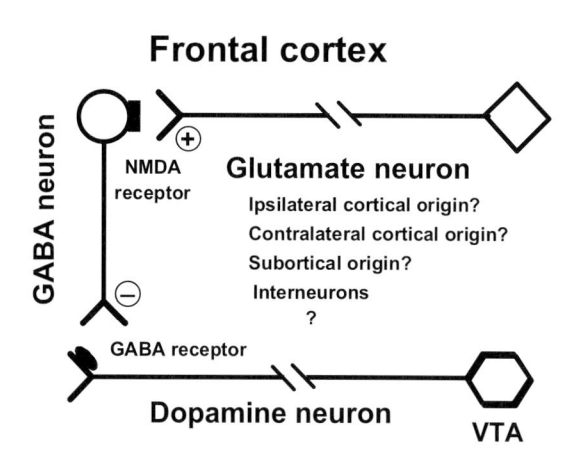

図1　前頭葉におけるNMDA受容体によるドパミンニューロンの調節

精神病薬に共通なD2受容体遮断作用をもとに，古くから推測されているドパミン伝達亢進と関係があるのか，双方の仮説は相矛盾するものなのかという点です。動物実験で検討してみると，NMDA受容体の機能低下が起こると脳内のドパミン伝達が亢進し，むしろ関係が非常に深いことが示唆されました。ラット前頭葉の細胞外ドパミンの遊離は，PCPを注射すると用量依存的に著しく増加します。これは，NMDA受容体に選択性の高い薬物でも生ずるので，NMDA受容体の遮断が前頭葉でのドパミン伝達の亢進に関係がありそうです。

この異常にはグルタミン酸とドパミンのニューロンの相互作用が関与していますが，両者の間にGABAニューロンが介在している関係が重要です。NMDA受容体の機能が低下すると，本受容体を介してtonicに活性化されているGABAニューロンの抑制作用が不十分になり，その標的となるドパミンニューロンの脱抑制が生ずるため，統合失調症で想定されているドパミン伝達の亢進が起こるであろうと推測されています（図1）。

ドパミン伝達が前頭葉で亢進しているというのは，統合失調症ではドパミンが前頭葉で低下していて，それが陰性症状に関係しているのではないかという従来の説と矛盾すると感じられた方が多いと思います。しかし，よく調べてみると，統合失調症ではこのドパミン低下仮説を支持する所見

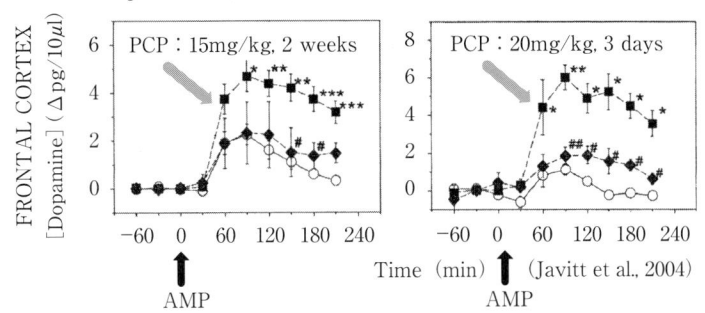

PCP慢性投与動物の前頭葉では
ドパミン伝達およびその反応性が低下するという報告があるが…
(Roth's group, 1999)

Amphetamine単回投与によるドパミン遊離が増大した

図2　PCP慢性投与動物におけるamphetamineによるドパミン遊離の伝達

NMDA受容体NR1遺伝子低発現マウスではドパミン伝達が亢進？
➡ ドパミン受容体遮断薬で抑制される種々の行動異常が出現する
(Mohn et al, 1999)

はほとんどありません。

最近，PCPの慢性投与や急性投与した統合失調症のモデル動物で，ドパミンの機能を私たちとは違った観点から見た人がいます。PCPを慢性投与しておいて，しばらく休薬した後にamphetamineをチャレンジするという方法です。これは，PETを用いた研究により統合失調症患者ではamphetamineに反応してドパミン伝達が亢進しやすくなっているという所見が示されているからです（図2）。

統合失調症と同じように，PCPを投与しておいた動物の前頭葉および線条体では，amphetamineによるドパミン遊離が増加しやすくなっており，ある程度注目してよいと思います。つまり，NMDA受容体の機能が落ちると，ドパミン伝達が過剰になるという方向で考えてもよさそうです。

Ⅲ．NMDA受容体とセロトニンの伝達亢進

それから，NMDA受容体遮断薬は，興味深いことにセロトニンの異常も起こします。セロトニンの細胞外への放出は，NMDA受容体の機能が低下すると盛んになります。セロトニン受容体の遮断作用が現在の抗精神病薬の作用機序として重

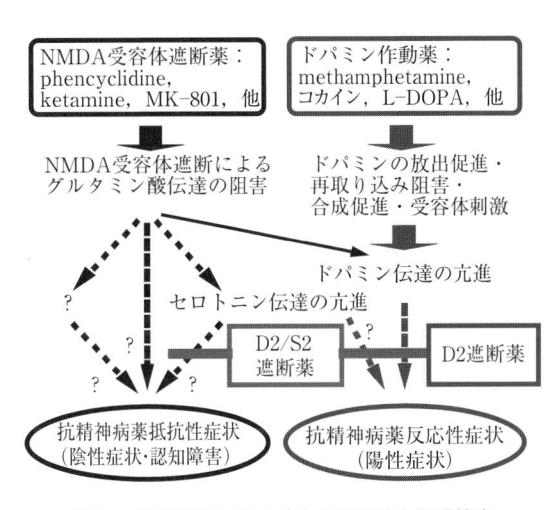

図3　薬理学的に見た統合失調症状の発現機序

要だという説がありますが，セロトニン伝達の亢進が統合失調症の病態に関与していて，これに抗精神病薬のたとえば5-HT2受容体遮断作用が効果を示している可能性を示唆するものだと思います。

この全体を図3に模式的に示します。現在の抗精神病薬はD2遮断作用を介して主に陽性症状を改善しており，5-HT2遮断作用は陰性症状スコアの低下に関係していると言われていますが，NMDA受容体の機能低下によるセロトニン伝達

の亢進という病態モデルから考えても，この作用はよく理解できます。おそらくセロトニンの伝達亢進は，特に感情面であると思われますが，抗精神病薬抵抗性の症状にも関与しているので，5-HT2遮断作用が強まったことで陰性症状の改善度が少し良くなったと考えることができます。これまでにお話してきたことと，NMDA受容体遮断薬による統合失調症様の精神症状が抗精神病薬抵抗性であることを考え合わせると，少々単純過ぎますが，ある種の統合失調ではこの図のような症状発現機序が推測され，NMDA受容体の機能を促進する薬物に陽性症状だけでなく難治性の陰性症状や認知機能障害に対しても改善効果を期待できます。

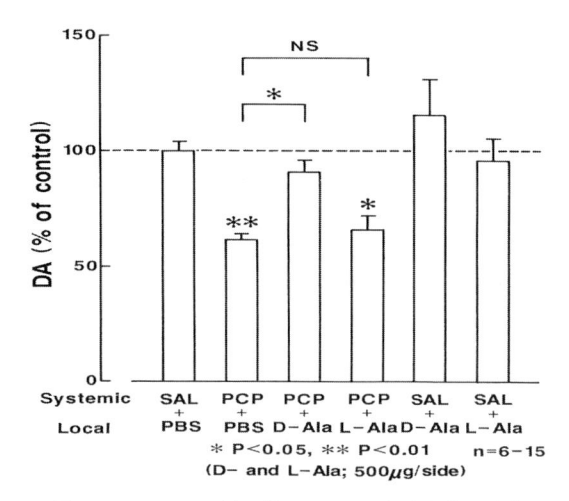

図4 PCPによる前頭葉のドパミン伝達異常の改善

Ⅳ．NMDA受容体の機能を促進する
　—グリシン調節部位の刺激—

NMDA受容体の機能を促進するといってもいろいろな方法があります。現在注目されているのは，NMDA受容体の様々な調節部位のうちのグリシン調節部位です。この受容体には，もちろんグルタミン酸が統合しますが，その部位を直接刺激する場合は調節が難しく，刺激が強過ぎると，細胞死が起きたり，個体レベルではけいれんが生ずるため，とても治療薬として適切とはいえません。これに対してグリシン調節部位を刺激すると，理由は不明ですが，ある程度緩徐なNMDA受容体機能の促進が起こることが実験的な事実としてわかっています。このグリシン調節部位を刺激する手段ですが，グリシン自身のほか，D体のアラニンおよびセリンという，D体のアミノ酸が注目されています。グリシン調節部位を刺激すると，統合失調症の，陽性症状とともに陰性症状，あるいは認知機能障害も改善されることが期待できます。

ただし，抗精神病薬はやはりドパミンに対する拮抗作用を持っていないと，治療薬として十分機能しないことが予想されます。そこで先ほどのスキームにしたがって，グリシン調節部位への刺激がドパミンに対するどんな作用を持つのかを調べてみました。図4はちょっとわかりにくいのです

が，ドパミンの値が低くなっているほど伝達が増強されているということになります。PCPを用いると，先ほど御紹介したように前頭葉のドパミン伝達が高まりますが，これに対してグリシン調節部位をD体のアラニンで刺激すると，ほとんどコントロールレベルに戻ってきます。ところが，NMDA受容体機能促進作用のないL体のアラニンを使うとこうした現象が認められません。つまり，ドパミン伝達亢進の改善は，NMDA受容体のグリシン調節部位を刺激しているからだといえます。

さらに米国のJavittらがPCPの慢性投与で起こるドパミンの過活動について研究しています。これも先ほどお示ししたように，PCP慢性投与動物では統合失調症患者と同様にamphetamineによるドパミン伝達の亢進が起こりやすくなります。このドパミンニューロンの過剰な反応はグリシンを慢性投与すると抑えられ，対照群と差がなくなるという結果が出ています。グリシンのトランスポーター阻害薬を使って，グリシンのシグナルを多くしても，同じような効果が見られます。

それから，D-サイクロセリンについて触れておきます。これは抗結核薬として長く使われていて，NMDA受容体のパーシャルアゴニストとしても働くので，NMDA受容体の機能を高めるためにも使えそうです。この薬はおもしろいことに，これまでの基礎的研究でドパミン伝達やセロ

表3　NMDA受容体グリシン調節部位作動薬臨床応用

アゴニスト (一日用量)	アゴニスト としての性質	選択性	脳への移行	副作用
グリシン（30～60g）	Full agonist	非選択的	低い	けいれん 閾値低下？
D-サイクロセリン （50mg）	Partial agonist （治療用量域が狭い）	非選択的	高い	精神症状
D-セリン（2.1g）	Full agonist	選択的	低い	腎毒性？
グリシントランス ポーター阻害薬 Sarcosine（2g）	Full agonist	非選択的？	低い？	けいれん 閾値低下？
D-アラニン（6g）	Full agonist	選択的	低い	？

トニン伝達を抑制する作用も持っていることが明らかにされています。さらに最近私たちはD-セリンの細胞外放出を増加させることを見出しました。したがって，D-サイクロセリンは直接・間接にNMDA受容体機能を促進すると推測されます。

これまでの話をまとめますと，NMDA受容体機能を促進することは，ドパミンやセロトニンに対して抑制的に働く可能性があるということになります。PCPで起こる異常は難治性症状を含む統合失調症のモデルと言われていますが，PCP投与動物の移所運動量を指標にしてグリシン調節部位の刺激がどう影響するか調べると，D体のセリンもD体のアラニンも抑制します。この抑制作用は確かにグリシン調節部位の選択的な拮抗薬で認められなくなります。このような抗PCP作用は，常同行動やプレパルスインヒビションなどの他の行動指標を使っても確認されています。

海外では実際にグリシン，D-サイクロセリン，D-セリン，D-アラニンなどを用いた臨床試験が行われています。これらは単独で使うのではなくて，従来の抗精神病薬と併せて投与して，陰性症状などの難治性の症状が良くなるかどうか，つまりadditiveな効果が得られるかどうかを検討する試験です。その結果，併用する第一世代または第二世代の抗精神病薬を一種類に限定するかしないかの条件にかかわらず，オープンラベル，二重盲検の双方で有意な改善効果が報告されています（表3）。グリシントランスポーターの阻害によってシナプス間隙のグリシンを増やす薬物についても同じように難治性症状に対する改善作用が認められました。以上の研究はいずれもサンプルサイズが小さいことが問題ですが，最近メタアナリシスも行われ，グリシン，D-サイクロセリン，D-セリンについて有意な陰性症状スコアの低下が検出されました。

図5はこの中で最も臨床効果が強かったD体セリンのクロスオーバー試験の結果です。先にD-セリンを投与しておくと，難治性の症状スコアが低下し，プラセボに戻すと，また徐々に増悪して行くのがわかります。プラセボが先行すると全く効果がみられず，D-セリンに替えた時に症状の改善が見られます。ただし，clozapineが併用薬の時には例外的にグリシン調節部位の刺激が相加的効果を示さないという結果が出ており注目すべきと思われます。

D-サイクロセリンは特殊で，パーシャルアゴニストという性質によると思いますが，非常に用量調整が難しいと言われています。基本的には他のグリシン調節部位のアゴニストの投与結果と変わりなく，第一世代あるいは第二世代の抗精神病薬ではadditiveな効果がありますが，clozapineとの併用だけはそのような効果が認められず，相互作用があるのかもしれませんが，かえって諸症状を増悪させてしまうことがあります。

お気づきと思いますが，以上のclozapineとグリシン調節部位の作動薬を組みあわせた研究結果からclozapineは他の抗精神病薬と違い，NMDA受容体に対する作用を元々持っていたのではないかということが疑われます。事実，先ほど紹介し

Schedule for the assessment of negative symptoms scores during treatment with DSR or placebo as a function of order of drug treatment

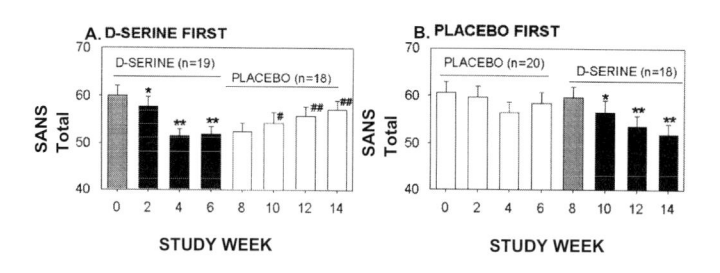

図5　D-セリンの二重盲検クロスオーバー試験の結果
(Heresco-Levy et al. 2005)

たJavittらの実験で，脳内homogenateへのグリシンの取り込みを血中濃度や脳内濃度のレベルで阻害しているという結果が報告されました。Clozapineはグリシン調節部位には直接作用しないことがわかっています。そうすると，考えられるのは，グリシンやD-セリンなどの内在性のグリシン調節物質に間接的な影響を及ぼすのではないかということです。つまり，グリシンやD-セリンの細胞外濃度を上昇させ，グリシン調節部位の刺激を増すことによってNMDA受容体を促進している可能性があります。

そこで，ラットを使ってclozapineの前頭葉の細胞外のグルタミン酸，グリシン，D-セリンに与える影響を検討してみました。その結果，グルタミン酸に対しては，これまでの報告通り，少しですが遊離を促進する作用があることがわかりました。しかし，clozapineは細胞外のグリシンやD-セリンの濃度を上げるという作用を持っていませんでした。ですから，もしNMDA受容体に効いているとすると，先ほどのグルタミン酸への作用との関係が推測されます。

先ほどの表3で示した臨床試験での大きな問題は，グリシン調節部位への作用物質は脳の血液-脳関門の透過が低いため大量の服用が必要になり，グリシンに至っては1日30～60gにもなる点です。このように多量では副作用が心配されます。現段階のグリシントランスポーター阻害薬についても投与量はあまり低く抑えられません。

D-サイクロセリンは脳への移行性は非常によいのですが，先ほどご紹介したように，部分アゴニストのため，用量設定が難しいという欠点があります。一方，D-セリンは効果は高いのですが，動物の種によっては腎臓への毒性を示すことから，直ちに人に広く応用するのは躊躇されます。そこで，こうした難点を克服できると考えられる内在性のD-セリンの代謝系に対する作用を持つ新しい抗精神病薬の可能性についてご紹介します。

V．内在性のD-セリンに対する作用を持つ新しい抗精神病薬

D-セリンは，NMDA受容体に選択的な作用を持っていて，これがグリシンと大きく違うところです（図6）。グリシン自身はNMDA受容体のコアゴニストであるとともに，抑制性のグリシン受容体の強力なアゴニストでもあります。受容体のレベルではD-セリンについては今のところNMDA受容体のグリシン調節部位以外への作用は確認されていません。D体のアミノ酸は哺乳類の脳には存在しないというのが定説でしたが，偶然のきっかけから，私たちは脳優位に分布する内在性物質であることを見出しました。これは精神科医にとって非常に興味深く，抗精神病作用，しかも難治性統合失調症状へも何らかの治療作用を持っていそうなD-セリンが元々脳にあるという

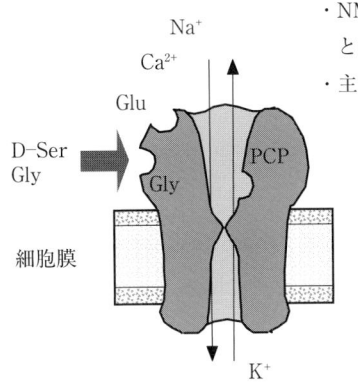

図の説明:
- NMDA受容体のR2Bサブユニットと酷似した分布
- 主な代謝過程と関連の分子・細胞

合成：セリンラセマーゼ？
貯蔵：グリア？・ニューロン？
細胞外放出：？
受容体結合：NMDA受容体
取り込み：Asc-1？
分解：D-アミノ酸酸化酵素？

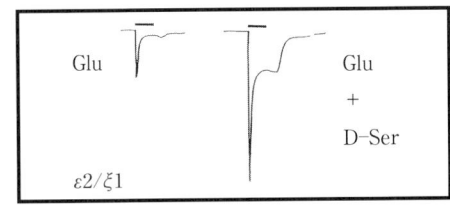

D-セリンシステムの分子・細胞機構の詳細は不明な点が多い

図6　D-セリン：NMDA型グルタミン酸受容体の内在性 co-agonist

ことは，統合失調症の病態にも関係している可能性があるということになります。

　D-セリンの機能的な特徴は，NMDA受容体のコアゴニストだということです。コアゴニストと呼ばれるのは，D-セリンやグリシンがそれ自体では神経伝達を起こしませんが，存在しないと，アゴニストのグルタミン酸がやってきてもNMDA受容体の伝達機能が十分発揮されないので，アゴニストの作用に基本的に重要な物質であるためです。脳のD-セリンが合成や貯蔵あるいは細胞外放出，受容体結合，取り込み，分解といった基本的な代謝過程を備えていることはわかっていますが，それぞれの分子機構が未解明で，この辺が抗精神病薬開発の標的とするには，不十分な点です。

　これまでの脳内D-セリンに関する知見をまとめたイメージ図7をお見せします。D-セリンは少くともグリア細胞から放出されているようで，グルタミン酸ニューロンのシナプスでNMDA受容体を常に刺激し，NMDA受容体を介する生理的なグルタミン酸伝達が生ずると考えられます。この関係から注目されるのは，D-セリンとNMDA受容体，特にＲ２Ｂサブユニットが脳の中でほとんど同じ分布をしている点です。おそらくD-セリンを放出するグリア中で合成が行われていると推測されますが，再取りこみや分解は他の細胞の役割かもしれません。さらに，これまでに，NMDA受容体と同様に，グリアとニューロンの相互作用，神経回路の形成や発達，高次脳機能の発現・調節などにD-セリンが関与することを示唆する多くの実験結果が蓄積されています。NMDA受容体は高次脳機能の調節に非常に重要な役割を果たしている。

　このように，D-セリンはNMDA受容体の内在性コアゴニストとして不可欠な役割を果しており，グリアとニューロンにまたがった代謝系がD-セリンシグナルを精密に調節するシステムを構成していると考えられます。実際に，D-セリンを選択的に減少させた前頭部組織ではグリシン濃度が正常に保たれていてもNMDA受容体機能が低下します。NMDA受容体遮断薬が様々な高次脳機能障害を引き起こすことから，統合失調症を含む様々な精神神経疾患でD-セリンシステムの異常が生じている可能性があります。D-セリンシステムが障害され，D-セリンシグナルの低下が起こると，先ほどお話したように，コアゴニス

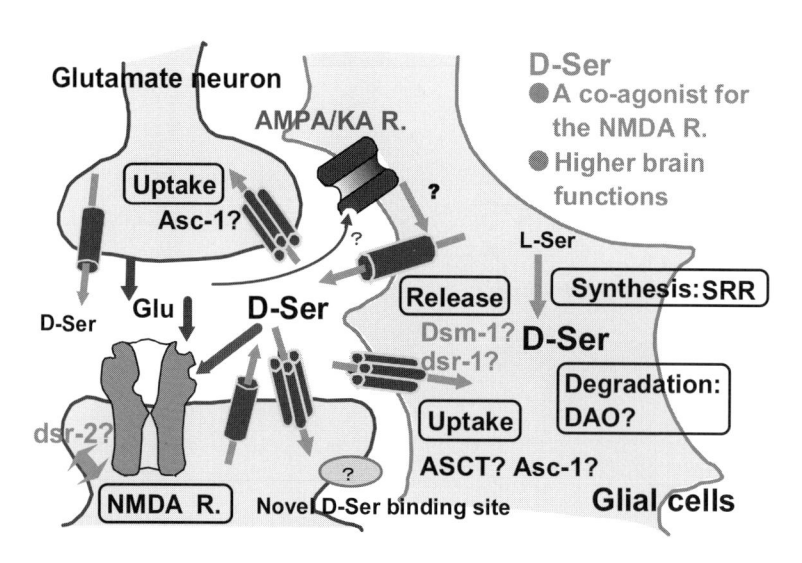

図7 脳内D-セリンとグルタミン酸伝達

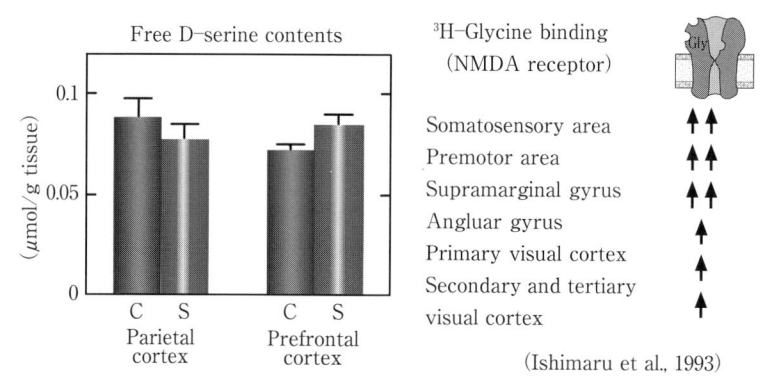

図8 統合失調症死後脳におけるD-セリン濃度およびNMDA受容体グリシン調節部位の結合能
C, 対照群；S, 統合失調症群

D-セリン関連候補分子の統合失調症における変化：D-アミノ酸酸化酵素（DAO），DAO活性化因子，セリンラセマーゼ

トグリシン調節部位が十分な刺激を受けなくなり，グルタミン酸がNMDA受容体の機能を十分高めることができず，統合失調症のような異常を起こすのだろうと考えられます。

そこで，統合失調症患者死後脳のD体セリン濃度を測定してみました（図8）。しかし，大脳皮質では統合失調症と対照群の間に有意差はありませんでした。その後，他の研究グループも同様に差がないことを報告しています。これに対し

て，D-セリンシグナルが変化している可能性を支持するデータもあります。図8の右側のパネルは，前東京医科歯科大学教授の融道男先生の研究グループが発表した所見で，D体のセリンが結合するグリシン調節部位が統合失調症死後脳の大脳皮質で増加しています。D-セリン濃度は変わっていませんが，そのシグナルを受け取る部位が増えているのです。最近，D-セリン代謝に関係あると推定されるD-アミノ酸酸化酵素やその調節

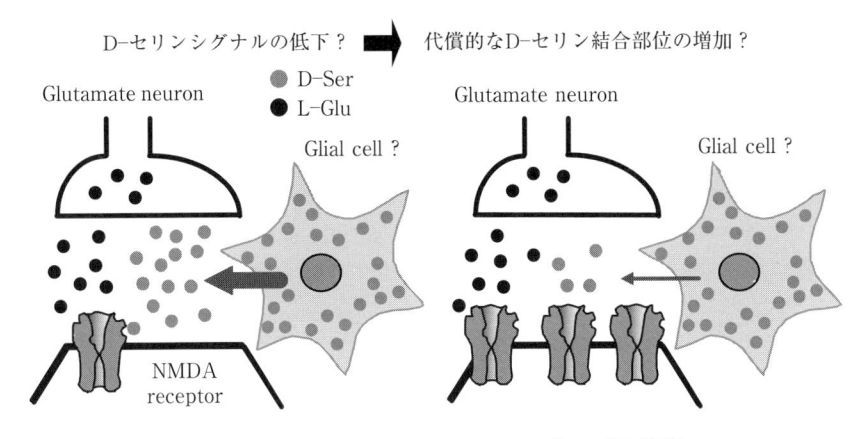

図9 統合失調症におけるD-セリンシグナル低下仮説

（1）NMDA受容体分子の異常
・遺伝子または調節領域の変化
（2）NMDA受容体調節系の異常
・CSFおよび死後脳のグルタミン酸低下
・CSFおよび死後脳のキヌレン酸増加
・血液またはCSFD-セリン濃度または全セリンに対する比の低下
・D-アミノ酸酸化酵素（DAO），DAO活性化因子（G72），セリンラセマーゼ：ゲノム遺伝子の多型との相関または死後脳におけるmRNA，蛋白質の発現変化

図10 統合失調症におけるNMDA受容体機能障害の可能性

新規抗精神病薬開発の標的

・合成系：合成促進薬
・受容体：NMDAグリシン調節部位刺激薬
・細胞内情報伝達系：？
・放出系：放出促進薬
・再取込み系：再取込み阻害薬
・分解系：分解酵素阻害薬

図11 D-セリンシステムと新規抗精神病薬の開発

因子（G72）の遺伝子の多型，mRNAまたはコード蛋白の発現変化などが統合失調症と関連することも報告されました。脳脊髄液や血液中のD-セリンの濃度や，L-セリンとD-セリンをあわせた総セリンの濃度に対する比が低下したとの発表もあります。まだ図9のような予想をするのは早計かもしれませんが，このようなD-セリンの問題があるかどうかを検討する価値があると考えられます。統合失調症において，何らかの理由でD体セリンの放出が弱まると，それを補償する形でNMDA受容体が増加するメカニズムが想定されます。

これまで述べてきましたように，臨床薬理学的所見，動物実験の結果および実際の臨床試験の結果を総合的に見ると，一群の統合失調症ではNMDA受容体の機能が低下しているので，グリシン調節部位を通じてstimulateするということが，難治性症状の改善を期待できる，新しい治療につながるのではないかと考えられます。

NMDA受容体の機能不全の原因についてはD-セリンシステムの他に，NMDA受容体自身，グルタミン酸，グリシン調節部位に抑制的に働くキヌレン酸など，調節に関係する分子の変化が統合失調症で報告されています（図10）。

D-セリンシステムを治療薬開発のターゲットとして見ると，理論的にはそれぞれの代謝過程に対してD-セリンのシグナルを増加させる方向の

NMDA受容体調機能を調節する各調節部位と内在性物質の代謝系
・Glu結合部位：グルタミン酸
・Gly結合部位：グリシン，D-セリン，キヌレン酸
・PCP結合部位：？
・ポリアミン結合部位：スペルミン，スペルミジン，プトレッシン
・Zn^{++}結合部位：Zn^{++}，結合蛋白？，トランスポーター？
・Mg^{++}結合部位：Mg^{++}，結合蛋白？，トランスポーター？
・NAAG系＊

NMDA受容体以外のグルタミン酸受容体
・APMA受容体
・Kainate受容体
・代謝型グルタミン酸受容体
・δ受容体

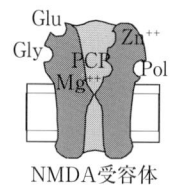

図12　グルタミン酸系受容体における新規抗精神病薬開発の標的

創薬が可能です（図11）。これまでの向精神薬の成功例からは，D-セリンの再取り込み，または分解を阻害する薬物が有望ではないかと思われます。

現在，東京医科歯科大学では統合失調症の方に対するD-サイクロセリンの臨床試験を行っています。最近私たちは，動物実験でD-サイクロセリンがD体セリンの細胞外濃度を上昇させることを見出しました。したがって，もう少し使い方を工夫すると，D-セリンへの間接的な作用とNMDA受容体グリシン調節部位への直接的な作用を合わせて，より効率的にNMDA受容体の機能を促進することができるかもしれないと考えています。

一方，D-セリンの代謝や機能に関与する分子がよくわかっていませんので，それらを明らかにする試みも行っています。Differentialクローニングやアフリカツメガエルの卵白細胞を使った機能的遺伝子クローニングの方法を用いて，興味深い分子が見つかりました。創薬のターゲットになるかもしれないのでご紹介しておきます。

1つはD-セリンに選択的応答を示す新規遺伝子dsr-2（D-serine responsive transcript-2）です。大脳新皮質のdsr-2 mRNAの発現量は，D-セリンを投与した時に増加しますが，他のL体のアミノ酸では変化しません。また脳特異的で，D-セリンやNMDA受容体と脳内分布がそっくりな発現を示します。しかも，蛋白をコードしているわけではなさそうで，ゲノム上，ニューレキシン3αというNMDA受容体機能にも影響する蛋白をコードする遺伝子の反対鎖にあり，他の遺伝子発現を調節するリバースストランドとして働いているRNAに転写される可能性があります。NMDA受容体の調節への関与を調べる必要がありそうです。

それからもう1つは，in vitro でD-セリンの細胞内濃度を変化させるdsm-1（D-serine modulator-1）です。コード蛋白がD-セリンの遊離を促進することを示すデータが得られており，脳内分布もD-セリンと類似していることから，たとえばD-セリンの細胞外放出など，D-セリンのシグナル調節に関与することが推察されます。

まとめ

今日は，NMDA受容体を介したグルタミン酸伝達の低下が難治性の症状を含む統合失調症の病態に関与している可能性があり，NMDA受容体機能を高める新しい抗精神病薬の開発が進められているというお話をしました。かなり絞った話になり，グリシン調節部位やD-セリンの代謝について強調しましたが，他にもNMDA受容体機能を促進するためには多くの方法があると思います。NMDA受容体だけでも様々な調節部位があると述べました。グルタミン酸受容体を直接刺激

するのはちょっと問題がありそうですが，PCP結合部位やポリアミン結合部位を調節してもよいかもしれません。中嶋先生が発見されたプトレッシンという物質はポリアミン結合部位を刺激してNMDA受容体を活性化することが期待できます（図12）。亜鉛やマグネシウムイオンの結合部位，NMDA受容体を抑制する内在性ペプチドNAAG（N-acetyl aspatyl-glutamate）の代謝系，NMDA受容体と他のグルタミン酸受容体との相互作用などもNMDA受容体機能の調和を保つ治療薬の作用点になり得ます。

D-セリンシステムを標的とした新薬の開発を進める方向のお話をしましたが，それほど簡単ではないと予想されます。一般的には従来のように，蛋白を標的とするという考え方でいろいろな代謝に関係する分子を明らかにして，それに対するリガンドを探索する必要があります。先ほど，蛋白をcodingしていないRNAについて敢えて触れましたのは，こうした分子を標的またはツールとするような，これまでとはコンセプトの違う治療薬も注目されるようになっているからです。ある種のRNA分子を用いるには，脳へのデリバリーシステムも工夫しなければなりません。ごく最近は狂犬病ウイルスを使ってRNAを脳に導入する方法も発表され，開発が進展しているようですので，今後注目されるのではないかと思います。

それから，本日も他の先生方がとりあげておられましたが，神経伝達系を操作する治療法の限界が当然あって，1つ1つの伝達系を修正しているのではなかなか全体を調節ができるようにならないという大きな問題があります。これは現在の分子科学の性質上，いたしかたないのかなという感じもします。分子科学が解いてきた問題は，直列的な情報処理が基礎となる生命現象で，初期の条件が決まると結果が決まってくるような情報処理が基礎となっています。ところが，統合失調症で障害される，たとえば社会性（対人関係）や統合的な機能は，直列的なあるいは不確実性をもたない情報処理系では説明できません。こういった脳の情報処理の特性に対応できるような分子科学を模索しながら，いろいろなことを解析していく必要が，特に精神疾患の病態や治療を研究する場合はあるのではないかというのが，私たちの提案の1つでもあります。

Discussion

山内　西川先生，どうもありがとうございました。何かご意見，ご質問等ございましょうか。

中嶋　私たちが神経科学のスタートを切った時に，特異的に脳にある物質という発想から，GABAに注目してきました。GABAの生化学はかなり進んで，GABAの機能も脳の機能と関連して研究されてきたのです。D型のセリンは生体の中で脳に特異的かどうか，薬としてさわっているうちに感度の良い方法で見つかったのか，その辺の先生のお考えをちょっと聞きたいです。

西川　D-セリンは，脳優位に分布するのが特徴です。脳にだけにあるとは言えませんが，末梢組織では血液も含めて非常に濃度が低く，脳には圧倒的に多い量があるということは言えます。GABAも末梢には全くないというわけではなく，そういった点では似ていると思います。D-セリンが見つかってきた過程ですが，先ほど紹介したN-ミリストイル-D-セリンやN-ミリストイル-D-アラニンの研究をしていて，これが抗PCP作用を持つということが明らかになり，脳に移行した後，おそらくエステル結合が切断されて，D体のアミノ酸が遊離するのではないかと考えましたのが直接のきっかけになりました。そこでガスクロマトグラフィーやガスクロマトグラフィー-マススペクトロメトリーを使ってD体とL体のアミノ酸を分離して測定したところ，薬を投与していない対照群の動物の脳でD-セリンがD体アミノ酸としては例外的に高い濃度で検出されました。調べたところ，分布に非常に特徴があることがわかりました。

中嶋　もう1つ，脳以外のGABAは多分プトレッシンのoxidationから起こっているもので，脳の場合は合成酵素が違い，その分布もちゃんとわかっております。そういう面での物質のdistribution，それから，D-セリンの系統発生をよく考えないと物質の意義が非常にわかりにくくなります。ただ薬としていろいろなことをされるのだっ

たらそれはよいのでしょうが，そのものが内在的な部分であれば，決定的な証拠を出すのにはかなり難しい点があるだろうと思います。

　西川　今，非常に大事な質問をしていただきました。系統発生的には大きな特徴があり，D-セリンは哺乳類の脳にだけ高いものです。鳥類までの脳にはD体のセリンは非常に低い濃度しか検出されないこと，哺乳類では，前脳部に非常に高く後部に行くに従って低くなる著明な濃度勾配を示すことを考えると，やはり私たちの高次脳機能に密接に関係する物質であろうと推測されます。

　合成酵素は未だ確立されていません。有力な候補としてL-セリンをD-セリンに変換するセリンラセマーゼの蛋白精製と遺伝子クローニングの報告があります。脳内分布は前脳部優位でD-セリンとの類似性があるといわれています。末梢と中枢での合成経路またはセリンラセマーゼの分子差は不明です。

　村崎　西川先生のお話は大変感銘深くて，早くこれが実現してほしいといつも思います。サルコシンなどのデータを見ても，ほとんどaugmentationで使われた臨床試験が多いんですね。だから将来，単剤で統合失調症に立ち向かえるような薬がそこから出てくるのか，やはりaugmentationの形で出てくるのかが気になります。少なくとも日本の臨床試験ではひとまずは単剤で効果を発揮しないとなかなか承認されませんので，先生の目指しているところを教えて下さい。

　西川　大変難しいところですが，少なくともこれまでの実験的なデータでは，抗ドパミン作用を持っていますので，単剤でも可能性はあると思います。ただ，問題はグリシン調節部位に非常にaffinityの高い薬物や，D-セリンの取りこみや分解の過程を強力かつ安全に抑制する薬物の合成が現時点では困難ですので，今後作用の強い薬物を開発しないと単剤使用は望めないと思います。

講演紹介

諏訪・佐野メモリアルシンポジウム―抗精神病薬50年を振り返る

抗精神病薬療法の現状と将来
――統合失調症を中心に――

八木剛平*

I. 近現代精神医療の動向と統合失調症概念の変遷

統合失調症は「社会病」と言われるほど社会の影響が大きいので，まず社会・医療の情勢を背景にこの概念の変遷について述べます。

1. 20世紀前半までの欧米―施設化の時代

近代精神医療の始まりは，18世紀の終わりから19世紀の初めにかけて欧米の施設で始まったモラルトリートメントです。よく道徳療法と訳されますが，これは間違いで，要するに院内生活療法のことです。ひどい処遇を受けていた患者を人道的な処遇をするだけで自然治癒が促進されるという考えが根底にありました。

欧米では19世紀になって，収容所から精神病院が分離，独立していき，人口の増加とともに患者が増えていきました。ドイツでも事情は同じで，こういう中で19世紀の終わりに，Kraepelinは最終的には精神荒廃まで進行する病気，「進行病」としての早発性痴呆という概念を提唱します。

20世紀の初め，Bleulerは，「確かに進行はするけれども，しばしば進行はストップする。しかし，元に戻ることはない」と述べて「慢性病」として精神分裂病を考えました。ただ，KraepelinもBleulerも頭の中には非可逆的な変化が進行していくプロセス，一方向性の「過程」観があったわけです。プロセス学説はヨーロッパ精神医学に特有の概念かもしれません。

この病理観は紆余曲折を経て，20年前に提唱されたCrowの2症候群仮説につながります。これは過程説の現代版と言えます（図1）。

この時代にはショック療法が開発されました。偶発的な発熱，昏睡，けいれんで患者が治癒するという経験から，これを人工的に再現しようという，いわば回復論的な視点がありました。それに対して，原因療法を狙ったロボトミー，精神分析が一時に大流行し，結局廃れます。これは治療の開発史で学ぶべきことではないかと思います。

2. 20世紀後半（欧米先進国）―脱施設化の時代

20世紀後半は脱施設化の時代に入ります。50年代に入って欧米で病院開放運動や社会復帰活動がまず盛んになり，そこに抗精神病薬が入ってきてこの動きが加速されました。外来で再燃・再発の予防が中心になり，統合失調症は"multiple relapsing disease"といわれるようになりました。要するに進行病，慢性病から「再発病」になったわけです。それから，病理仮説も過程説からエピソード説に変化し，脆弱性モデルが提唱されて現在に至っています（図2）。

地球規模で統合失調症という病気を考える場合，WHOの調査では，現代医療の恩恵をあまり受けない途上国の方が先進国より長期予後がよい

2007年7月14日 札幌グランドホテルにて開催。出席は100名。
The present status and future of antipsychotic pharmacotherapy for schizophrenia.
*翠星ヒーリングセンター・おおぞらクリニック
〔〒243-0202 神奈川県厚木市中荻野726-1〕
Gohei Yagi : Suisei Healing Center/Oozora Clinic. 726-1, Nakaogino, Atsugi, Kanagawa, 243-0202 Japan.

ドイツバーデン地方における精神病院入院患者の増加

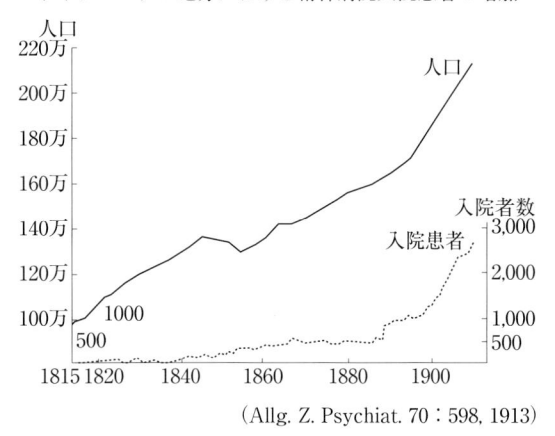

早発性痴呆―進行病
　（Kraepelin, 1893）　　過程説（一方向説）
精神分裂病―慢性病
　（Bleuler, 1911）

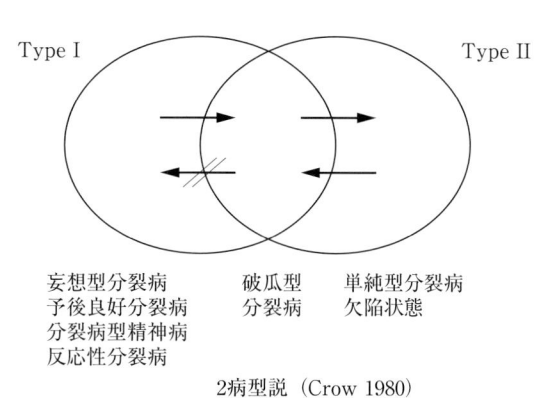

Type I　　　　　　　　　Type II

妄想型分裂病　　破瓜型　　単純型分裂病
予後良好分裂病　分裂病　　欠陥状態
分裂病型精神病
反応性分裂病

2病型説（Crow 1980）

図1　20世紀前半の欧米―施設化の時代

というデータが出ていることに注目すべきです。

　それから，20世紀後半の欧米はどんどんベッド数は少なくなったのに対して，日本は逆に増加が続き，その後で漸減に転じました。しかし，経済発展の顕著な韓国，中国では，今右肩上がりでベッドが増加しています。

II．統合失調症の薬物治療学と生物学的理解

　Chlorpromazine については，先ほど中嶋先生が詳しくお話しいただいたので，私はすこし補足するだけにします。

1．Chlorpromazine の開発史から学ぶこと

　Chlorpromazine が初め外科で使われたのはご承知のとおりです。外科医である Laborit は，ショックは生体防御機構の過剰反応だという，当時としては非常に革新的な考えを持っていました。当時は生体の機能を上げる治療をしていたのですが，過剰反応を抑え込むという目的で考え出したのが冬眠療法です。その経験を重ねているうちに，末梢の神経遮断薬だけではどうも不十分だと考えて，中枢性の神経遮断薬を求めて，ローヌプーラン研究所に頻繁に足を運んだようです。その頃のローヌプーラン研究所はフェノチアジンから中枢作用のない抗ヒスタミン薬を作ろうとしていたのですが，1950年の秋頃，会社の方針を大転換して，逆に今度は中枢作用の強力な薬を作ろうということになり，その年の終りに chlorpromazine が合成されました。

　Laborit が冬眠療法の経験で到達した生体反応モデル，「侵襲後振動反応」が精神疾患の理解に非常に役に立つと思います（図3）。最近は精神病理の先生方が興味を持って下さり，帝京大学の内海健先生や慶應大学の濱田秀伯先生が自著にこの図をそのまま引用されています。生物学的研究をなさっている先生の方がまだ関心がないようです。

　簡単にいえば，生体は二方向の振動で環境に適応しているということです。ただ，環境の激変があると振幅や波長が乱れ，これがある限界を超えると生物学的に見た病気ということになります。PTSDを考えればわかりやすいと思います。発病は回復の始まりだということです。この概念図は，病気だけではなくて，健康と病気の関係を考えるのにも役に立ちます。もちろん，統合失調症

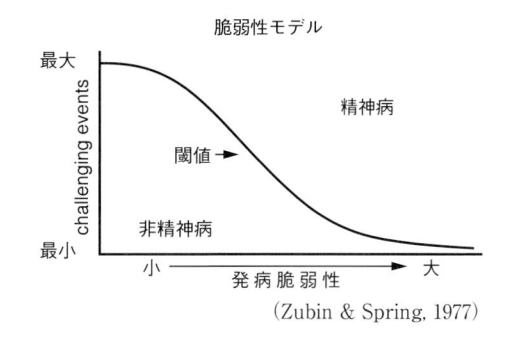

図2　20世紀後半（欧米先進国）―脱施設化の時代

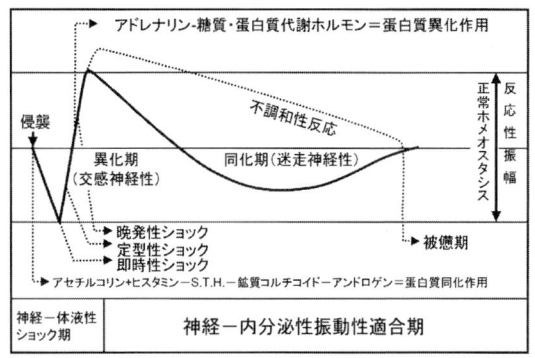

図3　侵襲に対する生体反応モデルとしての侵襲後振動反応（Laborit H, 1956）

の生物学的理解にも役に立つ筈です。

　20世紀の新しい疾病観はこのような生体防御機構の研究から生まれたのではないかと私は考えています。まだ医学史には正当に位置づけられていませんが，生体防御機構という概念を導入すると，内因性疾患の発病は生体防御機構の解体であり，回復はその再建であると一元的に考えられます。中枢神経系については「ストレス緩衝システム」という言葉がよいかもしれません。

　20世紀前半の，Cannon のホメオスタシス，Selye のストレス学説，それから Laborit の侵襲後振動反応に続いて，20世紀後半には自己免疫疾患が確立されました。免疫系は19世紀の終わりから生体防御機構の代表格として注目されていましたが，防御システムが破綻または失調するとかえって病気を作るということです。内科では1980年代にようやく「内因性疾患時代の幕開け」という論文が出ております。ここでは統合失調症の発病はストレス緩衝システムの解体，回復はその再建であるという前提で話を進めます。

２．旧世代の抗精神病薬が果たした役割

　まず，chlorpromazine をはじめとする抗精神病薬が果たした役割について触れます。私は旧世代

の抗精神病薬を第一世代として一括するのはいかがなものかと考えています。Chlorpromazine型，いわゆる低力価・鎮静型の薬の果たした役割をもっと評価すべきだと思います。1955年に国際シンポジウムで発表されてから世界的に広まり，フェノチアジン誘導体から開発競争が始まったわけです（図4）。日本ではウインタミン，コントミンが出て，57年に今日のシンポジウムの主役である諏訪先生，佐野先生の報告があり，今回私も読み直して感銘を受けました。諏訪先生は作用の基盤は情動の調整であるとし，佐野先生は治癒傾向を高めることだと述べておられます。

フェノチアジン系の薬が出てから，欧米では50年代後半に脱施設化が加速されました。それから，60，70年代にプラセボ対照無作為割り付け比較試験（RCT）が行われ，急性期の回復促進効果，寛解期の再発予防効果，慢性期の病状安定効果が立証されることになります。

次にhaloperidolが登場します。これは三浦先生がおっしゃったように，やはり1つの大きなエポックだったと思います。ですから，chlorpromazine型とhaloperidolを一緒にして第一世代というのは，ちょっと乱暴です。Haloperidol型の抗精神病薬ではドパミンD2受容体の選択性，拮抗性が強化され，一番問題だった心循環系副作用が減ったかわりに，錐体外路症状が激烈に現れるようになりました。

欧米では，心循環系に安全だということで，常用量の数十倍から数百倍の超大量投与が行われましたが，日本はいろいろな薬を組み合わせて多種大量療法の方向に向かいました。国立病院における抗精神病薬使用の実態調査では，60年代から90年代にかけて，1剤が減って2剤が増え，さらに3剤以上がどんどん増えてきて，chlorpromazine換算で投与量は右肩上がりに上がっていきました。

60年代以降，遅発性ジスキネジアの有病率が上がり，80年代の日本では致命的な悪性症候群が激増するという事態を招きました。先ほど風祭先生は「薬物療法がちょっと歪んだ」と指摘されましたが，藤井康男先生は「今から考えると，薬物療法の暗黒時代だった」と，すごい表現をしています。

3．統合失調症のドパミン仮説

旧世代薬が果たした最大の役割は，統合失調症のドパミン仮説だと思います。治療薬がドパミンD2受容体の拮抗薬ということから，統合失調症は逆にドパミン亢進病で，特にD2受容体が増えているという仮説を検証する研究がずいぶん行われました。これを支持する結果は少なく，今ではシナプス前ニューロンに関心が移っていますが，ストレスに対応してドパミンの産生が増えることは事実のようです。

80年代後半から90年代前半の約10年間で，急性期の薬物療法中のホモバニリン酸の動態が調べられ，ドパミン活動が回復者では単に下がるのではなくてアップダウンすることがわかりました。このデータからFriedhoffが，ドパミンは発病に関連しているのではなくて，むしろ回復に関連していること，ドパミン系は非特異的なストレス緩衝システムであり，それが再活性化するから病気が良くなるということを提唱しました。

ドパミン系が関与するのは発病か回復かという問題は，侵襲後振動反応の概念では，ドパミン系ストレス緩衝システムにおける侵襲後振動反応が不調和化した場合が発病で，治療で調和化すると回復ということで一元的に理解できます。ただ，非定型抗精神病薬で同じパターンが再現されるかどうかは，データがまだないので，今，教室の若い人たちが取り組んでいます。

Ⅲ．21世紀の統合失調症と抗精神病薬療法

1．ノーマライゼーションと反スティグマ運動

21世紀は，一口で言えば「ノーマライゼーションの時代」になるかもしれません。少くともそういう理念は提示されたわけで，いよいよ統合失調症は社会病であることがはっきりしてきました。これは医療業界の問題だけではなくて，社会全体の問題ですから，言うに易く行うに難しです。しかし，日本も20世紀の終わりから病床数と平均在院期間が減ってきています。それから，社会復帰，福祉施設が増え続け，心理社会的治療が多様化，専門化し，医療の外でも保健福祉活動が活発

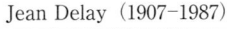

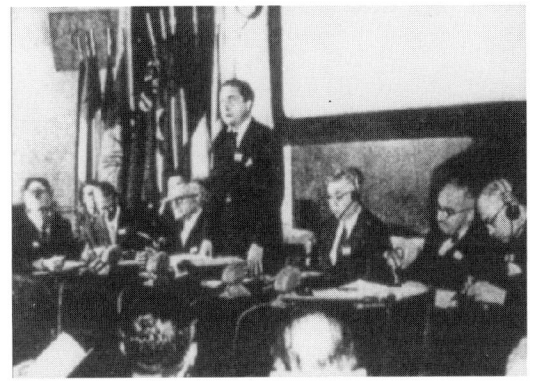

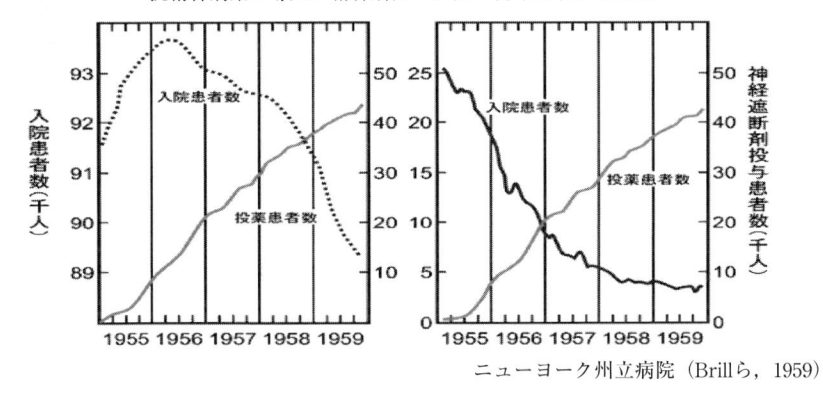

図4 旧世代の抗精神病薬が果たした役割：Chlorpromazine（CP）型（低力価・鎮静型）

化あるいは職業化しています（図5）。

　我が国での大きな出来事は，精神分裂病という呼称が統合失調症に変わったことです。これには，全家連の要望に沿って日本精神神経学会が呼称変更に踏み切ったという経緯があり，反スティグマ運動の成果だと思います。大事なのは名称だけではなくて，病気の内容が変わってきたのだと言うことです。精神分裂病と統合失調症の対比表を細かく見ると首肯できない点もありますが，昔は人格の病気だと言われていたのが，今は「人格とは別のレベル」だと考えられるようになり，「症状も軽症化」しています。それから，昔は予後不良と言われていましたが，今は「大半が改善」するというふうに変わってきています。

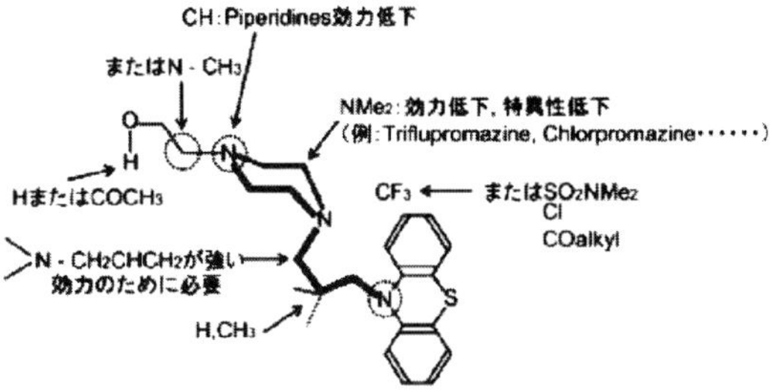

　ところが，2006年，障害者自立支援法が施行され，患者さんや家族，作業所が，今，経済的な困難にあえぎ始めています。何よりショックだったのは反スティグマ運動の先頭に立っていた全家連が破産して解散したことです。統合失調症の医療や，それを取り巻く状況は良くなったり悪くなったり，なかなか難しい面があります。いずれにしても，新世代の抗精神病薬はこうした時代背景を

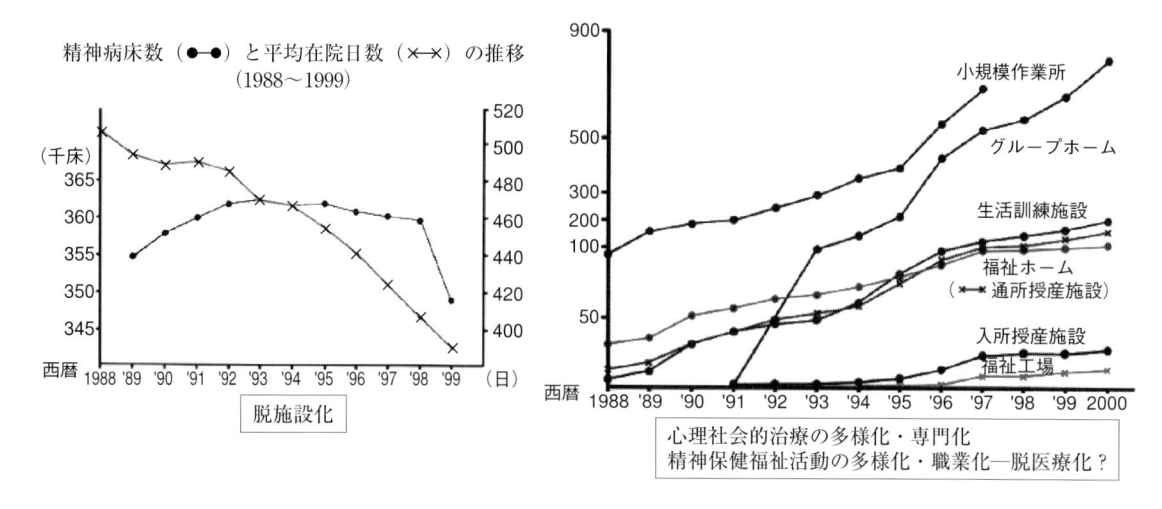

精神病床数（●－●）と平均在院日数（×－×）の推移
（1988～1999）

精神障害者社会復帰施設数の推移
（1998～2000）

脱施設化

心理社会的治療の多様化・専門化
精神保健福祉活動の多様化・職業化―脱医療化？

精神分裂病から統合失調症へ（2002）―アンチスティグマ運動

	精神分裂病（旧）	統合失調症
疾病概念	一疾患単位 （早発痴呆が中核）	特有の症状群 （多因子性）
指　標	脳の発症脆弱性で規定	臨床症状群で規定
疾病と人格	不可分	別の次元
原　因	不　明	神経伝達系の異常 成因に異種性が存在
重症度	重　症	軽症化
予　後	不　良	過半数が回復
病名告知/心理教育	困　難	容　易
治　療	主に薬物療法	薬物療法と心理社会療法

（佐藤光源, 2000より）

障害者自立支援法（2006），全家連の破産・解散（2007）！
新世代の抗精神病薬（1996～2006）

図5　21世紀，日本におけるノーマライゼイションの時代

もとに考えるべきだと思います。

2．非定型抗精神病薬―過熱期から反省期へ
1）治験結果の見直し

日本では新世代の薬の導入が遅れたと言われますが，2006年の全国的な使用調査で見ると，旧世代薬を逆転して，ようやく新世代薬の時代に入ってきました。ただ，欧米では過熱期から反省期に入っているので，それも認識しておいた方がよいでしょう。

1つは，治験結果の見直しです。特に対照薬になったhaloperidolの用量が問題にされています。メタ解析によると対照薬haloperidolの1日量が12mg以下の場合には非定型薬の優位が立証されないのです。オランダの最近のデータでも，イギリスとアメリカで行われた治験の対照薬だっ

た haloperidol の用量は，両国で公的に推奨されている量をはるかに超えている場合が多いとのことです。イギリスでは84％，アメリカでは90％が臨床用量の上限を上回っていたという結果です。これでは臨床現場での非定型薬と定型薬の正当な優劣判断は難しいでしょう。

ひるがえって日本の治験では，quetiapine は比較的外国のデータに近かったのですが，risperidone と olanzapine については，非定型抗精神病薬の方がよいという外国の結果が再現されませんでした。Risperidone は，定型薬と比較して外国では優位ですが，日本では引き分けです。それから olanzapine も外国では優位が多いのですが，日本では効果については引き分けが多くなっています。

日本の治験はおかしいと外国から批判があって，やり玉に挙げられたのは，海外は BPRS などの評価スケールの点数で評価しているのに，日本は最終全般改善度という医師の主観に基づいた評価を主要評価項目として使っていることです。このことは栗原先生も参加された座談会で外国の研究者と大議論になりました。私もその記録を読みましたが，日本側も「数にならないものを数にして科学的に見せるのはむしろおかしい」と言って，よく頑張りました。議論は平行線をたどったまま終わってしまい，結局，厚生労働省がトップダウンで最終全般改善度という評価法を削ったわけです。

日本の治験のプロトコールでは haloperidol の用量は12mg 以下に抑えられていたのです。多分実際に使われたのは1桁でしょう。ですから，効果の点で非定型薬は対照薬と差がないとした日本の治験は正しかった，反省すべきは日本ではなくて海外の治験であったと，今になって考えております。

2）市販後の大規模研究

もう1つ，市販後の大規模調査が行われているので，最近の報告をいくつか紹介します。これは旧世代薬の再評価ともいえます。先ほどの村崎先生の言葉をもじって言えば，「今の世の中にはまだ定型抗精神病薬が生きている」ということになります。

1つは，もうあちこちで紹介されましたが，アメリカの CATIE スタディーです。これは18ヵ月間の中止・脱落率を見ていて，olanzapine が一番脱落率が低いのですが，perphenazine という旧世代の薬は非定型薬とくらべて遜色がありません。

それから，フィンランドの National Register Study という，RCT ではありませんが，大規模研究があります。これは haloperidol を1としたときの再入院リスクを平均3.6年追跡しています。1位は perphenazine デポ，2位が olanzapine，続いて clozapine，chlorprotixene で，とにかく旧世代薬がずっと並んでいます。抗精神病薬の中止リスクを低い順に見ると，1位が clozapine，2位以下が perphenazine のデポ，risperidone，olanzapine と続いて，chlorpromazine も5位に入っています。

イギリスの CUtLASS 1 という研究では，非定型薬に切り替えて1年後の QOL を見ています。最初は，QLS という評価尺度上，5ポイントの差で新世代薬が勝つという仮説でしたが，実際は，有意差はないものの，旧世代薬の方がどちらかというとよいという結果でした。ですから，値段が高い割に QOL にはそんなに差はないということです。

急性期に，haloperidol と他の5種類の薬を比較しているアメリカの研究があります。3週間以上投与して転帰を見て，有効と判断される患者の比率は，haloperidol と olanzapine と risperidone の3種が有意に高いということです。Haloperidol の平均投与量は16mg で，今まで敵役でさんざんたたかれてきた haloperidol がようやく息を吹き返したということかもしれません。

効果の面で，新世代薬が旧世代薬に非常に優るとは言えないと私は思っています。ただ，副作用では，chlorpromazine 型は EPS はほどほどですが心循環系の副作用が強く，haloperidol 型はそれはなくても，EPS が高頻度に出てます（図6）。非定型抗精神病薬になって循環系の副作用も EPS も少なくなったことは，かなり大きな進歩だと思います。ですから，半世紀が経って，元の旧世代に戻ることはないだろうし，今後は非定

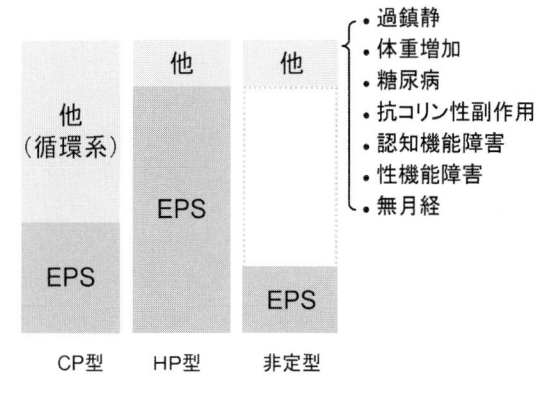

図6 副作用からみた抗精神病薬の3世代

型抗精神病薬が主流になっていくでしょう。ただ旧世代の薬が完全に消えてしまうということも当面はないと思います。

3. 統合失調症の生物学的な理解に向けて―新世代薬の薬理作用から何を学ぶか

新世代薬は統合失調症の生物学的な理解に何か役立つものがあったのでしょうか。結局，旧世代薬のD2受容体「神話」は崩れなかったわけで，相変わらずD2受容体に働かない薬は効かないという原則は変わっていないのです。ただ，黒質線条体よりも中脳辺縁系の方が大事であること，それから，D2受容体に加えてD1受容体も大事らしいことが示唆されました。これはclozapineがD1受容体に対するaffinityが非常に強くて，まだこれより強い薬はないからです。ただ，D1受容体の選択的なアンタゴニストは効かないことがわかっていますから，どうもD2受容体とD1受容体の協調作用で効いているのかもしれないという仮説は残っていると思います。それから，セロトニンの作用，いわゆるSDAですね。

さらにMARTAが出てきて，D2受容体遮断に何かを足したものがよいのではないかということになっています。いろいろな神経伝達物質が出てきたことはそれなりに意味があるのでしょうが，MARTAで新世代の特性を説明すると，結局chlorpromazineもMARTAですから，その点は問題です。

ただ，いろいろな神経伝達物質がクローズアップされてきたということは，先ほどの中嶋先生の

ご指摘のように，やはり系統発生的に見ないと本当の意味はわからないのではないかと考えます。神経伝達物質の系統発生学は60年代で終わっているのです。今のところわかっているのは，ヒスタミンやセロトニンは動物界だけでなく植物界にも非常に広く分布している一番古い物質であること，それから，神経系の発生とともにアセチルコリンが出てきます。カテコールアミンは脊椎動物から無脊椎動物に別れるところでかなり違ってきて，脊椎動物の方ではアドレナリン，ノルアドレナリンが出てきます。無脊椎動物にはドパミンだけで動いている生物がいて，昆虫，エビ，カニ，クモ，ムカデがそうです。こんなことを知っていて何になるかと言われそうですが，今まで神経伝達物質についてのことがあまり言われていなかったものですから，あちこち聞いて回って勉強しています。最近，動物行動学の領域ではまた復活していると聞いています。

それから，ドパミンD2受容体に対する結合力の問題があって，特にquetiapineとclozapineは非常に離れやすいルーズな結合だということです（図7）。Clozapineのモデルでは，内因性のドパミンが急に放出された時に，その占拠率はclozapineでは1回下がります。一方，haloperidolでは，くっついたままです。これは生体の必要があったときは非定型抗精神病薬の方が内因性ドパミンの活動が自由になるという意味ではないかと勝手に想像しています。

最後はパーシャルアゴニストと言われているaripiprazoleです（図8）。拮抗・作動の二重作用があると考えられています。では，今までの旧世代薬でそういうことはなかったかというと，旧世代薬にも臨床的には鎮静と賦活，それから運動面のアキネジアとアカシジアという2方向の反応が知られていました。これはとりもなおさず生体反応が2つの方向性を持っていることの表れではないかと思います。ですが，aripiprazoleによって生体反応の2方向性が薬理学的にはっきりしたという意義は大きいと思います。

易解離性（緩結合性）：いくつかの代表的な定型・非定型抗精神病薬のKi値

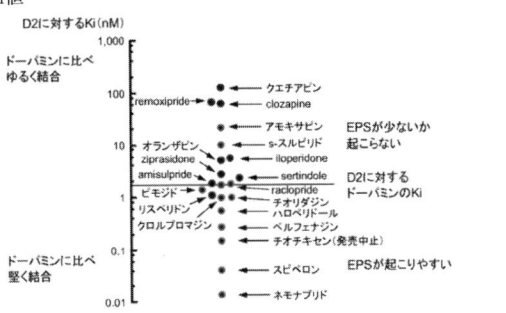

内因性ドーパミン活動の自由度：内因性ドーパミンの放出急増によるD₂受容体占拠率の変化

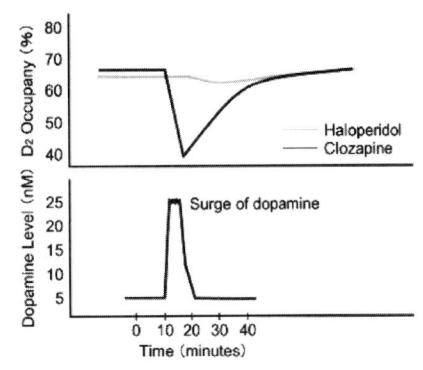

ドーパミンD2受容体に対する各種抗精神病薬のKi値を示した。中央に内在性のリガンドであるドーパミンのKi値を置いてある。Ki値が大きいほどD2受容体に対する結合がゆるくなり，逆にKi値が小さいほど堅く結合する。Ki値の大きいものに非定型抗精神病薬（●），低いものに定型抗精神病薬など（●）が多いことがわかる。（Seeman[42]）によるKi値から作図）

仙波純一：精神医学，45：916-926, 2003

Kapur Sh et al:Am J Psychiatry 158:360-369,2001

図7　ドパミンD2受容体に対する結合力

Putative "dopamine stabilizing" activity of Aripiprazole

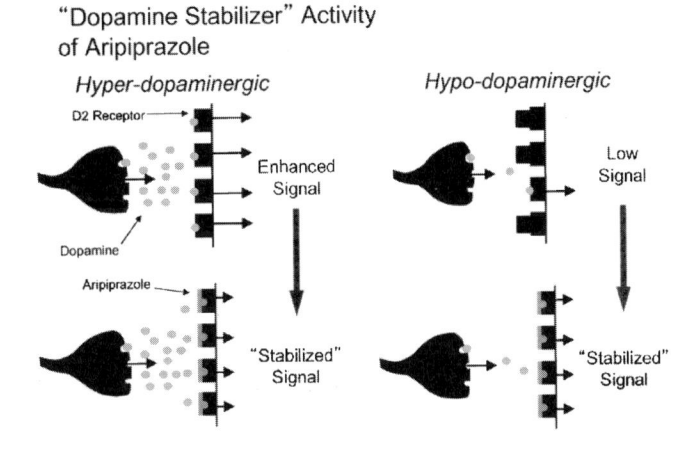

旧世代薬の二重作用
（生体反応の2方向性）
精神面；鎮静／賦活（刺激）
運動面；アキネジア／アカシジア

脳の科学，25：579-583, 2003

図8　拮抗・作動の二重作用―2方向の反応（活動）可能性

Ⅳ. 精神医学の新しい動向――過程・脆弱性研究から"Resilience"研究へ

　私の考えでは，今までの薬物療法は大量投与や多種併用で脳活動を全面鎮圧していたのですが，ようやく今，ドパミン系を中心とした脳の「自立支援」に向かっているのではないかと思います。新しい治療薬については，今まで話が出ていますので省略します。ただ，chlorpromazineの誕生を考えると，全く予想外のところからとんでもない薬が出てくる可能性もあって，そうなると，私が今まで述べた理屈は全部吹き飛んでしまう可能性もあります。

　いま私が精神医学で新しい動向と考えているのは，resilienceの研究です。プロセス研究は，す

でに開発的な役割を終えたと考えます。それから，脆弱性ストレスモデルは，psycho-social な治療が再発予防に有効だということから，SSTや家族療法がストレスを下げて再発を予防していることから，「半分の有用性」はあると思います。しかし脆弱性とは何か，薬は本当に脆弱性をカバーしているのかについては，まだはっきりしないのではないでしょうか。

そうこうするうちに，当事者に内在している resilience，疾病抵抗性（抗病力）を考えてみる必要がでてきました。Resilience の概念はまだ普及していませんが，同義語としては invulnerability という言葉がありますから，脆弱性一辺倒だった今までの研究を批判する意味があるのだろうと思います。耐久力とか，西園先生は回復力やしなやかさと言っておられますが，私は疾病抵抗性という言葉が好きで，健康時には発病を防ぎ，発病後は健康回復を促す心身の働きとも言い換えられます。

これも実は非常に常識的なことで，特に自助グループでは前から言われていることです。自然治癒力の現代版といってよいでしょう。精神医学ではまだ関心がうすいのですが，これから生物学的にそれを解明していくのが課題です。これは PTSD で始まった研究で，大災害があった時に PTSD の患者が出ると，もっぱらその脆弱性を問題にしたのですが，実際には発病しない人の方が多いのです。では，そういう人の耐久力，抵抗力は何なのだというのが出発点です。

Resilience の生物学的因子は，すでに PTSD やうつ病については総説が出ていて，ドパミンやセロトニンを含む11種類の物質が候補として挙がっています。脳の部位もある程度まで同定されています。今までの発病研究で関心を集めていた部位が，今度は resilience の関心の部位になっているわけです。

2006年から双極性障害についての研究が出てきました。躁うつ病を発病して lithium で安定している患者，valproate で安定している患者，そして発病していない同胞，つまり，リスクファクターを持っているけれども発病しないでとどまっている人の3群を比較しています。これらの人に悲哀感情を起こさせるチャレンジを行うと，脳の血流量がいろいろな部位で変化しますが，発病していない同胞と発病した人たちを比べて一番違うのは，medial frontal cortex で前者は血流が増加，後者は減少という差があり，これが resilience に関連した脳所見だろうと考えられています。

統合失調症については，まだ resilience と銘打った研究はありませんが，先ほどお話したように，ドパミン系は修復システム，あるいはストレス緩衝システムだという考えが resilience の見地から注目されます。それから，日本で行われた今までの研究を resilience という観点からみると，重要なデータが出ています。

1つは，融先生のグループが発見されたドパミンD2受容体の遺伝子変異です。この変異は健常者にもあり，またこの変異を持つ患者は症状が軽く，入院期間が短いという特徴があります。これは重症化を防いでいる resilience 因子ではないかと考えられます。

もう1つは，昨年と今年の日本精神神経学会で鈴木道雄先生が発表された脳の形態画像研究です。この研究は，統合失調症型人格障害も対象としていますから，なりそうでならない人，リスクファクターを持っているけれどもならない人を対照としています。側頭葉の体積が減少するのは一種のリスクファクター，いわゆる脆弱性で，さらに前頭前野に体積減少が進むと統合失調症になるだろう，これに対して統合失調型障害では前頭前野に代償性変化が生じており，これが顕在発病を防御しているのではないかと推定されています。

今の日本はノーマライゼーション時代に入って，統合失調症を取り巻く環境が変わりつつあります。特に専門家主導が当事者中心になって，しかも一部では，たとえば「ベテルの家」などのように，脱医療化の動きもあります。これに対応して，薬を処方する医師の役割も変わりつつある，あるいは変わっていかねばならないと思います。

また統合失調症の生物学的理解はドパミン系だけで片がつくとは思えないので，その他の中枢ストレス緩衝システムの検討が必要です。抗精神病薬開発の動向としては，ドパミン受容体への親和性を維持しつつ，選択性や拮抗性を強化する方向

からむしろ緩和する方に，つまり脳の活動をより自由にする方向へ向かっています。ですから，我々がこれからやる非定型抗精神病薬による治療は脳の「自立支援」ということになるのではないでしょうか。治療の理念も，脆弱性を補修するという考えからresilienceを強化するという方向に向かうべきであると考えます。

Discussion

山内　八木先生，どうもありがとうございました。どなたかご感想，ご質問等ございましょうか。どうぞ。

中嶋　先生がおっしゃったresilienceというのは，社会学者が使い出した言葉ですね。それで，resilienceの観点から見たパーソナリティーとDeakinsが考えているパーソナリティー，すなわちパーソナリティーはテンペラメントとキャラクターという2つの面からできていて，テンペラメントは遺伝的な要素が非常に強く，キャラクターは経験とか学習の影響が強いという点から考えると興味がもたれます。最初から遺伝されたものはある程度固定されている感じがします。あと，学習や経験となると，メモリーや認知，ストレスのコーピングをいかに持っていくかということが絡むだろうと思います。そういう関係で，記憶の中枢とそれが発現する場所がどうなっているのかということ，それを補強する方法として，薬でうまくいくかどうかということもちょっと心配です。

系統発生学的にいろいろトランスミッター的なものをおっしゃいましたが，受け皿が要るわけです。その受け皿はかなり動いて，代謝されています。それがどういうふうにホメオスタシックに調整されるのか考えると，薬の使用は本当にそれでよいのかどうか，そのあたりの先生のご意見をお願いします。

八木　最初のresilienceについて，私の聞いた話では，逆境に育った子供が逆境にもかかわらず立派な大人に成長した時に，この子はresilienceだという文脈で使われていたらしいです。ですから，もともと社会学とか心理学の方の概念らしいですが，急速に最近生物学的な研究が盛んになって，精神医学に入ってきたということだと思います。

それから，2番目のご質問は，治療には，極端に言うと，悪いところを見つけて叩く方法と，いいところを見つけて引き出すという2つの方法があると思うのです。今まで統合失調症の薬物療法は悪いところを見つけて叩く治療が多かったと思いますので，これからはよいところを生物学的に解明して，そこを引き出す，あるいは補強，支援するような薬が欲しいと思っています。

山内　本日は，抗精神病薬，薬物療法の幕開けから始まり，現状，未来への展望等の話がございました。大変よいシンポジウムだったと感じています。本当は日本精神神経学会でたくさんの人に聴いてもらうような内容の濃い講演ばかりでした。

佐野先生，諏訪先生の写真が壇上に飾られていて，おふたりが，私たちの発表，ディスカッションを聞いておられたわけですが，佐野先生は，中嶋先生に聞くと大変厳しい先生だったということですし，諏訪先生は温厚な先生ですが，学問的にはなかなか厳しく，今日の講演について何とおっしゃるのかなと考えていました。自分たちのやった研究がこういうふうに発展したことについては大変感慨深いというお褒めの言葉があると思いますが，諏訪先生はその後で，「しかし君，まだわからないことが随分たくさんありますね」と言って，にっこり笑うんじゃないかと思って聴いておりました。

そういう意味で，私たちは，これを出発点として，次の10年，20年，50年と進めていく義務があります。メモリアルシンポジウムは1回で終わりではないので，ぜひまた機会を見て開催いただければと思います。

司会の立場として，締めの言葉にさせていただきます。どうも長時間にわたりましてありがとうございました。

〈復刻〉
第54回 日本精神神経学会総会宿題報告

諏訪 望：精神疾患の薬物療法 —— 自律神経遮断剤を中心として．
  （精神神経学経誌, 59(12):1173-1207,1957)………79(1173)

佐野 勇：精神疾患の薬物療法 —— 自律神経遮断剤を中心として．
  （精神神経学経誌, 60(1):1-36,1958)………115(1)

精神疾患の薬物療法
―自律神経遮断剤を中心として―

諏 訪 望

北海道大学医学部精神医学教室

N. Suwa : Pharmacotherapy of Mental Disorder (Clinical and Pathophysiological Study on the Effectiveness of Chlorpromazine and Reserpine)

（1957年11月7日受理）

序　言

最近における新しい薬剤の出現と，それに伴う精神薬理学[7][38][80][88]ないし神経薬理学の発展は，精神疾患の本態に関する考え方に一つの示唆を与えるばかりでなく，精神疾患の薬物療法にたいして新しい角度からの光を投げかけている．ところで精神疾患の薬物療法といつても，その範囲に関してはまだかならずしも一定の見解に達していない．これは要するに，特定の薬剤を決められた方式にしたがつて持続的に投与する治療法であることに相違ないが，用いられる薬剤の種類に一応の制限が加えられるのが普通である．つまり一方では神経麻痺剤 (Neuroplegica) ないし Delay[11]が提唱している神経捕捉剤 (Neuroleptica)，さらに安定剤 (Ataraxics) 或は静穏剤[88] (Tranquilizer) と呼ばれている一連の薬剤，他方ではStimulant といわれているものの 一部などによる治療と解するのが現在の考え方であるように思われる．

私共も各種の薬剤を用いてみたが，この報告では，従来わが国で自律神経遮断剤とよびならわさ

れている薬剤のうちで，とくに Chlorpromazine (CP) と Reserpine (R) に問題を限定し，主として治療という条件の下におけるこれら二つの薬剤の作用の仕方を，相互に比較しながら，種々な角度から検討した．たゞ自律神経遮断剤という言葉はかならずしも適当ではないが，こゝでは一応この言葉をそのまゝ用いることにした．

ところでこの問題は，ある意味においてはすでに論じつくされているといつてよい．すなわちCPに関しては1953年に Basel, さらに1955年に Paris（こゝではRとの比較の問題も取りあつかわれている）において，またRに関しては1954年および1955年に New York（CPとの比較も一二含まれる）においてなされた協同研究をはじめ無数の業績が発表せられ，また多くの綜説的記述が臨床面に関しても，また薬理作用についても公にされている*．私共がこの報告で意図したのは，これらの薬剤による治療の理論的根拠と治療法としての意義とを明らかにしようとする点にある．これは非常に困難な課題であるが，とにかくこのように当面の課題を限局したために，いきおい治療の実際における具体的な諸問題の解決や，治療術式の確立というようなことは，この報告の範囲外におかれているわけである．なおいままでに発表さ

第54回日本精神神経学会総会宿題報告.

れている数多くの重要な業績のすべてを参照することは不可能でもあり、また意味の少ないことでもあるので、こゝではこの報告と直接関係をもつ限られたものだけに触れるに止めた.

臨床精神病理学的考察

私共はまずこの問題を精神病理学の水準で取りあつかいたいと思う. こゝでは病像の変化ということを対象として, 臨床的立場から実証的にとらえようとしているのであるが, これはすでに多くの人々によつて論及されているところでもある. この点についての私共の考えを纏めるまえに, 従来の考え方の概要を眺めてみたい.

最初に Delay[8] ら (1952) は, CPを投与したときにみられる, 「外見上の無関心, あるいは外からの刺戟にたいする反応の遅延, 情動および感情の不偏, 自発性および不安焦躁の減弱などをきたし, しかも意識と知的能力とには変化をおこさない状態」に注目し, それを「4560 R.P. の精神症状群」(syndrome psychique du 4560 R.P.) と呼んだが, これはそののち多くの人々によつて承認されているといつてよい. なおこのような状態を化学的ロボトミー (lobotomie chimique) と称することは根拠がないと Delay[9] らもはやくからいつている. Staehelin[58] ら (1953) も Delay らと同様の見解を述べ, Flügel[19] (1953) は内的緊張の減弱, 人格の調和 (Harmonisierung der Persönlichkeit) などをこの薬剤の作用の特徴として指摘する. また Janzarik[32] (1954) はCPの個有作用として, 傾眠茫乎 (Dösigkeit), 情動の不関性 (emotionale Indifferenz) および志向の貧困 (intentionale Verarmung) を挙げている. さらに M. Bleuler の教室の Ernst[18] (1954) は心理学的テストを含めた自己観察と患者についての観察とを綜合して考察しているが, 要するに意識や思路の障碍はなく, 不関化 (Apathisierung) を主とし, また病的体験にたいする内的遠隔化 (innere Distanzierung) がみられるが, 他方ときにはそわそわした落ちつきなさ (Unrastgefühl) を感ずることもあるという. なお CP 投与時の特有な精神状態についての心理学的テストの面からの検討は Lehmann[42] (1954) によつておこなわれている.

このように比較的初期の研究者達によつて, この薬剤の精神状態に及ぼす影響の様相は明らかにされており, これらの点についてはすでに紹介されているが, Hartmann[25] ら (1955) の記載がよくまとまつている.

R. の精神状態に及ぼす影響についての精神病理学的考察は, はやくから M. Bleuler およびその門下によつて, 主として CP との類似性が指摘されている. すなわち Weber[62] (1954) は, 不活化 (Inaktivierung), 弛緩 (Entspannung)、緩慢 (Verlangsamung) などがRの作用の特徴であると述べ, Bleuler および Stoll[5] (1955) も, RとCPの作用を比較しながらいくつかの点をあげているが, その内容はだいたい同様である. たゞ患者の状態によつては全くパラドックスな現象を呈し, 時には一過性に非常に落着きのない状態になり, 欲動の増進がみられることがあることを指摘している. Mielke[47] (1956) はさらに詳細な考察をおこない, たとえば分裂病においては感情の平坦化 (affektive Nivellierung) がえられそれによつて妄想体験の発生が制限され, 或はその可能性が除かれることなどを明らかにしている. また Hiob[27] ら (1955) の考え方もだいたい同様であり, 彼等も妄想幻覚の遠隔化ということを認めている.

他方, Barsa および Kline[3] は多数例について, 主として治療経過中における精神症状の変化を観察し, 精神症状の面から治療経過を三つの時期に分け, それぞれ sedative period, turbulent period, integrated period と名づけている

---

* 紹介的または綜説的記述に関する文献の取捨選択は困難であるが, 一応つぎのものがあげられる.
I. 臨床
  (1) CP : 10) 21) 26) 34) 39) 55)
  (2) R : 6) 17) 47)
  (3) CP 及び R : 13) 14) 48) 56) 60)
II. 薬理
  (1) CP : 74) 83) 84) 86) 87) 102) 108)
  (2) R : 72) 99) 114)

ことはよく知られている．しかし実際にはBarsa らも認めているように，これらの3時期はけっして恒常的にあらわれるものではなく，大きな個体差のあることを見のがすことはできない．Rの持続投与による精神状態の変化を種々の心理学的テストによって吟味する方法がアメリカでおこなわれているが，これらは多くはR投与群とPlacebo 投与群との比較によるものである．

このように薬剤投与によってひきおこされる精神症状については，すでに検討しつくされているといってよいが，私共はかゝる精神症状の中核をなすものがなにであるかという点について，精神病理学的観点から改めて考察してみたいと思う．たゞこゝで明らかにしておかなければならないのは，この報告においては，薬剤投与の方法として，急速投与と持続投与とがはっきり区別されているということである．急速投与というのは，薬用量（CPならば50mg，ときに100mg，Rならば5～10mg）を静脈内或は筋肉内注射によって1回だけ与えてその経過を観察する方法であり，持続投与というのは，薬用量（CPならば普通は1日量150～400mg，Rならば2～4mg）を経口的に長期間与える仕方で，治療の目的でおこなわれる．ところで急速投与によって現われる精神的および身体的変化は，だいたいにおいて薬剤に固有なものであり，持続投与の結果としての変化は，薬剤と生体との間に交互作用の集積或は薬剤によってひきおこされる生体反応の連鎖の綜合であって，きわめて複雑な様相をしめす．

Hartmann[25]らはショック療法による精神状態の変化との比較において，CPによる精神状態の変化を精神病理学的に検討したが，そのさい治療の最初にみられる結果の綜合としての短期作用（Kurzwirkung）と，究極の治療結果の綜合としての後作用（Nachwirkung）とを区別している．これは，v. Baeyerがショック療法に関して，精神的固有作用（psychische Eigenwirkung）と臨床効果（klinischer Effekt）とを分けたことに対応させたものであり，急速投与時の作用と持続投与時の作用とを区別する仕方とは多少異な

った意味をもっているかもしれない．しかしいずれにしても，自律神経内分泌系の動きを中心としてhomeostasisの営まれている状態において薬剤の作用をとらえようとするばあいには，この二つの投与法，すなわち急速投与と持続投与とを区別して考えることは，混乱を防ぐために重要であると思われる．

1. 急速投与時の精神状態の変化

これはすでに解明されていることがらであるが，記述をすゝめる順序として，分裂病で異常体験のはっきりしている症例について，CPとRとを多少模式的に比較してみることにする．いわゆる傾眠茫乎（Dösigkeit）の状態およびそれに伴う縮瞳などはCPの場合に著明であり，Rではそれほど高度でないが，両薬剤に共通なことは，定型的な場合には，投与後まず特有な不安感が消失し，それに伴って分裂病体験が一定期間消失するという現象である．たゞCPでは薬剤の作用が速く現われ，持続時間がだいたい2～3時間であるのにたいし，Rではすべて遅延し，作用も20時間前後つゞくという相違がみられる．

このような特有な状態は，一時的なものであって，薬剤の作用がなくなる頃には病像もまたもとに戻るが，薬剤の投与を続けると，この状態がある程度保持される．

2. 持続投与時の病像の変化

薬剤を持続的に投与するときには，急速投与のさいにみられるような著明な意識状態はしだいに影をひそめ，病像全体としてそれぞれ特徴ある変化を示すようになる．ところでこゝでいう病像の変化というのは，薬剤を一定期間投与した直後における変化であって，治療効果という観点からみて綜合的に判断してきめる転帰とは一応区別すべきであり，この点についてはまた改めて述べることにする．

病像の変化の仕方は概略的に5種類に分けられる．症状がまったく消失しかつ病識が完全にあらわれたもの，全般的に軽快し病識がなお不完全であるもの，症状の平均された改善ではなく，ある一部の症状だけが軽快したもの，全体として症状

がまったく不変のもの，症状（主として自覚症状）が悪化したものの5群である．（第1，2表）

第1表　Chlorpromazine 持続投与による病像の変化

		症状消失	全般的改善	部分的改善	不変	悪化	計	
分裂病	新鮮	17	9	16	6	0	48	
	中間	5	11	1	2	0	19	80
	荒廃	0	2	6	5	0	13	
躁病（躁状態）		8	7	2	2	0	19	
鬱病（鬱状態）		6	2	1	6	4	19	
神経症		5	8	5	8	3	29	
非定型精神病		3	3	1	1	0	8	
その他の精神疾患		1	1	1	1	0	4	
頭部外傷後遺症		0	3	1	1	1	6	
頑痛		0	3	2	2	0	7	
その他（器質的疾患を含む）		2	2	3	1	0	8	
計		47	51	39	35	8	180	

第2表　Reserpine 持続投与による病像の変化

		症状消失	全般的改善	部分的改善	不変	悪化	計	
分裂病	新鮮	17	9	3	5	0	34	
	中間	3	11	2	4	0	20	79
	荒廃	0	1	20	4	0	25	
躁病（躁状態）		2	2	0	1	0	5	
鬱病（鬱状態）		4	3	1	4	2	14	
神経症		5	6	7	7	5	30	
非定型精神病		0	1	0	4	0	5	
その他の精神疾患		0	0	0	2	0	2	
頭部外傷後遺症		0	4	1	1	1	7	
その他（器質的疾患を含む）		0	0	1	1	0	2	
計		31	37	35	33	8	144	

こゝでは疾患名としては主なものだけをあげたが，とくに分裂病では病型によらずに，新鮮，中間，荒廃の3群とした．これは発病後の期間だけにもとづいて分けたのではなく，病像の特徴に重点をおいて区分したものである．新鮮というのは，大体発病後数ヵ月以内で，特有な不安感とそれと密接な関係にある分裂病体験をもつているもの，荒廃というのは発病後数年以上を経過し，感情はまつたく鈍麻し，著明な人格荒廃をきたしているもの，そして中間というのは，一応急性期を終り，時々不安感もあらわれて，分裂病体験なども残つているが，人格荒廃は著しくないものを意味する．

全体としてみるときに，病像の変化の仕方は，CPの場合とRの場合とでは，究極においてきわめてよく類似していることがわかる．このことは，M. Bleuler の教室における業績[5)62)]以来多くの人々[31)56)60)66)]によって認められているところである．

そこで病像の変化の様相をもう少し詳しく分析するために，とくに精神分裂病の全般的改善群と部分的改善群とを検討してみたいと思う．この両群について，個々の症状がCPまたはRによっていかに変化するか（消失，軽快，不変，悪化）をみたのであるが，便宜上，各症状を情動，行為，体験の3領野に分けた．もちろんこれらは明確に区分されるものではないが，情動の領野には，不安，興奮，刺戟性，敵意，衝動爆発性，感情易変，心気性などが含まれ，行為の異常としては，接触性喪失，緘黙遅徐，独語空笑，無為不関，多辯多動などがあげられ，体験の異常には，幻覚，妄想，思考不經，作為体験，離人体験，強迫体験などが属する．各症例についてこれらの症状の変化を検討し，それらを集計して模式化したのが第1，2図である．

この模式図の意味は，例えばCPによる全般的改善群では，情動の領野に属する各症状のうち，薬剤投与を終了したときに消失したもの，軽快したもの，不変のもののそれぞれの百分率を比較し，行為，体験の領野においてもそれぞれ比較すると，全般的改善群では，当然の結果として，それらはだいたい並行していることがわかる．これに反して部分的改善群では，やはり情動の領域における症状が消失するものが多いが，全般的改善群にくらべるとやゝ劣り，しかも体験の異常は逆に不変のものが多く，行為の異常もそれに近い傾向をしめしている．つまり情動に関する症状が減退しても，体験の症状が残つているというのがこの群の特徴である．Rについてもだいたい同様の傾向がみとめられる．

以上は分裂病の各症状をとりだして，その消長の様相をきわめて模式的にとりあつかつたのであるが，個々の臨床経過を追つて検討してみても，

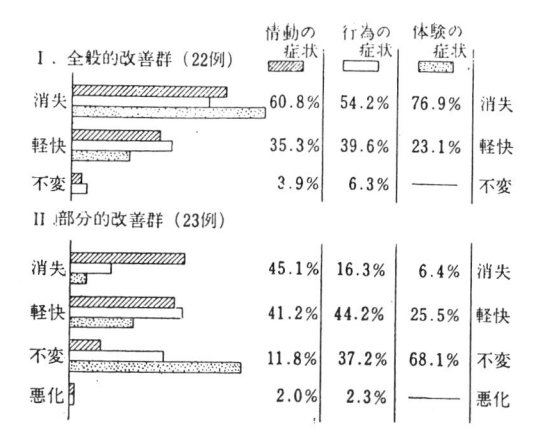

第1図 分裂病における Chlorpromazine 持続投与による病像の変化（情動，行為，体験の3分野における個々の症状の変化の割合）

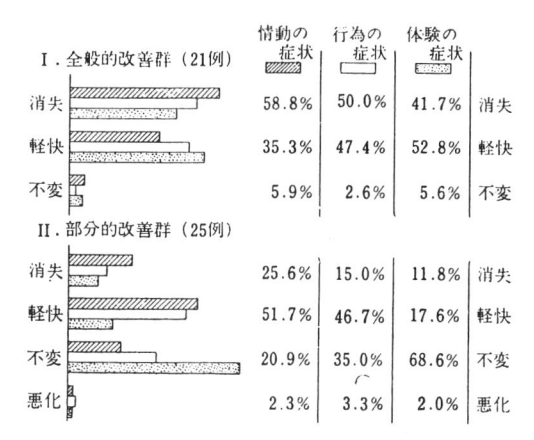

第2図 分裂病における Reserpine 持続投与による病像の変化（情動，行為，体験の3分野における個々の症状の変化の割合）

第3表 分裂病における Chlorpromazine および Reserpine 持続投与による病像改善の順序（詳細に観察した症例について）

例数 改善の順序	Chlorpromazine 新鮮例	Chlorpromazine 中間及び陳旧例	Reserpine 新鮮例	Reserpine 中間及び陳旧例	計
	10	5	8	5	28
情動→行為→体験	0	0	1(1)	1	2(1)
情動→体験→行為	1(1)	1	3(1)	1(1)	6(3)
情動→体験，行為	1	3	1(1)	1	6(1)
情動，体験→行為	1(1)	0	0	0	1(1)
情動→体験	3	0	2(1)	0	5(1)
情動→行為	1(1)	1	0	1	3(1)
情動，行為，体験（同時）	2(2)	0	1(1)	0	3(3)
情動，体験（同時）	1(1)	0	0	0	1(1)
体験→情動，行為	0	0	0	1	1

括弧内は症状消失の例数

少数の例外を除いて，全般的にはまず情動に関する症状，つまり特有な無気味な不安感などが改善せられ，行為または体験の領域の症状がそれにひきつづいて改善されるというのが共通の傾向である（第3表）.

また時には情動の面における安静が得られても，暫くの間，異常体験が弱められながら残り，患者はそれをゆとりをもって客観的に眺めることができるようになることも良く知られている．さらに急性期を経過して，感情鈍麻のきざしをはつきり示しながら，妄想や幻覚が残つているときには，それらの体験はとれ難い．これらの点はすでに Janzarik[33] が CP について論じているところと全く同じであり，これらの薬剤によって分裂病体験の精神病理学的構造を明らかにすることも可能である．

躁病においては，症状が改善される仕方は比較的簡単であり，多くの人の意見も一致している．ことに CP では，最初にかなり大量にしかも非経口的に投与されることが多いためか，初期に一旦全般的に軽快し，特に動きが少なくなるのが目立ち，一時またもとに戻るような傾きがみられることもあるが，そのうちにすべての症状がだいたい並行して消失する．

これに反して鬱病のばあいは複雑である．抑鬱，苦悶感は比較的早期にとれても，精神運動制止や心気性がなかなかとれないことが多い．このような現象をJanzarik[32]は部分寛解（Teilremission）と呼んでおり，さらに生命に根ざす深刻な空虚さ（vitale Leere）や Weitbrecht の原発性罪業感（primäre Schuldgefühle）はなかなかとれ難く，またときには苦悶感が増強することがあると述べている．がんらい，鬱病ないし鬱状態に関し

第4表 鬱病における病像の特徴と Chlorpromazine による変化

病像の変化	症例		特に顕著な精神症状			
			抑鬱哀愁	苦悶	制止	心気性
症状消失	♀	53	+	+		+
	♂	44	+	+		+
	♂	33	+	+		+
	♀	33	+	+	+	
	♀	23	+	+		
	♂	42	+			
全般的改善	♂	63	+	+		+
	♀	37	+		+	
部分的改善		38	+		+	+
不変	♀	53	+	+	+	+
	♀	59	+	+		+
	♀	52	+	+		+
	♀	33	+		+	
	♂	54	+		+	
	♀	51	+			+
悪化	♀	61	+	+		+
	♀	39	+	+		+
	♀	30	+		+	
	♀	41	+			

第5表 鬱病における病像の特徴と Reserpine による変化

病像の変化	症例		特に顕著な精神症状			
			抑鬱哀愁	苦悶	制止	心気性
症状消失	♂	58	+	+	+	
	♂	59	+	+		
	♀	40	+	+		
	♀	18	+		+	
全般的改善	♂	51	+	+		+
	♀	58	+	+		+
	♂	24	+		+	
部分的改善	♀	31	+	+	+	+
不変	♂	38	+	+	+	
	♀	53	+	+		+
	♀	59	+	+		+
	♂	63	+			
悪化	♀	63	+	+		+
	♂	61	+	+		+

ては，自律神経遮断剤の治療効果という点からみても，最も意見が対立しているといつてよいであろう．このことについては，すでにいくつかの綜説[6)10)21)26)]その他によつても明らかにされているので，こゝでは触れないが，私共は病像の特徴によつて，改善されやすいものとそうでないものとがあるかということを検討した．すなわち，CPとRの各症例について（第4，5表），主な精神症状のうちとくに著しいものに+印をつけ，病像の変化の仕方について分けてみたのであるが，病像の特徴とその変化の仕方の関連性をはつきりつかむことは非常に困難であつた．

神経症については事情はさらに複雑である．ことに神経症として一括されているもののなかには様々な状態像が含まれているので，いちおう主体をなしている状態像の種類別に，その変化の仕方を追究することが必要であろう．この点についても綜説的考察があるが，私共の症例を各状態像別

第6表 神経症における主な病像と Chlorpromazine による変化

	症状消失	全般的改善	部分的改善	不変	悪化	計
心 気 状 態	2	2	1	4	1	10
不 安 状 態	2	2	3	1	1	9
抑 鬱 状 態		2	1	1		4
強 迫 状 態		1		1		2
ヒステリー状態		1			1	2
其 他	1			1		2
	5	8	5	8	3	29

第7表 神経症における主な病像と Reserpine による変化

	症状消失	全般的改善	部分的改善	不変	悪化	計
心 気 状 態	4	3	1	2	4	14
不 安 状 態		3	3		1	7
抑 鬱 状 態				1		1
強 迫 状 態			2			2
易 感 状 態				1		1
ヒステリー状態	1		1	3		5
	5	6	7	7	5	30

にみてその変化の仕方を検討すると第6，7表のごとくである．CPとRとでは全体として傾向が似ているが，いずれのばあいも，いかなる状態像がとくに改善されやすいかということは断定的に言いきることは困難である．従来いわれているように，不安状態にたいしては全般的にみて有効である[23)51)52)57)65)]といえよう．強迫状態においては，不安が減退し強迫体験が疎隔化されるに止るのが普通である．心気状態にたいしては，それ自体きわめて混然としているので，薬剤の作用の仕方も区々であることは当然であろう．Hoff[29)]は，神経症にたいしてCPは不安状態を減弱するが，ときに落着きなさをひきおこし，これに反してRは副作用のために適応がないと断言している．しかしこれは投与量そのほかの条件などによることで，すくなくとも私共の経験ではそのように明確に区別することは不可能であり，また桜井[54)]も述べているように，CPとRの適応を系統的に分けることも困難である．神経症の場合には，もちろん個々の病像の背後にある心的機制を問題にしなければならないので，病像だけをとりあげることは妥当でないが，とにかく病像の変化を詳細に追究したいくつかの例を検討すると，症状が軽快する場合には，まず不安感が改善されることは他の疾患のばあいと同様である．

なおZeller[66)]らはCPおよびRの効果を検討するにさいして，各疾患の症状を思考(ideation)，感情(affect)および行動(behavior)の3相に分けて観察している．その結果はだいたい私共の成績と同じであり，分裂病その他の疾患の興奮状態では，感情および行動の面の改善がみられ，躁状態では三つの相が並行して改善されるが，鬱状態では一定していないという．

要するにCPやRを用いたときに，病像の変化の基本になるものは，情動の領域における症状の改善であることは明らかであって，情動の調整が病像の改善の出発点となるといつてさしつかえないと思う[49)54)60)]．v. Ditfurth[15)]もCPについて，内因性精神病において情動的にひきおこされたすべての二次的症候学的附加物をのぞくのがその作用の本質であると述べている．なおCPは頭痛にたいしても有効であるといわれており，ことにBartsch[4)]らは自律神経性疼痛に対する効力を主張しているが，私共の経験では，頑痛に伴う二次的な苦悩，不安にたいして効果的であるという点も看過できないように思われる．いずれにしても，もちろんすべてのばあいに情動の調整がみられるわけではなく，ことに鬱病や神経症のあるものでは，ときにかえって情動の不安定性が増強され，病像全体としてはむしろ悪化するような，いわゆるパラドックス現象が現われることがあることはすでに述べたとおりである．これは，これらの薬剤による身体的変化ないし副作用にたいする精神的反応も加味されているであろうが，他方これらの疾患における生体としての不安定性を示唆するものといつてもよいであろう．いずれにしても，CPやRによる治療の核心となるものが，臨床精神病理学的にみて，情動の領域における変化であるということは，この問題を病態生理学的観点からも追究することが可能であり，また必要であることを示しているということができる．

病態生理学的および精神生理学的考察

生体にたいする薬剤の働きかけを問題にするときには，薬剤そのものの作用様式と，生体として示す反応様式の両面から考察すべきであろう．もちろんこの二つははっきり区別できるものではないが，この場合の複雑な現象を整理するためには，いずれかの一方に重点をおいてみるよりほかないわけである．こゝでは私共自身の資料にもとづいて，CPとRとの比較を主題としながら，それぞれの特徴を明らかにしたいと思う．

生体として示す反応様式としては，精神的側面と身体的生理的側面とが密接に関連していることはいうまでもないことで，この精神生理的聯関を可能な範囲内でとらえることこそ，私共の究極の目標でもある．なお身体的生理的側面としては，自律神経系および内分泌系がとりあげられるのは当然であるが，この両者の関連性に関する基礎的事項[125)]についてはこゝでは触れることができない．また以上のことからも明らかであるように，

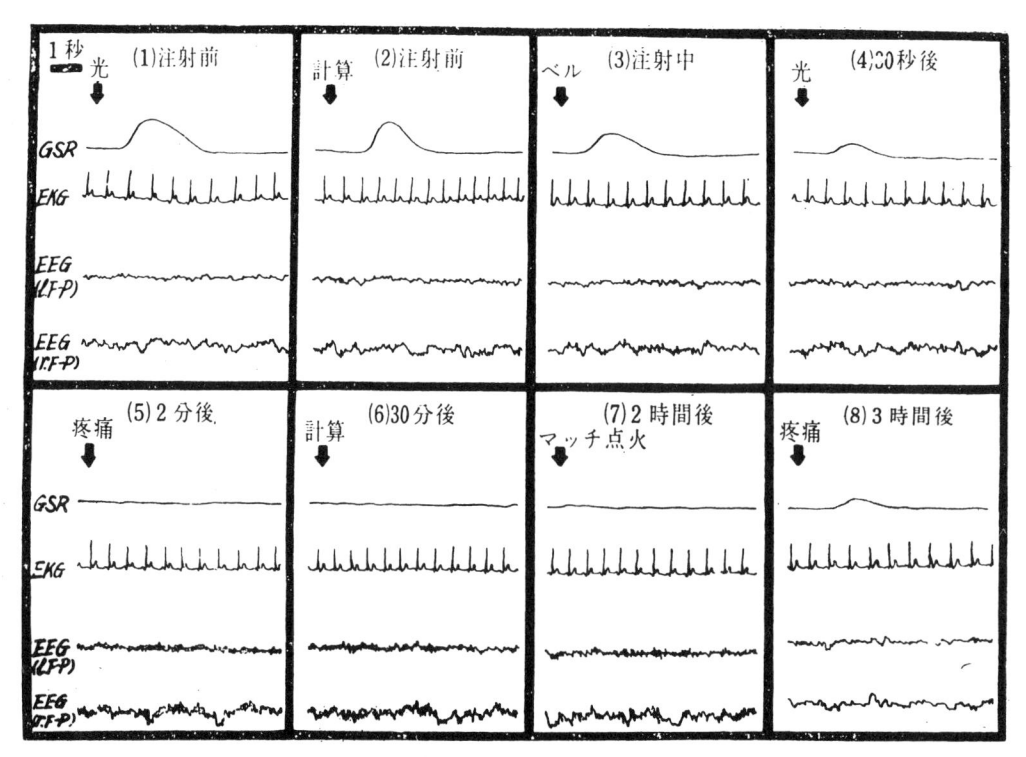

第3図 Chlorpromazine 急速投与（50mg静注）時の GSR, EKG, EEG の一般経過

　私共が現在の段階で問題にしているのは，薬剤の作用機序の本態とか，或いはそれとの関連において精神疾患の本態を解明するというようなことではなく，たゞ現象の動きを正しくとらえ説明しようとする立場に止つているものであることをおことわりしておきたいと思う．

　このような観点から，こゝでは主として臨床的に観察しうる事項を中心として，薬剤の投与方法による差異，或いは動物実験の限界などを顧慮しながら考察を進めたいと考える．

A. 薬剤の作用様式の側面からみて

1）神経生理学的観点からの考察

a）皮膚電気反射（GSR）

　CP やRの作用の仕方を臨床的に比較的簡単にとらえる一つの方法として，皮膚電気反射（GSR）を指標として選ぶのが適当ではないかと考えられる．それは現在のところでは，GSR は大脳皮質前運動領および視床下部に反射中枢をおき，交感神経を遠心路とし，汗腺を反応器官とする自律神経性反射とされており，さらに動物実験によって，視床下部刺戟がもつとも効果的で振幅の大きな反射があらわれることが明らかにされているので[118]，とくに視床下部との関連において問題をとりあげるのに好都合であるからである．

　CP 或いはRを急速投与し，各種刺戟を与えたときの反応の仕方を，時間を追つて検討すると次のとおりである．（GSR の描記は電位法による．）なお心電図（第2誘導のみ），および脳波（両側の前頭後頭双極誘導）を同時に記録した．（三栄測器製8要素インク書脳波記録装置を用いたが，記録法の詳細についてはすでに発表したとおりである[82]．）

　CP の場合（第3図）．25歳，男子，分裂病．50mg静注．

　1．注射前．光刺戟にたいして GSR があらわれる．多少不安な状態．

　2．注射前．計算にたいして GSR が出る．EKG はやゝ頻脈を示す．

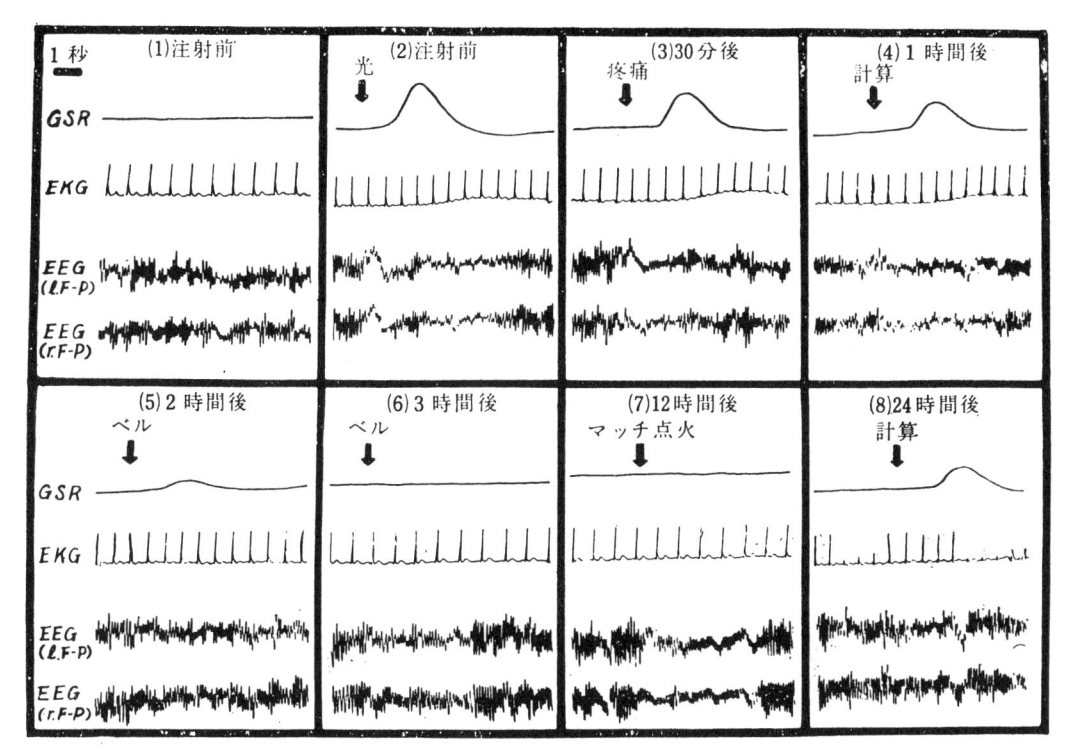

第4図　Reserpine 急速投与（10mg静注）時の GSR, EKG, EEG の一般経過

3．注射開始後2分（注射中）．ベルにたいして GSR があらわれるが，いくぶん小さくなっている．

4．注射終了後30秒．光にたいして僅かに GSR が出る．

5．注射後2分．疼痛刺戟にたいして反応しない．精神状態は傾眠茫乎（dösig）となり，不安感は消失して安静となる．EEG, EKG にはほとんど変りない．

6．注射後30分．計算に応じて正答するが，GSR は出ない．

7．注射後2時間．顔の傍で急にマッチを点火すると，はっと驚いたように顔をそむけるが，GSR は出ない．依然として傾眠茫乎の状態．

8．注射後3時間．Dösigkeit が浅くなり，疼痛刺戟に対して GSR が僅かにあらわれるようになる．

Rの場合（第4図）．23歳，女子，分裂病．10mg 静注．

現象としては CP のばあいとまったく同じであるが，その現象があらわれる時間が CP のときよりは著しく遅延していることが目立つ．

要するに CP でも R でも，その薬用量を急速に投与すると，いずれも GSR の消失を来すが，その作用の開始時間と持続時間が非常に違っていることがわかる．すなわち CP では注射後数分頃から作用が現われ，3〜4時間続き，傾眠茫乎の状態が浅くなるとともに，GSR ももとに戻る．これに反して R では2〜3時間後からはっきりした作用がはじまり，しかも12〜24時間にわたってその影響が残っている．この傾向は，最初に病像の変化に関して観察した結果とだいたい同じである．このように CP が速効性をもち，R が遅効性をもっているということは，両薬剤の差異としてもっとも基本的なものである．

b）脳波（EEG）

脳波に関する所見については私共[116)]はすでに発表した．要するに急速投与でも持続投与でも，

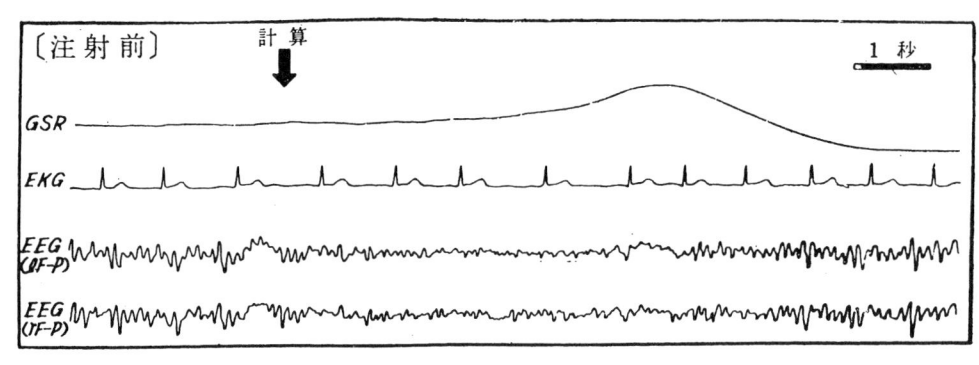

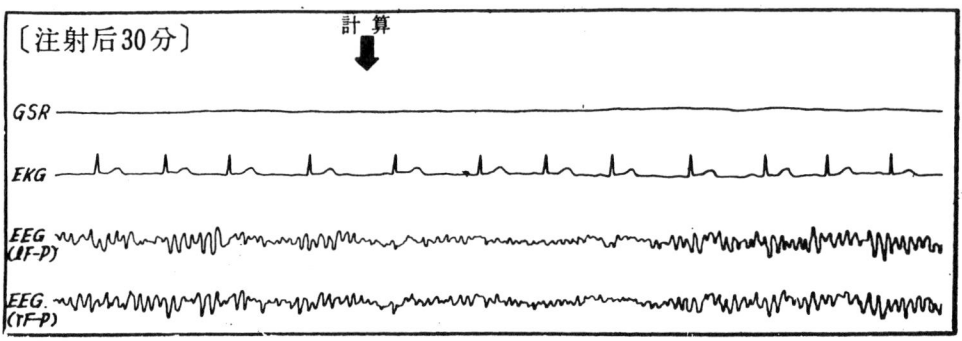

第5図 Chlorpromazine 急速投与（50mg静注）時における GSR と EEG との関係

　α波がわずかに周波数を減じ，振幅を増す傾向を示すこともあるが，全般的にみて，特有な傾眠茫乎の状態にあるときにも殆んど変化がないといつてよい．とにかくCPやRによつて惹起される特有な意識状態が，脳波的にみて，自然睡眠や，Barbitur 酸系剤などによつてひきおこされるものと著しく違つていることは，すでに認められている事実である．

　このようなことから Lehmann[42] は CP について，とくに網様賦活系にたいして抑制的に働きかけることを推定したが，Rinaldi および Himwich[80][100] はウサギを対象として，その脳波を観察した．すなわち疼痛刺戟によつて覚醒反応があらわれるばあいに，予め比較的少量（5mg/kg）のCPを与えておくと，この覚醒反応は抑制されるが，これに反して比較的大量（14mg/kg）のCPは，それだけで脳波に覚醒反応をよびおこす．他方Rでは，比較的少量（0.5mg/kg以下）では脳波の上に変化がみられないが，比較的大量（1～2mg/kg）では持続的な覚醒反応型を示すという．このように Rinaldi らによれば比較的大量の CP 或はRは，彼等のいわゆる中間脳性賦活系（mesodiencephalic activating system—Moruzzi および Magoun の網様賦活系と Jasper の汎性視床投射系とを併せたもの）を刺戟するという結果になる．いずれにしてもこれらの薬剤の作用を検討するばあいには，いつも投与量を問題にしなければならないし，また動物実験にさいしては，対象となる動物の種類の吟味を必要とすることもいうまでもない．

　Monroe[92] らは分裂病者および猿について，CPでもRでも，皮質および皮質下脳波に著しい変化が認められないことを明らかにし，私共[116] も犬における皮質および皮質下誘導によつてMonroeらと同様の結果をえている．

　そこで私共[82]は臨床的観察という角度から，薬用量を急速投与したばあいの脳波の態度を，皮膚電気反射との関連において検討した．

　CP について（第5図）．21歳，女子，分裂病．50mg 静注．

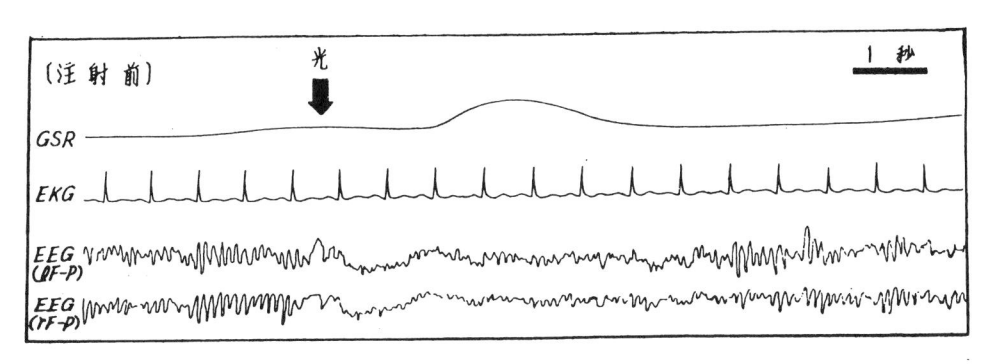

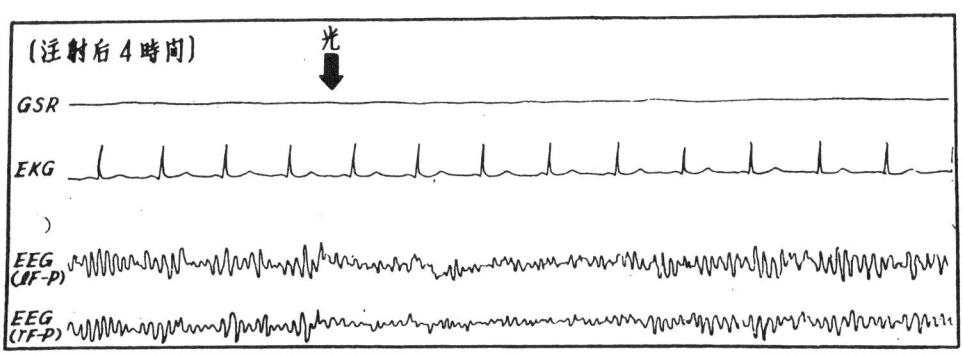

第6図 Reserpine 急速投与（10mg 静注）時における GSR と EEG との関係

投与前には計算によって GSR も出ているし，また EEG には覚醒反応がみられる．

投薬後，dösig になっているときに，計算をさせると直ちに正答しながら GSR は出ない．しかし EEG には依然として覚醒反応があらわれる．

Rについて 第6図）．24歳，男子，分裂病．10mg 静注．

刺戟には光を用いたが，GSR と EEG との関係は CP のばあいとまったく同様である．

以上の事実は，CP やRの薬用量投与によって，臨床的には特有な意識状態にあり，しかも GSR が消失する時期においても，なお依然として網様賦活系の活動が営まれていることを示すものといえる．このようなわけで，CP やRが脳幹網様系だけに選択的に働きかけると言いきつてしまうことにたいし疑義を懐かざるをえないと同時に，むしろこれらの薬剤の作用部位として，視床下部における自律神経中枢に意義があるように思われるのである．

つぎに少し角度を変えて考えてみたい．私共[115]は CP やRが癲癇にたいしていかなる影響を及ぼすかという点の検討から，これらの薬剤が癲癇異常脳波を誘発または増強することを見出した．Fünfgeld[76]（1956）はこれとは別個に CP による癲癇異常脳波の誘発法について報告しており，このような現象はすでに Bente ら（1954）によって見出されているという．また Passouant[97]ら（1956）は，CP が癲癇異常脳波を増強し，稀には痙攣発作をひきおこすが，分裂病のばあいにはときに α 波が増すにすぎないことを報じているが，これは私共の所見と符合している．またRによって痙攣の回数が増すことも注目されている[1]．

私共[115]は比較的少量の薬剤（CP：25mg，R：2.5mg 静注）を与え，いわゆる傾眠茫乎にならないような状態で脳波を検した．症例の一部を示すとつぎのごとくである．第7, 8図では，CP によつて異常波の発現と同時に小発作がおこり，第9, 10図では，Rによつて異常波が明らかに増強している．（いずれも三栄測器製8要素インク書脳波記録装置を用い，針電極単極誘導で描記した．）私

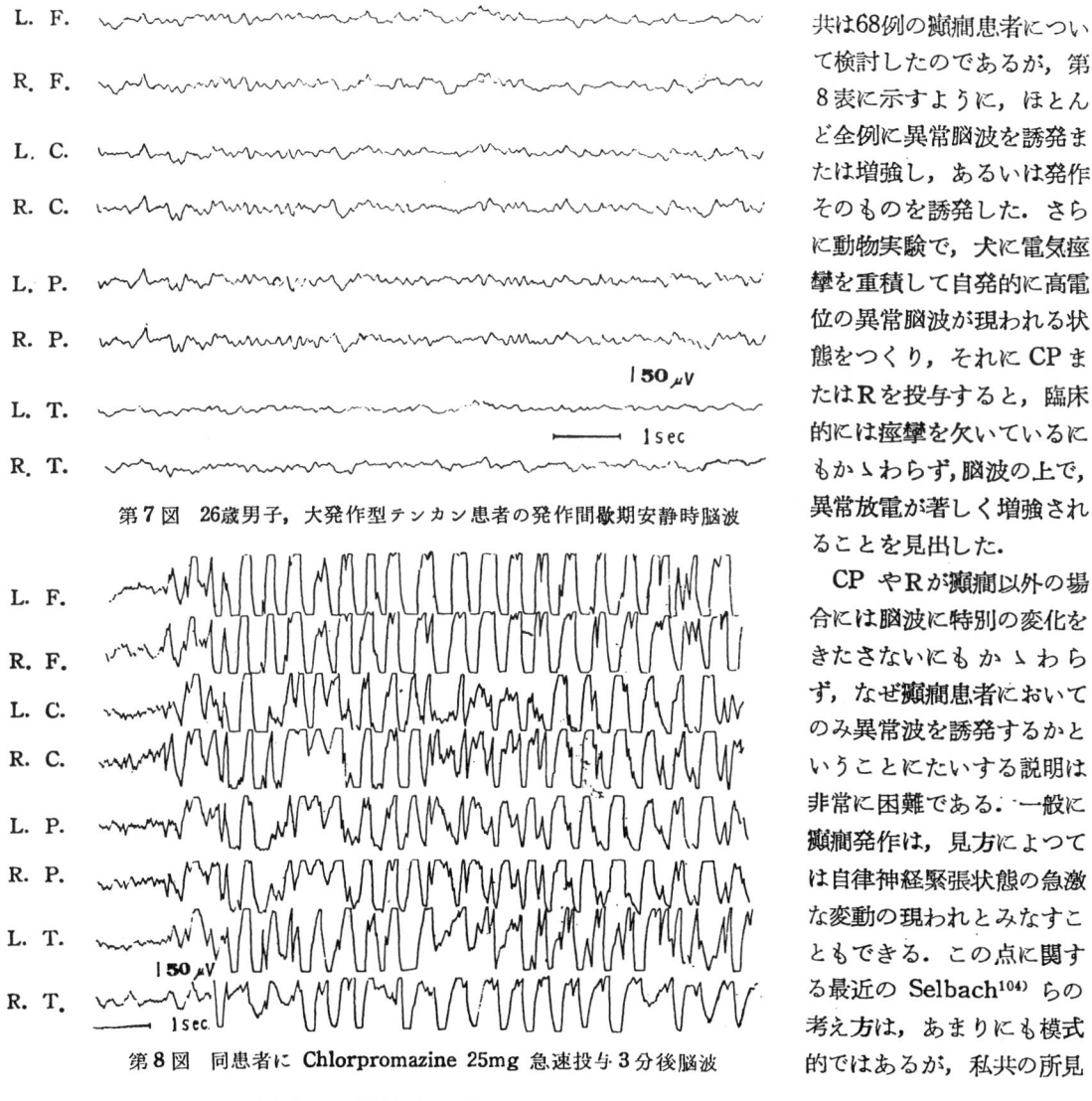

第7図 26歳男子，大発作型テンカン患者の発作間歇期安静時脳波

第8図 同患者に Chlorpromazine 25mg 急速投与3分後脳波

第8表 自律神経遮断剤による癲癇異常脳波の誘発または増強

	例数	異常脳波のみ誘発又は増強	異常脳波及び発作誘発又は増強	異常脳波不変	異常脳波のみ誘発又は増強	異常脳波及び発作誘発又は増強	異常脳波不変
大　発　　　作	50	33	2	4	7	2	2
小　発　　　作	4	0	3	0	0	1	0
大発作＋小発作	2	1	0	0	0	1*	0
精 神 運 動 発 作	4	0	2	0	1	1	0
大発作＋精神運動発作	2	1	0	0	1	0	0
ミオクローヌス癲癇	1	0	1	0	0	0	0
其　の　　　他	5	3	0	0	1	0	1
	68	38	8	4	10	5	3

* 小発作のみ誘発

共は68例の癲癇患者について検討したのであるが，第8表に示すように，ほとんど全例に異常脳波を誘発または増強し，あるいは発作そのものを誘発した．さらに動物実験で，犬に電気痙攣を重積して自発的に高電位の異常脳波が現われる状態をつくり，それにCPまたはRを投与すると，臨床的には痙攣を欠いているにもかかわらず，脳波の上で，異常放電が著しく増強されることを見出した．

CPやRが癲癇以外の場合には脳波に特別の変化をきたさないにもかかわらず，なぜ癲癇患者においてのみ異常波を誘発するかということにたいする説明は非常に困難である．一般に癲癇発作は，見方によっては自律神経緊張状態の急激な変動の現われとみなすこともできる．この点に関する最近の Selbach[104] らの考え方は，あまりにも模式的ではあるが，私共の所見

を解釈するためにはかなり好都合である．要するに癲癇患者や，或は電気痙攣の重積をうけた動物は，恐らく自律神経中枢が著しく敏感となつており自律神経緊張状態が急激に変動しやすい状態にあると考えられる．そのような個体にたいして CP や R を投与すると，反応性の高まつている自律神経中枢にたいする影響によつて，一定方向への偏り，とくに副交感優勢の方向への偏りが急激に増大し，その極点において突然極度の交感優勢の方向に動いて痙攣発作が現われると考えることはあながち無理ではないと思われる．もちろん脳波の上に変化があらわれることと，発作の誘発との間には複雑な機制が介在しているものと考えられるが，いずれにしても上に述べたことは，癲癇の原因とは一応区別して考えなければならないことがらであることはいうまでもない．

第9図　12歳女子，小発作型テンカン患者の安静時脳波

第10図　同患者に Reserpine 2.5mg 急速投与7分後脳波

2）神経化学的観点からの考察

a）生体内および脳内における薬剤の分布

薬剤の作用を明らかにするためには，体内における分布の仕方を確かめることが必要であるので，私共は S^{35} をラベルした CP を用いて追究した．実験方法の詳細については別に発表するが，Wistar 系ダイコクネズミを用い，10mg/kg を腹腔内注入した場合の，24時間後までの分布状態の動きを追うと，いずれの器官においても投与後4時間ないし15～16時間のあいだに分布の山があり，肺，腎，肝，脾に多く，脳はそのつぎに位している．これを他の研究者の成績と比較すると第9表の通りである．いずれも肺，肝，腎，脾などに多いようであるが，脳については必ずしも一致しない．さらに脳内分布に関する成績は，研究者によつてかなり区々である（第10表）．私共は2例について検査したにすぎないが，100mg/kg という大量を注入した30分後では，いずれも大脳皮質より間脳の方が少なく，Gouzon[79] らの結果とは似ているが，Wase[112] らの所見とはまつたく正反

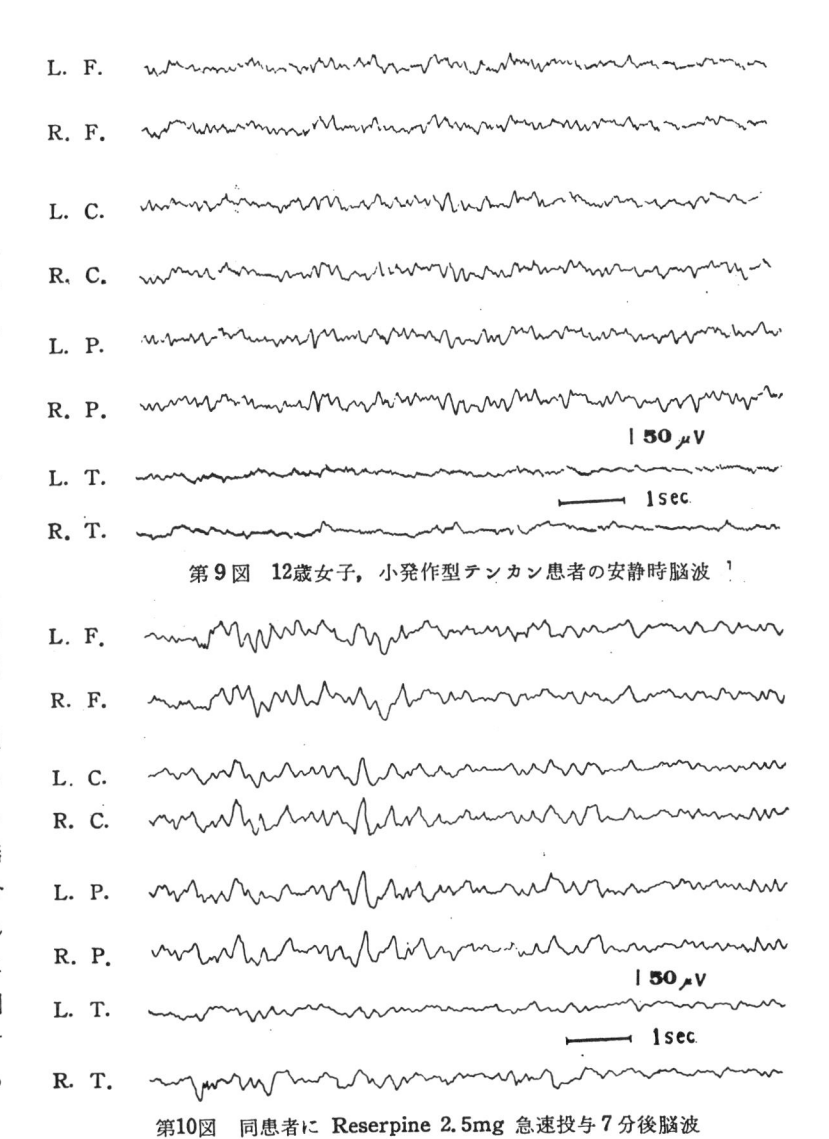

第9表 自律神経遮断剤体内分布比較

Chlorpromazine				Reserpine	
cpm/gm		μg/gm		cpm/gm	μg/gm
肺	9258	脳	75.	肺	肺 0.3
肝	2050	肺	57.	脂肪 (350)	肝 0.2
腎	1813	脾	27.	脾 (140)	脾 0.2
脾	1062	腎	25.1	肝 (100)	腎 0.1
脳	800	肝	17.	腎 (60)	心 0.1
心	381	脂肪	7.8	腸 (40)	筋 0.1
筋	324	心	7.4	心 (20)	脳 0.1
骨	212	筋	5.2	筋 (20)	血漿< 0.1
血液	135	血漿	1.1	睾丸 (10)	
脂肪	40				
ラッテ Isotope 10mg/kg 腹腔内4時間		犬 UV定量 20/kg 静注3時間		ラッテ Isotope 1mg/kg 経口4時間	ラッテ 螢光 5mg/kg 静注4時間
北大精神科		Salzman-Brodie[101]		Glazko et al[78]	Sheppard et al.[105]

第10表 脳内 Chlorpromazine 分布

	例数	大脳皮質	間脳 視床	間脳 視床下部	小脳	延髄
Wase et al. ラッテ腹腔内注 Isotope 50mg/kg	6	80	31000	21000	9100	14800 cpm/gm
北大精神科 ラッテ腹腔内注 30分後 Isotope 100mg/kg	1	19600	2200		14200	5400 cpm/gm
	1	7300	3600		12000	7900
Gouzon et al. 犬静注 7mg/kg 1時間後 UV定量 5mg/kg	1	6.36	0.4		2.4	0 μg/gm
	1	10.6	2.5		0.8	0.5

対である．この点についてはさらに慎重な検討が必要であるが，とにかくこのことは，CP の作用部位として大脳皮質の役割をも無視することができないことを示すと同時に，他方，分布度が高いということと，その部位が機能的に影響を受けやすいということとは，必ずしも同じ意味ではない

ということをも示唆しているように思われる．

b) 脳組織の糖質代謝に及ぼす影響

この問題に関しては主としてCPについて，Courvoisier[75]ら或は Peruzzo[98]ら以来多くの研究がある．私共はまず Warburg 検圧計を用いた生体外実験によって，一定濃度（CPでは0.15～1.7×10^{-4}Mol, Rでは0.25～8×10^{-4}Mol）のCP或はRの添加により，Wistar系ダイコクネズミ大脳皮質スライスの酸素消費量の低下とともに，乳酸生成量の減少を認めた（第11, 12図）.

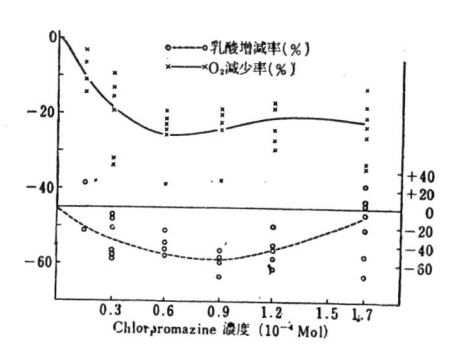

第11図 Chlorpromazine濃度と酸素消費，乳酸生成増減率 (in vitro)

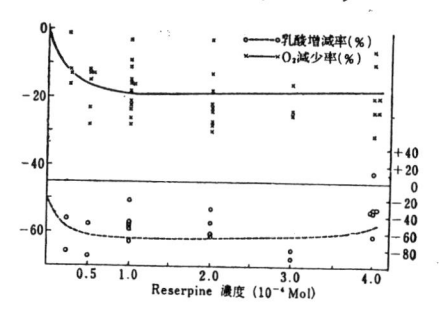

第12図 Reserpine 濃度と酸素消費，乳酸生成増減率 (in vitro)

つまりこの範囲内でみれば，CP も R も脳組織の糖質代謝に及ぼす影響の上では同様の態度をとっており，しかも酸素消費の低下と同時に乳酸生成の増加をきたす Barbitur 酸系薬剤とは明らかに異なっていることがわかる．

CP が酵素系のいかなる部位を阻害するかについては，すでにいくつかの詳細な研究がなされ，それについての綜説[84][108]もあるが，要するにそれ

それの研究者によつて，種々な侵襲点が挙げられている．チトクローム酸化酵素系および ATP-ase (Abood[67])，コハク酸脱水素酵素系 (Bernsohn[73]ら)，さらにコハク酸脱水素酵素系とチトクロームC酸化酵素系（黒川[89]ら）の阻害が考えられ，また有岡[71]らは組織化学的方法によつて，CP およびRのいずれも，コハク酸脱水素酵素およびチトクローム酸化酵素の活性を低下させることを見ている．

ところで私共の所見では CP，R ともに乳酸生成を阻害することからみて，Embden-Meyerhof 図式にたいしても侵襲点をもつていると考えられ，さらに私共[111]は ATP, DPN, Co-A, Co-carboxylase などへの影響も考慮に入れて検索をおこない，その結果は別に発表した．しかしこのような酵素系における阻害部位の追究は，それ自体としてはもちろん有意義であるが，私共が当面の目標としている治療という条件下におけるこれらの薬剤の作用様式の解明という観点からは非常にかけ離れてしまうので，こゝでは私共の当面の目標に1歩近づくために，生体内実験に移りたいと思う．

私共は Wistar 系ダイコクネズミの大脳皮質と間脳のスライスを用い，CP 或はRの投与による酸素消費量および乳酸生成量の変化をみた．まず急速投与の場合は，人間における薬用量の数十倍を用いているわけであるが，このさいにおける動物の状態は，いずれも人間の傾眠茫乎という状態に相当している．CP（50mg/kg 腹腔内注入，1～1.5時間後）では大脳皮質の酸素消費量に，対照と比較して低下の傾向がみられるが，乳酸生成量に変化なく（第13図），間脳では酸素消費量，乳酸生成量ともにほとんど影響をうけていない．R（10mg/kg腹腔内注入，2～2.5時間後）では大脳皮質および間脳のいずれにおいても，酸素消費量，乳酸生成量ともに著明な変化は認められない（第14図）．さらに持続投与のばあいにとくに注目すべき点は，CP（25mg/kg，20～29日間投与）では，大脳皮質の乳酸生成量低下の傾向であり（第15図），R（2.5mg/kg，17～32日間投与）

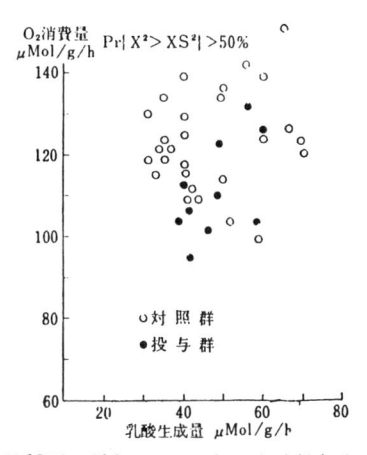

第13図　Chlorpromazine 急速投与時大脳皮質の酸素消費，乳酸生成量

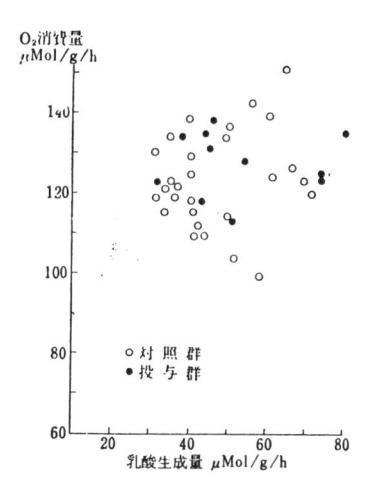

第14図　Reserpine急速投与時大脳皮質の酸素消費，乳酸生成量

では，間脳の乳酸生成量低下の傾向である（第16図）．しかしこれらの傾向はいずれも推計学的に有意ではない．

要するにCPやRが脳の糖質代謝にたいしてなにかの影響をおよぼすことは考えられるが，以上のような生体内実験によつて，その影響を明確にとらえることができないということは，むしろ当然であつて，ことに特別な条件の下でなされる生体外実験の結果を，そのまゝこれらの薬剤の作用機序の本質とみなすことにたいして，私共は深く警戒しなければならないと考えている．

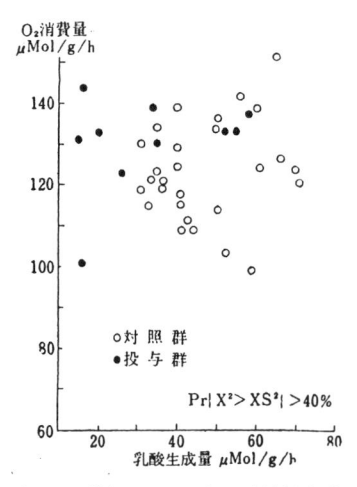

第15図　Chlorpromazine 持続投与時大脳皮質の酸素消費，乳酸生成量

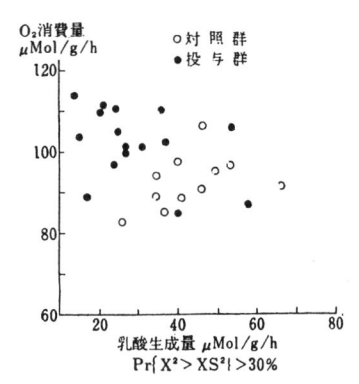

第16図　Reserpine 持続投与時間脳の酸素消費，乳酸生成量

B. 生体の反応様式の側面からみて
1) 自律神経系機能の変動

CPやRが自律神経系機能にたいしていかなる影響をおよぼすか，また自律神経系機能に惹起されるなにかの変調が，この薬剤によつてもたらされる精神病像の変化といかなる関係をもつかということは，自律神経遮断剤による治療の根本問題といつてよい．ところで，自律神経系機能そのものが，生体としての均衡を保つためにたえず変動していると考えられるので，それにたいしてさらにCPやRが働きかけるばあいに，それらの影響を端的にとらえることは非常に困難である．しかしとにかく，自律神経系機能にたいするこれらの薬剤の働き方に関しては，そのありのまゝの静態的な様相におよぼす影響と，各種の自律神経剤によつてひき起こされる動態的な態度におよぼす影響とを一応区別して，この両方面から考えることが必要である．

a) 自律神経緊張の靜態的様相の偏りと病像の変化

自律神経緊張度を綜合的に測定する指標としてなにを選ぶべきかということは難しい問題である．私共は沖中[124)]がWengerの測定種目から選んだ7種目のうちで，第11表に示す5種目を対象

第11表　自律神経緊張度の測定種目別判定基準

	交感優勢	正　常	副交感優勢
唾液分泌量(g/3min)	< 0.6	0.6～1.8	1.8 <
心搏間隔(sec/11個)	< 7.8	7.8～10.5	10.5 <
舌下温度(F°)	>98.7	98.7～97.5	97.5 >
最大血圧(mmHg)	>128	128～110	110 >
最小血圧(mmHg)	> 85	85～67	67 >

とした．測定はすべて朝食前に30分の安静を保つた後におこなつた．測定結果については因子分析をおこなわずに，たゞまつたく経験的に，各検査種目毎に健康人対照30例のうち約70%が含まれる範囲を正常値とし，5種目のうち3種目以上同一方向に傾いているものを，それぞれ交感優勢，あるいは副交感優勢とし，それ以外を正常とした．もちろんこの5種類の指標だけを用いることがはたして妥当であるかどうかという点にも問題はあり，また自律神経緊張状態を確然と分けることも無理であるが，私共は綜合的な現われ方をとらえる目的で，一応このような方法によつて，比較的という範囲内で交感優勢，副交感優勢に分けることにした．

急速投与にさいしては，CP，Rともに，このような観点からは，交感緊張度を減ずる傾向はあるが，その変化に有意の差をみとめることはできなかつた．はつきりした特徴をとらえることができたのは持続投与のばあいである．すなわちCPでは9例（分裂病6，躁病1，鬱病1，神経症1）について，Rでは5例（分裂病4，鬱病1）について，それぞれ50日間の投薬期間中に7回にわた

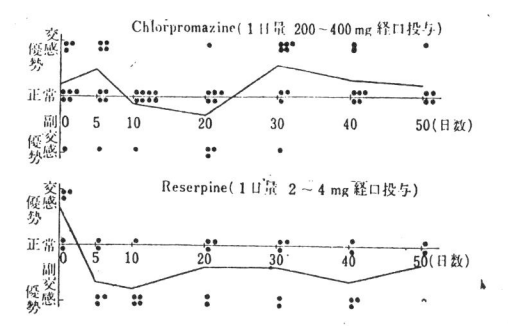

第17図　自律神経遮断剤持続投与時における自律神経緊張度の変動

って検査をおこない，各例の平均を求めたのが第17図の曲線である．なおこゝでは病像の変化の仕方を問題にしたので，対象となる疾患を一定のものに限らなかつた．投与量はいずれも普通の薬用量で，基線より上は交感優勢を，基線より下は副交感優勢を意味する．

薬剤投与前には平均して交感優勢を示しているが，CPでは最初の数日間を経過した後に副交感優勢に傾き，3週間目を過ぎる頃から，反対に交感優勢の方向に移動し，その後しだいに正常値に近づいて行く．推計学的にみても，第2期の副交感優勢の緊張度と他の期の緊張度との間で有意の差が認められる（$P<0.05$）．これに反してRでは，投薬後すべて副交感優勢に傾き，しかも全期間を通じてその傾向が持続される．このばあい推計学的にも，投与前後の緊張度の間には有意の差がみられる（$P<0.01$）．

このように薬用量を持続投与したさいにおこる静態的自律神経緊張状態の変化の仕方は，Rのばあいはきわめて自然であるが，CPにおいてはむしろ一見奇異な感じを受ける．しかしこのことは，臨床的にCPは漸次増量を必要とし，これに反してRは漸次減量を必要とすることが多いという傾向とある程度一致するし，またこれとは全く別個におこなつた他の観察の結果[110]も大体このことを裏書きしているともいえる．

それはそれとして，こゝで問題になるのは，このような病態生理学的変動と病像の変化との関係である．第17図の各例について，投与前と持続投与30日目頃とで，病像の変化と自律神経緊張度の推移との関係を比較したところ，CPでは緊張度が交感優勢に変るものに改善例がみられ，Rでは副交感優勢に傾くにつれて改善例が多くなるが，しかし個々の例について推計学的に検討してみると，CPでもRでも改善例と不変例との間で有意の差はみられなかつた．

b) 自律神経緊張の動態的様相の動きと病像の変化

交感および副交感神経系のいずれの緊張が優位を占めるかということは，けつきよく両系の間ばかりでなく，それぞれの中枢と末梢との間の絶えざる交互作用の集積によると考えるのが妥当であろう．したがつて一般に末梢性に働くと考えられている各種の自律神経剤の作用の仕方にたいして，CPやRがいかなる影響をおよぼすかを検討することも必要である．このことはすでにCourvoisier[75]以来問題にされているところであるが，私共の経験では，得られた所見はきわめて複雑である．この点については別に報告する予定であるが[110]，とにかくAdrenalinとMecholylに関してはほゞ一定の傾向を見出すことができたので，その概略を述べたいと思う．

イ）Adrenalinに対する反応度の変化

この場合は最高血圧の変動を反応度の指標としたのであるが，持続投与開始前のAdrenalin検査の反応度を横軸にとり，投与後における反応度の変化，つまり投与前の値との差を縦軸にとると第18，19図のごとくである．（こゝではAdrenalin——第一製薬塩酸エピレナミン——0.01mg/kg，皮下注射により，最高血圧の変動を20分後までは5分毎に，それ以後は10分毎に60分間にわたつて測定し，投与直前の値を基線としてプラニメーターで面積を求め，その値を反応度とした．）

この図でみられることは，CPを持続的に投与すると一般にAdrenalinにたいする反応度は促進される傾向があるが，Rでは反対に抑制される傾向を示す．しかし両薬剤に共通なことは，最初反応度の大きかつたものには強く抑制的で，反応度の小さかつたものには，軽く抑制的ないし促進

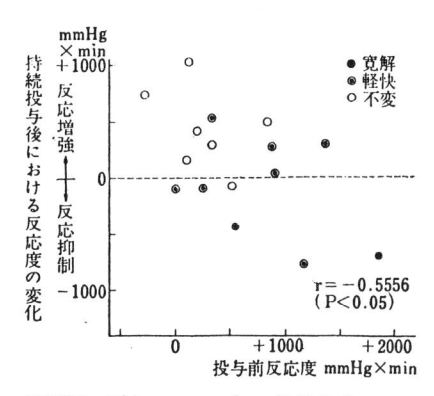

第18図 Chlorpromazine 持続投与による Adrenalin に対する反応度の変化と病像の変化——最高血圧について——

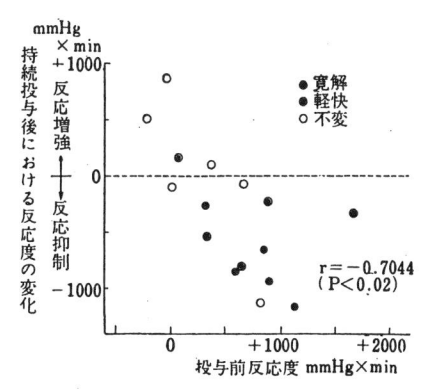

第19図 Reserpine 持続投与による Adrenalin に対する反応度の変化と病像の変化——最高血圧について——

的であって，この間にはいずれも有意の相関がみとめられる（CPでは $P<0.05$, Rでは $P<0.02$）．

さらに病像の変化という観点からみると，こゝでは寛解，軽快，不変の3群に分けたのであるが，CP, Rともに，最初 Adrenalin にたいする反応度の大きかつた症例にたいしてとくに効果的であり，またそのような例では，持続投与によって Adrenalin にたいする反応度が抑制される度合が著しい．なおこの傾向はRの場合にいつそうはつきり認められ，CPでは最初の反応度が比較的低いばあいや，持続投与後の反応抑制度が少ないときでも，かなり奏効することがあるようであるが，この差は有意にならない．しかし遮断剤全体としてみれば，CPとRに共通な傾向は推計学的には明らかに有意である（$P=0.0292$）．

ロ）Mecholyl にたいする反応型の特徴とその変化

Mecholyl は薬理作用の点では Acetylcholine に類似しているが，Cholinesterase により分解されることが少ないので比較的安定であり，その作用機序は Gellhorn[121] の詳細な研究によって明らかにされている．つまりまず末梢性に血管に働いて血圧低下をきたし，それについで視床下部後部の交感中枢が反応をおこし，その結果再び血圧が上昇すると Gellhorn は考える．したがって Mecholyl を用いることによって交感中枢の反応性の型をとらえることができるわけである．

Funkenstein[119)120)] らは，電撃療法の効果を予め知る目的で Mecholyl と Adrenalin を用い，反応の仕方を7群に分けて，どの群にたいして電撃療法が有効であるかを検討したのであるが，私共は Mecholyl だけを用い，S型，N型，P型の三つに纏めた（第20図）．

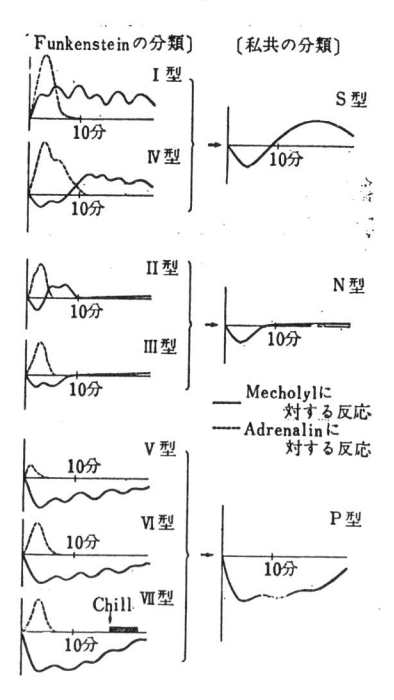

第20図 Mecholyl に対する反応型（最大血圧）の分類

すなわち，安静時に Methacholine chloride (Merck) 10mg を筋注し，その後25分間にわたり2分毎に最大血圧を測定してそれをグラフにかき，つぎのような規準で分類した．（括弧内は Funkenstein らの分類．）

S型：注射により一時血圧が下降してから，その後注射前の値より上昇するもの（I，IV群）．
N型：注射により血圧が軽度ないし中等度下降するが，10分以内に注射前値にもどり，以後だいたいその値を保つもの（II，III群）．
P型：血圧下降が中等度ないし高度で，25分間以内に注射前値に恢復しないもの，および悪寒を伴うもの（V，VI，VII）．

CP或はRの急速投与にさいしては，一般に Mecholyl による血圧下降を増強させる傾向があり，これは当然なことと思われるが，問題になるのは持続投与がいかなる影響をおよぼすかという点である．

22例について，Mecholyl による反応型が，CP 或はRの持続投与によっていかに変るかをみたのが第12表である．CP は一般に反応型を全体として上昇させ，Rは反対に下降させる傾向を示す．推計学的にはCPのばあいは有意でないが（$P>0.3$），Rでは有意である（$P<0.05$）．いずれにしてもこの傾向は，前に述べた自律神経緊張度の変化に示されている全般的な傾向からみてもよく理解できるし，また Adrenalin にたいする反応度の変化の仕方とも，一部共通点をもっているといえる．

第12表　自律神経遮断剤持続投与時における Mecholyl 反応型の変化

血圧下降の型に及ぼす影響	投与薬剤	Chlorpromazine	Reserpine
上昇		4	0
不変	上昇の傾向をしめしたもの	2	1
	不変のもの	2	1
	下降の傾向をしめしたもの	1	5
下降		2	4

CPによる反応型の上昇{$P>0.3$}
Rによる反応型の下降{$P<0.05$}

つぎに Mecholyl による反応型と，病像の変化との関連性を30例について検討した（第13表）．薬剤についてみると，CPでは最初にP型を示したものに改善例が多く，S型には不変例が多いが（$P=0.077$），Rでは全くその反対である（$P=0.030$）．また反応型を基準にしてみると，S型はRによって病像が改善せられ（$P=0.039$），P型はCPによって病像が改善される可能性が大きいといえる（$P=0.055$）．これらの結果は推計学的には検討しても，それぞれかなりの程度に有意である．なお Schneider[103] は Mecholyl 試験によって交感中枢の反応性をしらべ，それぞれの場合におけるRの作用の仕方を吟味し，Rは反応性が正常または亢進しているときにはそれを低め，減弱しているときには高めると述べている．

Gellhorn[121] によれば，私共のP型は交感中枢の反応性が低下しており，S型では亢進しているということになるが，いずれにしても以上の所見は，治療の実際において，CPかRのいずれを選ぶべきかという問題にたいして一つの示唆を与えるものと考えられる．

最後に問題になるのは，持続投与によって病像が変化したときに，Mecholyl による反応型がいかに変るかという点である．CP，Rの区別なく22例について通覧すると（第14表），病像が改善されるもの（寛解および軽快）の大部分において最初の反応型が変化し，病像が変らないものは反応型も変らない，そしてこの差は有意である（$P<0.05$）．なおこのばあい，対象となったのは分裂病と鬱病

第13表　Mecholyl 反応型と自律神経遮断剤持続投与による病像の変化

	改善例				不変例	
	寛解例		軽快例			
	型	例数	型	例数	型	例数
Chlorpromazine	S	1	S	0	S	4
	N	0	N	0	N	1
	P	4	P	4	P	3
Reserpine	S	3	S	1	S	0
	N	0	N	0	N	1
	P	1	P	1	P	6

第14表　疾患別にみた病像変化と Mecholyl 反応型の変化との関係

	寛解		軽快		不変	
	型	病名	型	病名	型	病名
型の変化したもの	P→N	欝	P→S	分	S→P	分
	S→P	欝	S→P	分		
	S→P	欝				
	S→P	分				
	S→N	分				
	P→N	分				
	P→S	分				
型の不変のもの			P→P	欝	P→P	欝
			P→P	分	P→P	欝
			P→P	分	P→P	欝
					N→N	欝
					P→P	分
					P→P	分
					P→P	分
					P→P	分
					S→S	分

欝：欝病　　分：分裂病

であるが，疾患の種類とは一応無関係であることも注目すべきである．

要するにCPやRによつて自律神経系機能にひきおこされる変動は極めて複雑であるが，いずれも自律神経緊張度を一定の方向に変化させるという点で共通なものをもつているということもできる．

CPやRを急速に投与するときには，いずれの場合にも生体は綜合的にいつたん副交感優勢に傾くものと考えられる．しかし実際には特定の自律神経剤にたいする反応の仕方におよぼすCPやRの影響を，例えば血圧や唾液量などの１～２の指標を基準としてみるときに，必ずしも一定の結果が得られないのであつて，このことはむしろ当然であろう．ところで持続投与のばあいには，Rでは静態的な緊張度からみても，また Adrenalin にたいする反応度，Mecholyl による反応型の変動の仕方からみても，副交感優勢への傾向がきわめて著明である．これに反してCPでは，副交感優勢になる度合が比較的弱く，しかも最後には交感優勢へと移行し，また持続投与を終了した時期においては，一般に Adrenalin にたいする反応度も，Mecholyl による反応型も，むしろ交感優勢に相当する傾向を示すようになつているといえる．これは Gellhorn[121] の考え方にしたがえば，交感中枢の反応性が高まつたためと解釈しうるが，もちろんCPが交感中枢を直接に刺戟するものとは考えられない．そこで一つの臆測が許されるならば，交感中枢の反応性が低下しているばあいに，それにたいしてCPによる比較的短い持続時間で抑制作用が繰返され，また同時に従来いわれているように僅かながらも副交感緊張が抑えられると，遂には生体としての適応性を獲得するという形で，交感中枢の反応性が高められるようになるということは，必ずしも不合理な推定ではないように思われる．このように考えれば，私共の得た所見はかなりすつきりしてくるのである．すなわち精神疾患の種類にかゝわらず，自律神経系の静態的および動態的様相の乱れを，一定の方向，それは交感優勢のこともありまた副交感優勢のこともあるが，とにかくその生体にとつて最も適当な方向に安定させることが，自律神経遮断剤療法の姿であり，その限りにおいてこの療法は，Gellhorn[121] があげているような各種療法と軌を一にしているわけである．なお Gellhorn は自律神経遮断剤についてはなにも触れていないのであるが，交感反応性が低下しているときには，従来のショック療法が適当であると述べている．ところで私共の所見からは，このばあいには理論上 CP が有効であるということになる．このことは臨床的にCPを急速投与したときの作用様式が，Rに較べると，いつそう従来のショック療法の作用様式に近いという印象をうけることとなにかの関連性があるようにも思われる．

他方また，特に著しい自律神経不均衡状態にあると考えられる欝病や神経症において，これらの薬剤のように自律神経系にたいして比較的穏かに働きかけるときには，ショック療法などのばあいと異なり，時としてかえつてその不均衡を強めることがありうるということも一応は説明することが

できる．とにかく自律神経系を中心とした生体としての反応様式からみるときに，自律神経遮断剤療法はけつして nosotrop な治療ではなく，symptomatisch なものにすぎないことがわかる．

いずれにしても，自律神経緊張状態をなにかの方法で転換させることが精神疾患の治療に必要な条件であるとすれば，電気痙攣療法やインシュリン・ショック療法は自律神経系にたいしていわば外部から間接的に激烈な変動を起させるものであり，これに対して自律神経遮断剤療法は，直接的に働きかけてその緊張状態の変調をひきおこすものとみなすこともできるであろう．しかも自律神経緊張状態がたゞちに精神疾患の本態と結びついているとはいえないので，自律神経遮断剤による療法は Symptomatisch なものであるといわざるをえないわけである．

2）内分泌系機能の変動
a）脳下垂体前葉副腎皮質系機能

Laborit[90)91)] らがフェノチアジン誘導体を用いて冬眠麻酔を創案したのはすでに周知のように，C. Bernard, Cannon, Reilly, Selye らの考え方から出発して，ショック或はストレスの状態における異常な生体反応を抑制し，それによつて生体としての安全性を図ることを目標としたものであつた．このばあい問題の中心におかれているのは，脳下垂体前葉・副腎皮質系をめぐつておこる生体反応であることはいうまでもない．

CP の脳下垂体前葉・副腎皮質におよぼす影響については数多くの実験的研究があり，綜説的な紹介[68)86)87)]もあるが，実験動物の種類や薬剤の投与量などによつて結果が左右されることも考慮にいれなければならないので，一定の見解に達することが非常に困難であることはむしろ当然である．とにかく初期の研究者達の考え方に反して，脳下垂体前葉・副腎皮質機能が CP によつて端的に抑制されるとは限らないというのが現在の一般の考え方といえるであろう．またRに関しても，脳下垂体前葉・副腎皮質系にたいする作用の仕方はけつして際だつたものではないと考えるのが一般の傾向のようである[72)]．

いずれにしても，これらの薬剤を投与する条件を一定にすることが必要であるので，私共[109)]は臨床的観点から治療という条件のもとで，薬用量のCP 或はRを投与したときの生体としての動きを問題にした．

イ）循環好酸球数の変動
i）急速投与の直接的影響

まずCP 或はRをそれぞれ急速に投与したときに，それによつて循環好酸球数に著しい変動がおこるかどうかを見なければならない．薬用量のCP（50mg静注）或はR（5mg静注）では，投与後1時間毎に4時間にわたつて追及すると，同一人に生理的食塩水を注射したときとほとんど変りなく，投与前の値と大差ないか，或は変動したとしても50％以上の減少はみとめられない．（好酸球の測定は Hinkelman 液を用い，さきに発表した方法[128)]による．）

ii）急速投与による前処置が ACTH の作用におよぼす影響

そこで CP 或はRが，ACTH（Armour）投与による循環好酸球の減少にたいしていかなる影響をおよぼすかをみた（第21図）．（ACTH 投与は鳥居に従い，2.5mg 静注，1時間後さらに5mg

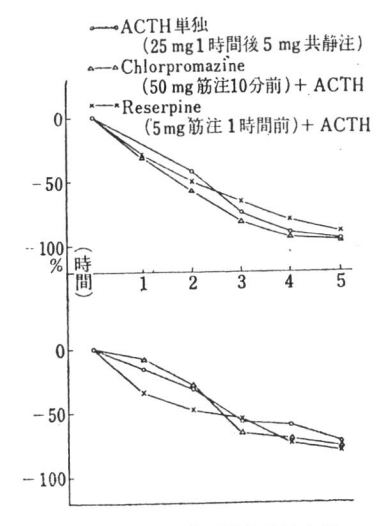

第21図 ACTH の循環好酸球減少作用と Chlorpromazine および Reserpine

静注.) 同一人について，数日の間隔をおいて観察したところ，CP 或はRの前処置（CPは10分前に50mg筋注，Rは1時間前に5mg筋注）は，いずれも ACTH による循環好酸球減少の経過にたいしてすこしの影響をもおよぼさないことが知られる．

iii) 持続投与による治療過程が ACTH の作用におよぼす影響

CP 或はRの持続投与の前後に，それぞれ ACTH 投与をおこなつた．対象は CP 6例，R 5例であるが，薬剤の持続投与によつて循環好酸球の総数が増加すると否とにかゝわらず，ACTH投与による減少率は投与前後で変りなく，推計学的にも差がないことが明らかである（第22図）．

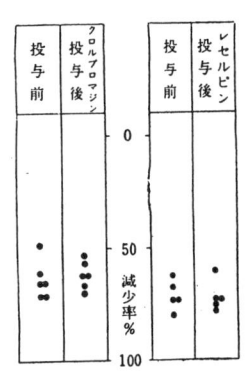

iv) 持続投与による治療過程の直接の影響

CP 或はRを持続投与中の患者について，毎日一定時刻に採血をおこなつて循環好酸球数を算定した．対象になつたのは CP 13例（1日量 100～400mg，平均 19.5日間測定），R 7例（1日2～5mg，平均30.5日間測定）であるが，こゝではその一部を示す（第23図）．

一般に投薬開始後1週間目あたりから循環好酸球が増加し，とくにCPにおいて顕著であり，蕁麻疹およびパーキンソン症状を呈したものでは，それが極端な形をとつて現われている．好酸球数の増減には，もちろん複雑な機制が関与していることを考慮しなければならないが，以上の循環好酸球に関する観察の結果については，他の観察結果と綜合して考察したいと思う．

ロ）尿中17-Ketosteroids 値の変動

CP 或はRを各2例ずつに，2～3週間持続的に投与し，その前後40日間にわたつて，連日尿中

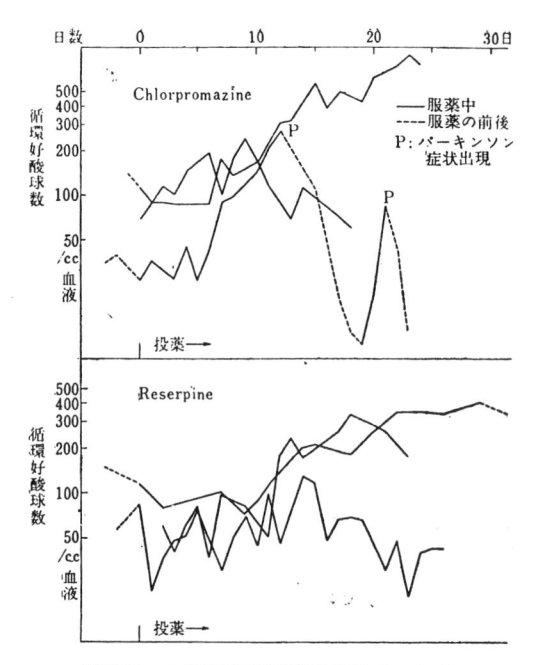

第22図 Chlorpromazine および Reserpine 持続投与の前後における Thorn (ACTH)テスト

第23図 自律神経遮断剤持続投与による循環好酸球数の変動

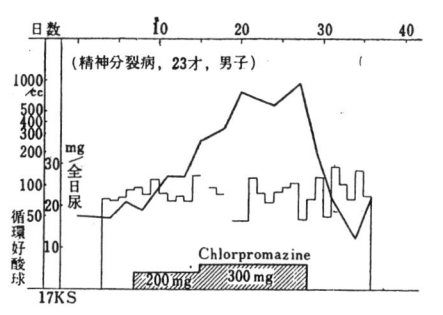

第24図 Chlorpromazine 持続投与時の 17-Ketosteroids および循環好酸球の変動

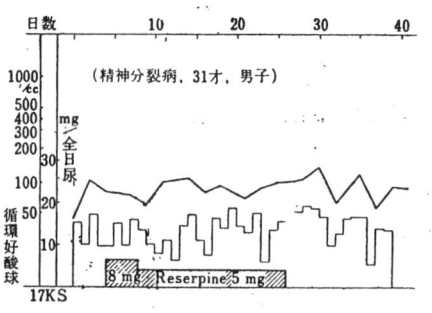

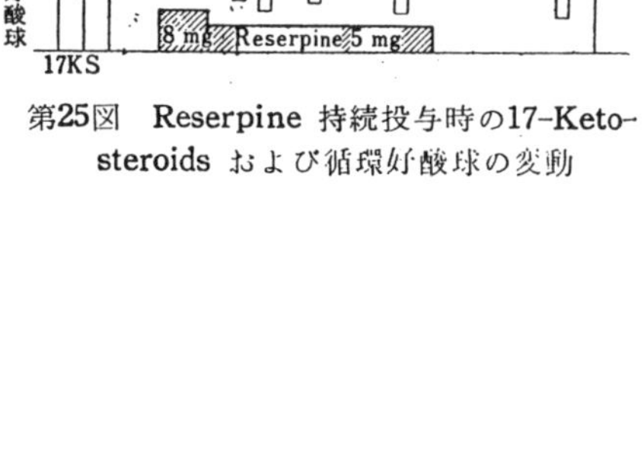

第25図 Reserpine 持続投与時の17-Ketosteroids および循環好酸球の変動

17-Ketosteroids を定量した（Drekter 法の三宅変法による）．また同一例について，それに並行して1日おきに基礎循環好酸球数を算定して比較検討した（第24，25図）．

17-Ketosteroids の尿中排泄の機制は周知のように複雑で，このばあいの判断も必ずしも容易ではない．しかしとにかく，CPについても，またRについても，尿中17-Ketosteroids値は，循環好酸球の増加した例においても，またその変化のみられなかつた場合にも，たゞ不規則な増減を繰返すだけで，特別の傾向は認められなかつた．

ハ）血清電解質の変動

CP或はRの薬用量急速投与時において，血清Na，K，Caの変動を4時間にわたつて追究したが，第26，27図に示すように，いずれもほとんど変化を認めることができなかつた．（測定は焰光分光分析法による．）

持続投与のばあいにも，私共は数例について，それぞれ3～4週間にわたつて追究したが，血清電解質の変動の仕方を特別に意味づけることは不可能であつた．

要するにCP或はRの薬用量投与では，血清のNa減少，K増加というような傾向はみられないわけである．

以上の循環好酸球，尿中17-Ketosteroids，血清電解質に関する臨床的観察から，CPやRは薬用量の範囲内では，少なくとも副腎皮質にたいしては直接の影響をおよぼさないということがいえるであろう．この点についてはいくつかの実験的研究もある．たとえば赤須[69)70)]らは脳下垂体摘除ダイコクネズミを用い，循環好酸球，副腎アスコルビン酸，尿中総 17-Hydroxycorticosteroids などを指標として，極めて大量でない限り，CPは直接副腎皮質機能を抑制するものでないことを明らかにしている．またRについては，Gaunt[77)]らは副腎摘除ダイコクネズミの生存期間におよぼす影響，或はモルモットの尿中17-Hydroxycorticosteroids の排泄にたいする影響の仕方などから，Rは副腎皮質機能を抑えないこと，および適量ではむしろ軽く刺戟することを示し，さらに

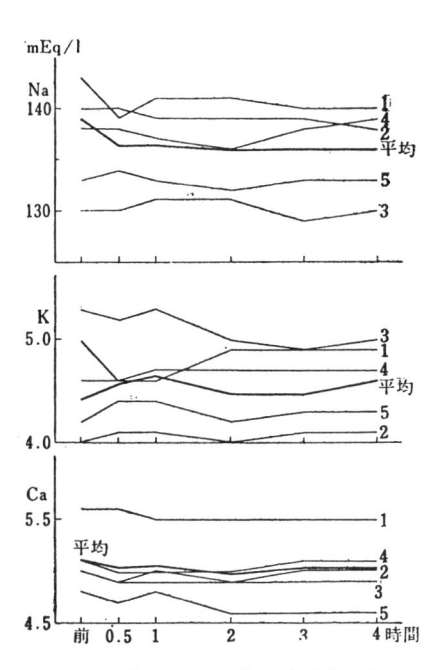

第26図　Chlorpromazine 急速投与時の血清電解質の変動（陳旧性精神分裂病5例）

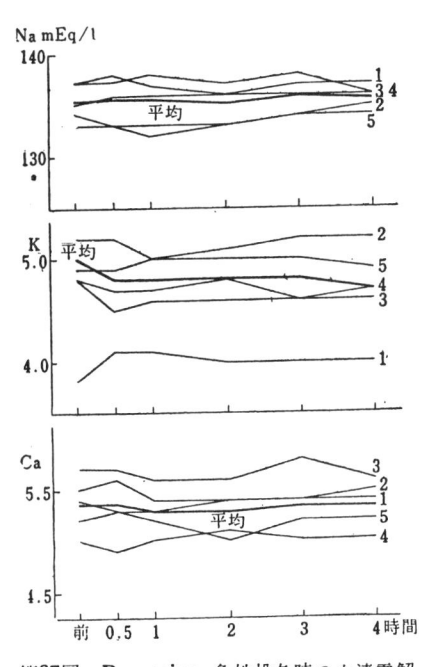

第27図　Reserpine 急性投与時の血清電解質の変動（陳旧性精神分裂病5例）

Winsor[113] は臨床的に, 血清 Na, Cl に変化のないこと, ACTH 投与による循環好酸球の減少に影響をおよぼさないことなどから, Rは副腎皮質機能を抑制しないと結論している. なお Moyer[93] も血清 Na, K の濃度およびその排泄率はRの持続投与によつて変化しないことを臨床的に確めている.

このようにCPについても, またRについても, 薬用量では副腎皮質機能は抑制されないということは一般に認められているといつてよい. そこで問題になるのは, はたしてこれらの薬剤が脳下垂体前葉にたいして抑制的に作用するかどうかという点であるが, このことは臨床的水準でとりあつかうことは非常に困難である. Holzbauer[81] らは動物実験の結果から, モルヒネによる交感中枢の刺戟はCPによつて抑制されないし, さらに外的侵襲 (手術または Adrenalin 注射) による ACTH 放出にたいして, CP が抑制的作用をもつということを充分に証明できないということから, Courvoisier 以来の見解を裏づけることができないといつている. また副腎アスコルビン酸を指標とする Nasmyth[95] の実験によれば, CP は ACTH 放出にさいしての視床下部および副腎髄質 Adrenalin の役割にたいして直接に影響をおよぼすものではなく, むしろ末梢性抗ヒスタミン効果によつて, ヒスタミンの作用 (副腎髄質剔除動物における ACTH 放出) を遮断するという. これにたいして Osterman[96] らは, 臨床的に尿中17-Ketosteroids および循環好酸球を指標として得た所見から, CP は脳下垂体前葉・副腎皮質系にたいして直接或は間接に抑制作用をおよぼすが, それはけつして強いものではないと結論している.

この点について私共の臨床的資料だけから最終的な結論を出すことは困難であるが, しかし薬用量を持続投与したさいには CP でもRでも, 副腎皮質機能の直接的な抑制が認められないにもかゝわらず循環好酸球が増加する傾向がみられるという事実は, もちろん単純に解釈することはできないにしても, 次項に述べる脳下垂体後葉機能の変化と併せ考えると, CP やRが脳下垂体前葉・副腎皮質系にたいして, もつと中枢から抑制的に作用するという可能性を否定するものではないであろう.

ところで, その機制にかんしてはまだ一致した見解に達していないが, 渋沢[106][107] らによれば, CP による脳下垂体副腎皮質系の抑制は, まず視床下部におけるアセチルコリンの遊離が阻止せられ, それにともなつて Vasopressin 神経分泌が抑制せられ, その結果として ACTH の分泌, したがつて副腎皮質ホルモンの分泌が抑えられるという. 他方, 沖中[123][126] らは, 副腎皮質ホルモンは ACTH を介する体液性支配のほかに, 内臓神経を介しての直接的な支配をも受けていることを主張しているが, このような機制によつて, 視床下部の抑制が直接に副腎皮質に影響をおよぼすこともありうるかもしれない. また小林[85] らは, 「視床下部-脳下垂体前葉系に特異的に限局されている反応」としての銅塩排卵を指標として, CP が視床下部-脳下垂体前葉系にたいして著明な抑制作用をもつていることを明らかにしている. いずれにしても現在の段階では, CP やRによつてひきおこされる脳下垂体前葉・副腎皮質系の変動は, まず視床下部が侵襲をうけることによつて開始されると想定するのがいちおう妥当であるように思われる.

b) 脳下垂体後葉機能

脳下垂体後葉のばあいは視床下部とのあいだに密接な関係があることが明らかであり, ことに視索上核 (Nucl. supraopticus), 室側核 (Nucl. paraventricularis) などと神経線維によつて結合されていることは既知の事実である. したがつて視床下部脳下垂体系を問題にするときには, 脳下垂体後葉の機能, とくに抗利尿作用をとりあげることが有意義となるわけである. ところでこれはきわめて複雑な問題であるが[127], 一応自律神経遮断剤との関連に限定して考察することにした.

Gaunt[77] らはダイコクネズミやモルモットを用いての実験で, Rは抗利尿ホルモン (ADH) の放出を抑制しないといつている. しかしこのような実験では, 薬剤の用量とか実験動物の慣れなどが

成績に非常に大きな影響をおよぼすので，その判定には充分に慎重でなければならない．なお別に発表するように，動物（ダイコクネズミ）にたいして人間の薬用量よりもはるかに大量の CP（5 mg/100g）或はR（0.1mg/100g）を投与すると，尿量や飲水量が著しく減少するが，この事実をそのまゝ治療という条件下における人間のばあいに当てはめることができないことはいうまでもない．そこでこの報告では臨床的に薬用量を用いたばあいについて検討することにした．

i）急速投与による場合の水利尿におよぼす影響

方法は Volhard の術式にしたがつて患者に水1 l を飲ませ，30分毎に採尿して量を測つた．CPは充分利尿が起きたときに50～100mg静注し，Rはその遅効性を考慮して，水を飲む1時間前に10mgを筋注した．CP では尿量減少も，Cl 濃度増加もほとんどみられないし，Rでは僅かながら抗利尿作用のあることが覗われるが，はつきりしたものではない（第28，29図）．

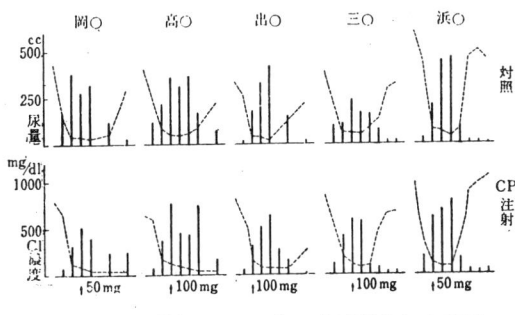

第28図 Chlorpromazine 急速投与と水利尿

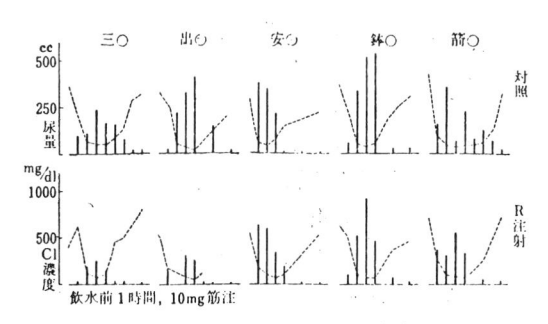

第29図 Reserpine 急速投与と水利尿

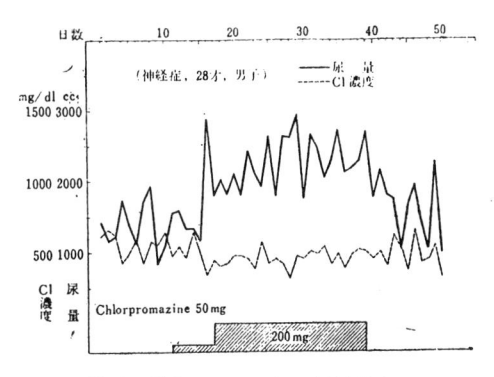

第30図 Chlorpromazine 持続投与による尿量および Cl 濃度の変動

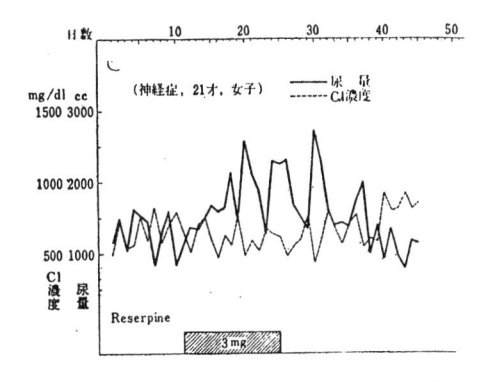

第31図 Reserpine 持続投与による尿量および Cl 濃度の変動

ii）持続投与による場合の尿量変化

CP，R についてそれぞれ代表的な例をあげると第30，31図のごとくである．患者はいずれも協力的で，全期間にわたり全尿採取は大体確実におこなわれたものと考えられる．CP でもRでも，投与開始数日後から尿量増し，投与中止後間もなく治療前の値にもどる．この傾向はCPにとくにはつきりあらわれ，またRでは投与を中止してからでも変化がながく残ることがみられる．要するに薬用量の持続投与により，軽い尿崩症の状態が一過性にあらわれることがわかる．

そこで持続投与のばあいに，Volhard 試験による利尿能の変化の仕方を経過を追つて検討すると，CPとRとを綜合して，投与前に利尿能の低かつたものは高められ（第32図），最初に高かつたものは，いつたん低下して再び上昇し（第33図），

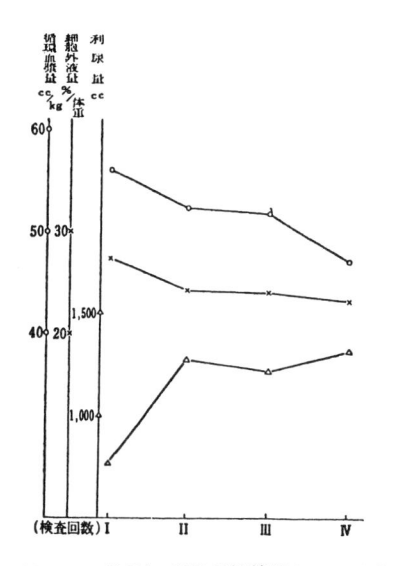

第32図 自律神経遮断剤持続投与による利尿能の変化と循環血漿量および細胞外液量（Ⅰ）投与前利尿能の低いもの，13例

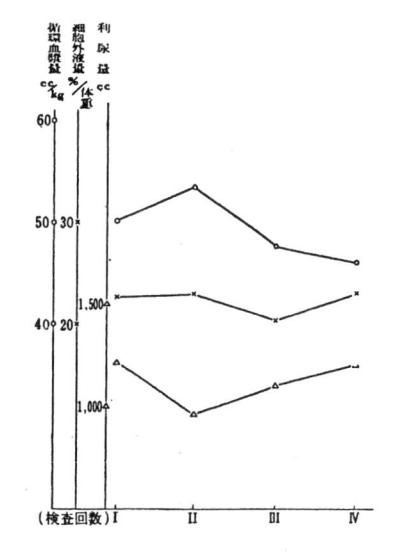

第33図 自律神経遮断剤持続投与による利尿能の変化と循環血漿量および細胞外液量（Ⅱ）投与前利尿能の高いもの，5例

循環血漿量(Evans-Blue法)，細胞外液量(Rhodan-Na法)もそれに応じた変化を示している．なお全般的にみて，疾患の種類とは関係なく，利尿能が回復増加するものは，それに伴つて情動の調整がみられ，病像が改善される傾向があるということができる．

ところで水分代謝は，いうまでもなくきわめて多くの要因によつて左右されているので，このばあいも単純に脳下垂体後葉機能と結びつけてしまうことはできない．しかし従来の報告[93][94]では，極端な大量でないかぎり，CPやRは直接腎機能に影響をおよぼさないことが明らかにされており，また塩類利尿剤のように組織内の代謝過程に直接に作用することも考えられない．さらに前項で述べたように，副腎皮質も薬用量では影響をうけないといえるので，けつきよく脳下垂体後葉が主役を演じていると見なしてさしつかえないと考えられる．

それならばCPやRが脳下垂体後葉にたいしてどんな作用の仕方をするかという点について，私共はWistar系ダイコクネズミを用いて一連の実験をおこなつた．その詳細は別に発表することになつているので，結論だけを示すと第15表のとおりである．これは対照例および種々な処置を加

第15表 自律神経遮断剤投与とダイコクネズミ脳下垂体後葉の抗利尿ホルモン含有量

	例数	排尿係数1時間値 $\bar{x} \pm SD$	後葉中のホルモン含有量概算mU/頭
対照（無処置）	4	18.5±6.10	18
Chlorpromazine 投与	4	16.3±3.78	21
Reserpine 投与	5	19.2±3.98	17
電気刺戟1000回施行	6	32.5±10.44	6
Chlorpromazine 前処置後電気刺戟	5	22.4±14.18	13
Reserpine 前処置後電気刺戟	4	19.3±10.20	17

えたダイコクネズミを断頭して脳下垂体後葉を剔出し，Kammらの方法に準じて抗利尿ホルモンを抽出し，さらに私共[130]の考案した生物学的方法でダイコクネズミの水利尿におよぼす影響を観察し，排尿係数1時間値にもとづいて，脳下垂体後葉のホルモン含有量をPitressin相当量に換算したのである．この表でわかるように，CP，Rの比較的大量を単独に主として急速に投与したときには，抗利尿ホルモン(ADH)の放出はあまり影

響をうけないが，例えば動物の両側後肢に一定の電気刺戟を頻繁に繰返し動物を不安の状態に陥れるようなときには，大量のADHが放出され，残存するホルモン量は著しく減少する．このような場合に，まえにのべた単独で用いた量のCPまたはRで前処置しておくと，ADHの放出はかなり抑制されることがわかる．またもし刺戟が弱ければ，その効果は薬用量のCPまたはRの前処置で抑制される．

このようにCPもRも，おそらく視床下部に作用して外からの刺戟，つまり求心性インパルスを遮断してADHの放出を抑える作用があるものと推定されるので，治療という条件で持続的に投与するときに，利尿が促進される傾向があらわれることは一応説明しうるものと考えられる．

要するに脳下垂体前葉・副腎皮質系と脳下垂体後葉の機能におよぼす影響を綜合的に考察すると，これらの薬剤の作用部位として視床下部を想定するのがもつとも妥当であるということになるわけである．

c）甲状腺機能

甲状腺機能については，古くから一方では精神状態との関連が，他方では物質代謝との関係が問題にななつている．しかも脳下垂体前葉との間に，甲状腺刺戟ホルモンを介して密接な連係が保たれていることが明らかにされているので，甲状腺機能におよぼす遮断剤の影響を考慮に入れることも必要となるわけである．

甲状腺機能は無機ヨードの摂取，甲状腺ホルモンの合成と血中への放出，さらに末梢組織における効果の出現にいたる各過程について検討されなければならないが，私共は基礎代謝率（BMR）と血漿蛋白結合ヨード（PBI）を対象とした．

測定にさいしては，朝食前30分間に安静を保つてから，前に述べた自律神経緊張度の測定に併せて，基礎代謝率（Sanborn 装置を用い10分間記録）を測り，その直後に採血し血漿蛋白結合ヨードを測定した（Barkerのアルカリ灰化法による）．これらの測定は薬剤投与前，投与開始後50日目頃までに7回にわたつて繰返された．このような一連の測定をすべておこなつたのは14例であるが，そのほか断片的に55例についても測定したので，可能な範囲で資料に加えた．

これらの測定値は個人差が大きいために，横断面的にみて，CPとRとを比較することはできない．そこで各例について縦断面的な観察をおこない，投与前の値を100％として，それにたいする比率で測定値の変化をあらわすことにした（第34図）．

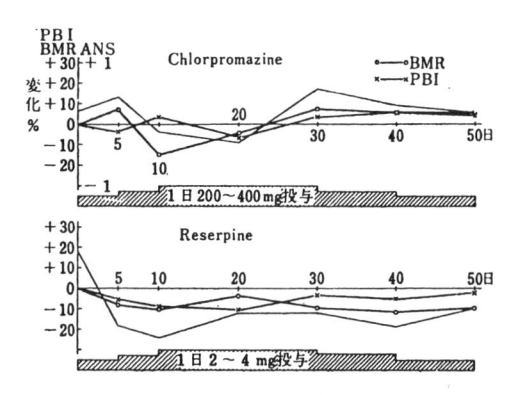

第34図　自律神経遮断剤持続投与時におけるBMR, PBI の変化と自律神経緊張度の変化との関係

イ）基礎代謝率の変動

CPでは9例について観察したが，その変化の仕方は，前に示した自律神経緊張度の変化の仕方と偶然一致している．

Rでは5例について追究したが，このばあいも自律神経緊張度が副交感優勢に傾くのと一致して，全経過を通じて減少している．

ロ）血漿蛋白結合ヨードの変動

CPでは図のごとく多少の変動を示すが，Rでは平均値についてみると全期間を通じて減少している．

以上の結果から直ちにCP或はRが，甲状腺からのホルモン放出を抑えるのか，或は甲状腺ホルモンの末梢における利用に対して影響をおよぼすか否かという点について立入つた議論をすることはできないが，とにかくこゝでは，BMRやPBIが，自律神経緊張度の変動とある程度の関連性を

もつて変動するという現象を指摘するにとゞめておきたい．

今までみてきたように，自律神経遮断剤を投与したときの内分泌系の動きはかなり複雑である．脳下垂体前葉・副腎皮質系および脳下垂体後葉の機能を中心としてみると，CPもRもだいたい同じ作用を示し，とくに薬用量を持続的に投与したばあいには，視床下部にたいして抑制的に働く傾向があると考えることが許される．他方，甲状腺の機能を中心としてみると，私共が用いた指標によるかぎりでは，その変動の仕方を端的にとらえることは非常に困難であるが，とにかく前に明らかにした自律神経緊張の動き方とかなり密接に関連していることが見いだされ，これも自律神経緊張の動きとともに視床下部がうける影響の現われと考えられないこともない．ところで私共の所見だけからみても，自律神経系の動きと内分泌系の動きとの間に必ずしも全面的な一致があるとはいえないが，これらの薬剤によつて生体の動きが全体としてある一定の方向に調整される傾向があるということは認めてよいと思われる．なおこの項目では精神生理学的な考察にはほとんど触れることができなかつたが，これは将来の問題として残しておきたいと考える．

治療法としての実際的意義に関する二三の問題についての考察

今まで私共は，この治療の理論的根拠を明らかにするために，種々な角度からの考察をおこなつてきたが，一応の見通しをつけることができたので，最後に，治療法としての実際的な意義に関する二三の問題について検討したいと思う．なおはじめに述べたように，治療上のそれぞれの具体的事項，あるいは個々の疾患についての適応などに関しては，すでに多くの人々によつて論じ尽くされていることでもあるので，こゝでは立入らないことにする．

A. ChlorpromazineとReserpineのいずれを選ぶべきか

M. Bleulerおよびその門下[5)62)]が最初に指摘したように，臨床的な作用の仕方という点では，CPとRとの間には本質的な差異は認められないといつてよい．私共がはじめに問題にした持続投与時の病像の変化というのは，結局これらの薬剤をそれぞれ単独に持続的に一定期間用いた直後における治療効果にほかならないが，第1，2表に示されているようにCPとRとでは，全体として非常に似た結果が得られる．たゞこの表でRの場合に分裂病の荒廃群に部分的改善が目立つているのは，私共の資料ではとくに対象が選択されたためでもあるが，これらの症例にRを比較的長期間投与することによつて，病室における取扱いが容易となり，看護上有利な結果が得られることが少なくないことは，多くの人々によつて認められている．またCPについても同様のことがいえる．

さらに各疾患を発病からの期間によつて分け，その治療効果をみると第35図のごとくである．CPとRとでは，だいたい同様の傾向がみられ，とくに分裂病においては，両薬剤ともに発病後間もない時期のものほど治療効果が良いことは当然である．

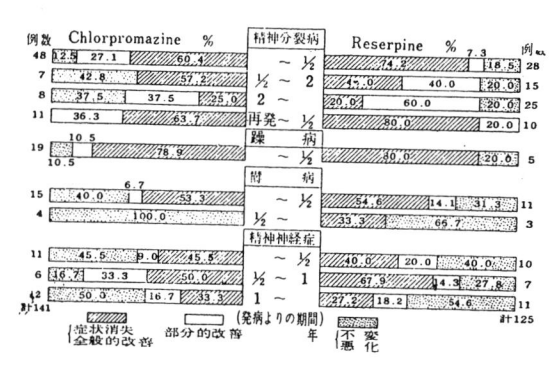

第35図 治療効果と発病から治療開始迄の期間

つぎに問題になるのは副作用についてである．これは薬剤によつてひきおこされる主として身体的側面における自覚的および他覚的症状であるが，投与量或は投与期間によつても左右されるので正確な比較は困難である．いずれにしても副作用に関してはすでに論じつくされているので，こゝでは詳しいことは省略するが，両薬剤のばあいでその種類はだいたい似ていながら，二三異なつ

たところもあり，それらの差異を顧慮しながら薬剤を選ばなければならないことがある．ことに副作用のほとんどすべてが自律神経系症状であるので，そのような症状にたいしてとくに敏感な欝病や神経症においては，薬剤選択に格別の注意をはらう必要があることはいうまでもない．こゝでは1日平均投与量に関して，CP では 200mg までとそれ以上，R では2 mg までとそれ以上の2群に分けて副作用の発現率を比較してみた（第36図）．例えば循環器系では CP による不安定な頻脈（多くは投薬期間中続く）と R による徐脈およ

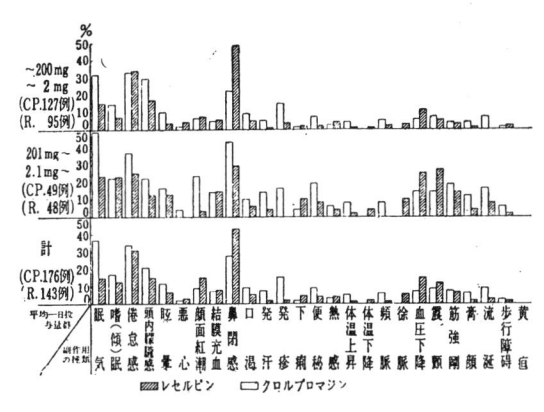

第36図　1日平均投与量と副作用

び血圧下降がみられ，パーキンソン症状群でも薬用量では発現の頻度には大差ないようであるが（非定型的なものを含めると CP：18.0％，R：16.1％），CP では膏顔，流涎が目立ち，R では震顫が比較的著しいという傾向がみられる．いずれにしても Haase[24]や v. Ditfurth[15] が主張するようにパーキンソン症状群が治療効果の機制に直接つらなるものであるかどうかは疑問である．なお CP には黄疸[37][64]と無顆粒細胞症[28][61]があらわれるといわれているが，私共は経験しなかつた．また松岡ら[46]が報告している CP による特有な筋強直の1例を見たが，この報告の資料には含まれていない．

他方，私共はすでに主として病態生理学的観点から，CP と R とでは，その作用の仕方にかなりはつきりした相違のあることをしめした．つまり CP は作用のあらわれ方が速く，その持続が短く，しかも持続投与にさいしての生体の反応の仕方は経過とともに変化する傾向を示すが，R は作用のあらわれ方が遅く，その持続が長く，持続投与時における生体の反応の仕方は経過的にみて一定不変であるといえる．このことはすでに臨床的にも注目せられ，短期間の効果を目的とするときには比較的大量の CP を用い，長期間にわたつて治療するときには比較的少量の R を選んだり[12][29][36][40][49]，或は両薬剤の特徴を生かすために併用を試みる人[2][16][44][53]もある．しかしこのような操作によつて実際にどの程度の治療上の利益がえられるかは，必ずしも確然ときめられるものではない．またある人々が主張しているように，とくに CP の優越性[3][14][41][43]を認めなければならない理由も，すくなくとも私共の経験では，あまりはつきりしないように思われる．

Mecholyl テストをおこなえば，いちおう選択の目やすがついて治療の効果をあげることができるかもしれないが，臨床の実際において簡単に使用することが困難である．結局これらの薬剤を用いるときには，それぞれの特徴を生かしながら，そのばあいに応じて薬剤を選択或は変更して種々な用い方をすべきであつて，一定の固定した治療方式を決めるべきではないというのが私共の見解である．

B. Chlorpromazine 或は Reserpine だけで治療として充分であるか

これらの薬剤による病像の変化としての治療効果と，ある一定期間入院して，あらゆる治療を終つたときの綜合的な転帰とはもちろん区別されなければならない．私共の対象はすべて入院患者であるが，一定期間中にうけた治療が，はたして遮断剤療法だけで充分であつたか，あるいは他の療法を必要としたかどうかということは，この治療法の価値をきめるうえにかなり重要な意義をもつているので，この点について検討してみたい．

そこで四つの主要疾患について検討したのが，第16表である．こゝでは綜合的転帰を，寛解（完全および不完全），軽快，未治の3群にわけ，それ

第16表　綜合的転帰と治療の様相

精神分裂病

		遮断剤単独		他療法との併合	
寛解	CP	21	40	41	71
	R	19		30	
軽快	CP	4	4	4	7
	R	0		3	
未治	CP	2	3	10	35
	R	1		25	

欝病

		遮断剤単独		他療法との併合	
寛解	CP	3	6	8	14
	R	3		6	
軽快	CP	1	1	4	7
	R	0		3	
未治	CP	2	2	0	1
	R	0		1	

躁病

		遮断剤単独		他療法との併合	
寛解	CP	6	9	6	7
	R	3		1	
軽快	CP	3	3	3	3
	R	0		0	
未治	CP	0	0	0	1
	R	0		1	

神経症

		遮断剤単独		他療法との併合	
寛解	CP	7	12	4	5
	R	5		1	
軽快	CP	5	11	5	13
	R	6		8	
未治	CP	2	4	2	9
	R	2		7	

それCP或はRを単独に用いたものと，他の治療を併合したものとに分けた．このなかには，他の種類の遮断剤療法を前後して併合したものも含まれている．とにかく全般的にみて目立つことは，入院期間中にCP或はRだけで治療を終つたものよりも，なにかほかの治療の併合を必要としたものの方が多いという傾向が認められ，ことに分裂病の未治例のばあいに顕著である．これは実際問題として見逃すことのできない事実である．なお神経症については全例に種々な程度の精神療法がおこなわれているが，この表からはすべて除外されている．

ところで他の療法を併合した時期が問題であり，CPやRを単独に用いた治療より前において併合されているものは，それらの治療で効果をあげることができなかつたから遮断剤を用いたのであり，後に併合されているものは，単独に用いた治療が有効でなかつたことを意味する．そこで分裂病だけについてみると，他の療法の併合によつて，綜合的転帰が寛解であるもののなかでも，その半数以上はCPまたはRを単独に用いた治療の後に他の療法をおこなつたということになる．(71例の併合療法による寛解例の中で，他の療法を後から用いたもの28例，前と後に行なつたもの12例．)さらにこれらの後からおこなつた治療の内容は電気衝撃療法やインシュリン衝撃療法を主体としているが，その組合せはかなり多彩である．また欝病についてCP或はRの単独療法後に病像が不変または悪化したものについてみると（第4,5表），CP（10例）では電気衝撃療法を追加した6例はすべて寛解，インシュリン衝撃療法をおこなつた1例は軽快，R（6例）では電気衝撃療法を追加した2例は寛解，1例は依然として不変，CPを投与してさらに電気衝撃療法をおこなつた1例は軽快，持続睡眠療法と電気衝撃療法の両方を試みたものは寛解，軽快，各1例という結果になつている．このようにCPやRによる療法は，綜合的な治療効果という点からみて，もちろん他の療法が無効であつたときに効果を示すこともあるが，その反面，他の治療法を必要としない程に有力であるとは言いきれないことが判る[50]．なお電気衝撃療法との併合に関しては，特にそれを推奨する人[22)35)45)]もあり，また他方，同時に実施することによる急激な血圧下降にたいする警告[20)63)]もある．

C. Chlorpromazine 或は Reserpine の単独治療の効果と他の療法（特にショック療法）の効果

こゝでは分裂病について，私共のおこなつた単独治療の効果と，従来のショック療法について発表されている治療効果とを比較した（第37図）．治療効果の判定規準も各著者によつて必ずしも一定し

```
 I. ½年以下                        %         例数
①E.S.T.(高尾)¹²⁹⁾    76.5       12.8 0.7  698
②Insulin(林,秋元)¹²²⁾  62.6      19.1 18.3  241
③  ″ (Alexander)¹¹⁷⁾  71.3      19.9 9.8   335
④Chlorpromazine      60.4      27.1 12.5   48
⑤Reserpine           74.2           18.5   28
                                       7.3
 II. ½年～2年
①                    47.3      24.1  28.6  364
②                    41.7      36.3  22.0  168
③                    60.6      15.7  23.7  664
④                    57.1      42.8           7
⑤                    40.0      40.0  20.0   15
 III. 2年以上
①                    25.5      26.9  47.6  443
②                    25.4      28.6  46.0  126
③                    31.1      24.7  44.2  762
④                    25.0      37.5  37.5    8
⑤                    20.0      60.0  20.0   25
①② 完全寛解＋良好      軽 快      未 治
③   ″＋社会的寛解
④⑤  ″＋全般的改善   部分的改善
```

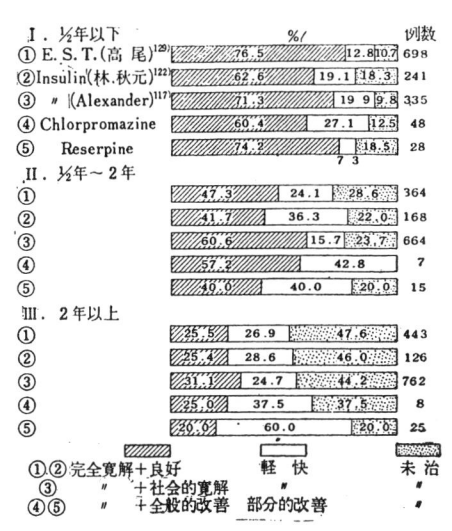

第37図　精神分裂病の発病より治療開始迄の期間と治療効果（他の治療法との比較）

第17表　入院中の自律神経遮断剤投与日数および投与量と予後の関係（精神分裂病例）

		例数	投与日数	投与総量(mg)
クロルプロマジン	不変例	11	30.9±12.6	6010±2860
	悪化例	5	52.6±19.6	7480±5025
		(P<0.05)		
レセルピン	不変例	12	36.0±14.1	69.3±44.4
	悪化例	7	44.3±20.3	142.0±78.6
		(P<0.05)		

ていないし，また私共の材料は非常に小さいので，そのまゝ比較することは無理であるが，いちおう寛解，軽快，未治にわけ，発病から治療開始までの期間を3段階にわけて検討した．結果全体としてみると，CPやRの治療効果は，従来のショック療法と著しい差異がみられないということになる．

治療効果を問題にするときには，もちろん少なくとも治療後数年を経過してからでなければならないが，私共の材料はまだ時の篩にかけられていないので，確定的なことはなにもいえない．しかしとにかく私共の症例のうちで，入院期間中に他の療法を併合したものを除いて，退院時寛解状態に達していたもの110例について調査し，回答をえた79例について検討すると，平均約10ヵ月の間で，退院後症状がそのまゝ変らないものと悪化したものとの比は，CPでもRでもまた両者を併用したばあいでも，だいたい3：1になつている．（CPでは30：8，Rでは24：9，両者併用では6：2）このうち分裂病についてみると，退院後悪化した例のほとんどすべてが6ヵ月以内に悪化しており，また分裂病の悪化例と不変例とについて，投与日数と投与量とを比較すると（第17表），CP

でもRでも，悪化例の方が日数，量ともに多く，推計学的には，CPでは投与日数に関し，Rでは投与総量に関して有意である（P<0.05）．すなわち治療が不充分なため悪化するというわけではなく，むしろ予後の悪いような症例にたいしては長期間の治療を必要としているとも見なすことができる．

Hartmann²⁵⁾らは精神病理学的観点からショック療法の作用とCPの作用とを比較し，ショック療法の心理的固有作用は多少なりとも急速にまた強く現われるのにたいし，CP療法では比較的緩徐にまた弱く現われると述べている．私共の結果からみても，CPやRによる治療が，治療効果という点で，従来のショック療法に較べて全面的に優れていると断定することはできないことがわかる．このような意味では，H. Hoff²⁹⁾³⁰⁾の見解を認めざるをえないわけである．

総　括

以上私共は，現在わが国で自律神経遮断剤と呼ばれているもののうちで，CPとRとをとりあげ，これらの薬剤による治療の理論的根拠と治療法としての意義とを明らかにすることに重点をおきながら考察を進めてきた．たゞこゝでいう理論的根拠とは，けつして薬剤の作用機序の本態というような意味ではなく，複雑な現象の背後にあるなにか一貫した動きという程度のものに過ぎないことは，今まで述べてきたことからも明らかであると思う．そこで私共が考察してきたことをもう一度ふりかえつてみると，つぎのようにまとめることができる．

1) 臨床精神病理学の観点からみると，CPお

よびRの作用の現われ方はきわめて類似し，これらの薬剤によつて病像が改善されるときには情動の調整がその基盤になつているといえる．しかしもちろんすべてのばあいに情動が調整されるわけではなく，欝病や神経症などではかえつて不安が増強されることもあるが，このことはむしろこれらの疾患における生体としての不安定性が著しいためと解せられる．いずれにしてもこれらの薬剤の作用を情動のうごきと密接な関係をもっているということは明らかであり，このことはこの現象を病態生理学的観点から追究することが可能であり，また必要であることを示しているといえる．

2）病態生理学的考察として，とくに薬剤の作用様式について検討するとつぎのごとくである．すなわち皮膚電気反射におよぼす影響から，CPの作用が速くあらわれ持続が短いのに反し，Rでは作用の現われ方が遅くしかも持続的であることが示され，また脳波にみられる変化の仕方とあわせ考えると，両薬剤とも最初に視床下部にたいして働きかけるということが想定される．他方，動物実験においてS^{35}で標識されたCPは，間脳よりはむしろ大脳皮質に多く集るようであるが，薬剤が集積する部位と，それによつて機能的に最も影響をうけやすい部位とは，かならずしも一致するとはかぎらないと考えてよいであろう．また脳組織の糖質代謝は，Warburg検圧計による検索では，CP或はRのいずれによつても低下することが認められるが，脳内の局在的な差異については確言できない．

3）薬剤を投与されたときの生体としての反応様式のうちで，自律神経機能の変動は特徴的である．持続投与のさいにおける自律神経緊張状態はCPのばあいは副交感優勢に傾く度合が弱く，しかも一定期間の後にはむしろ交感優勢の傾向を示すようになるが，Rでは投薬期間中，かなり強く副交感優勢に傾く．このことはAdrenalinにたいする反応度の変化，Mecholylによる反応型の変化の仕方などによつても裏づけられる．

4）生体としての反応様式のうちで内分泌系機能の変動は複雑である．脳下垂体前葉・副腎皮質系機能について，循環好酸球，尿中17-Ketosteroids，血漿電解質などを指標として検討すると，両薬剤の薬用量では副腎皮質機能は直接影響をうけないようである．他方，脳下垂体前葉にたいしては，両薬剤の持続投与は抑制的に作用するものと考えられ，水分代謝からみた脳下垂体後葉にたいする抑制作用とともに，視床下部の抑制にもとづくものと推定される．甲状腺機能は，基礎代謝率および血漿蛋白結合ヨードを指標として追究した．持続投与のばあいにおけるその変動の仕方は複雑であるが，自律神経緊張状態の動きとほぼ並行したうごきを示す．

5）このように生体としての反応様式は甚だ多彩であるが，経過を追つて眺めると，けつきよく視床下部の機能を通して一定方向に調整されることが中軸となつているとみなしてよいと思われる．もちろんこのような調整が生体にとって好都合におこなわれないことも当然ありうるわけである．しかしいずれにしても，これらのことは，精神疾患の種類には関係のない現象であることを見逃すことはできない．

6）このように自律神経遮断剤療法は，けつきよく症候学的水準における治療法であつて，その意味において従来のショック療法の範囲を出ないものであり，しかも治療法としての効力の上からみて，必ずしも従来のショック療法に完全に代りうるものということはできないのである．

7）しかし他方，自律神経遮断剤療法は，治療としての理論的根拠を一応備え，しかも治療の実際的手段としてもきわめて妥当であり，そのほか患者取扱いの面にみられる利点などを綜合すると，従来の治療法に較べて確かに1歩進んだ方法であるということは，すべての人によつて承認されることと思う．

なお見方をかえれば，これらの薬剤は，精神疾患の精神生理学的研究の手がかりとしても極めて適したものであり，私共も，今回の報告は甚だ不完全のものであるが，これを出発点として，将来さらにこの方向への努力を続けたいと考えている次第である．

この報告の機会をお与え下さつた前会長上村忠雄教授ならびに会員の皆様に厚く御礼申し上げます．またこの研究は下記の教室員諸氏の献身的協力によつてなされたものであり，こゝに感謝の意を表明させていたゞきます．
1．脳波および皮膚電気反射
　八木澄三，西堀恭治，牧陽一，石金昌晴，古屋続．
2．脳組織糖質代謝
　塚本隆三，佐竹郁夫，駒井透．
3．放射性同位元素
　森田昭之助，黒田知篤，小林義康，谷内敏雄．
4．自律神経内分泌機能
　清水幸彦，山下格，石金昌晴，大和田宏，中川善治，石坂直巳．
5．臨床観察
　飯塚礼二，竹田保，斎藤義寛，田辺正和，石戸政昭，藤井英生，川村幸次郎，本間均，石田隆男，村田忠良，吉田稔，早川武一および上記全員．
なお本稿は内村教授還暦退職記念論文としてまとめたものである．

文　献

I. 精神病理学および臨床の実際に関するもの

1) Barsa, J. A. & Kline, N. S.: Arch. Neurol. & Psychiatr. 74: 31(1955). —2) Barsa, J. A. & Kline, N. S.: Arch. Neurol. & Psychiatr. 74: 280(1955). —3) Barsa, J. A. & Kline, N. S.: Arch. Neurol. & Psychiatr. 76: 90(1956). —4) Bartsch, W. u. Sperling, E.: Nervenarzt, 27: 458(1956). —5) Bleuler, M. & Stoll, W. A.: Ann. N. Y. Acad. Sci. 61: 167(1955). —6) CIBA: Serpasil in Psychiatric Therapy (1956). —7) De Boor, W.: Pharmakopsychologie und Psychopathologie. Springer, Berlin. Göttingen. Heidelberg(1956). —8) Delay, J. et Deniker, P.: Le Cong. des Al. et Neurol. de L. Fse, Luxembourg, C. R.: 503(1952) (文献13) および 59) による). —9) Delay, J.; Deniker, P. et Harl, J. M.: Ann. méd.-psychol. 110: 112(1952). —10) Delay, J.; Deniker, P. et Ropert, R.: Presse méd. 64: 493(1956). —11) Delay, J.: L'encéphale, 45: 303(1956). —12) Delay, J.; Deniker, P. et Wiart, C.: L'encéphale, 45: 1042(1956). —13) Deniker, P.: L'encéphale, 46: 281(1957). —14) Deshaies, G.; Richardeau, N. et Dechosal, F.: Ann. méd.-psychol. 115: 417(1957). —15) Ditfurth, H. v.: Nervenarzt, 26: 54(1955). —16) Eiber, H. B.: Arch. Neurol. & Psychiatr. 74: 36(1955). —17) Erdmann, C.-E.: Nervenarzt, 27: 75(1956). —18) Ernst, K.: Arch. f. Psychiatr. u. Z. Neur. 192: 573 (1954). —19) Flügel, F.: Med. Klin. 48: 1027(1953). —20) Foster, M. W. & Gayle, R. F.: J. A. M. A. 159: 1520(1955). —21) Gäde, E. B. u. Heinrich, K.: Fortschr. Neurol. 23: 323(1955). —22) Gäde, E. B. u. Heinrich, K.: Nervenarzt, 26: 49(1955). —23) Garmany, G.; May, A. R. & Folkson, A.: Brit. Med. J. 4885: 439(1954). —24) Haase, H.-J.: Nervenarzt, 26: 507(1955). —25) Hartmann, K.; Hiob, J. u. Hippius, H.: Fortschr. Neurol. 23: 354(1955). —26) Hift, St.; Setinbereithner et al.: Künstlicher Winterschlaf. Urban & Schwarzenberg, Wien・Innsbruck(1955). —27) Hiob, J. u. Hippius, H.: Dtsch. med. Wschr. 80: 1497(1955). —28) Hodges, H. H. & La Zerte, G. D.: J. A. M. A. 158: 114(1955). —29) Hoff, H.: L'encéphale, 45: 352(1956). —30) Hoff, H.: Wien. klin. Wschr. 68: 97(1956). —31) 堀見太郎，他：診療，8: 512(1955). —32) Janzarik, W.: Nervenarzt, 25: 330(1954). —33) Janzarik, W.: L'encéphale, 45: 635(1956). —34) 懸田克躬，下坂幸三：医学シンポジウム第11輯，診断と治療社，東京(1956). —35) Kielholz, P.: Schweiz. Arch. Neurol. u. Psychiatr. 73: 291(1954). —36) Kinross-Wright, V.: Ann. N. Y. Acad. Sci. 61: 174(1955). —37) Kinross-Wright, V. & Moyer, J. H.: Arch. Neurol. & Psychiatr. 76: 675(1956). —38) Kline, N. S.: Psychopharmacology, The Am. Assoc. f. Adv. of Sci. Washington, D. C. (1956). —39) Kolle, K. u. Ruckdeschel, K.-T.: Münch. med. Wschr. 96: 533 (1954). —40) Kovitz, B.; Carter, J. T. & Addison, W. P.: Arch. Neurol. & Psychiatr. 74:467(1955). —41) Kurland, A. A.: Arch. Neurol. & Psychiatr. 75: 510(1956). —42) Lehmann, H. E.: Nervernarzt, 25: 322(1954). —43) Leiberman, D. M. & Vaughan, G. F.: J. Ment. Sci. 103: 110(1957). —44) Lemere, F.: Arch. Neurol. & psychiatr. 74: 1 (1955). —45) Lieser, H.: Nervenarzt, 27: 69(1956). —46) 松岡竜三郎，他：コントミン文献集，I: 57 (1955). —47) Mielke, F. A.: Arch. f. Psychiatr. u. Z. Neur. 194: 263(1956). —48) 三浦岱栄：医学シンポジウム第11輯，診断と治療社，東京(1956). —49) 岡本重一，藤田貞雄，木村定，井上圭司，尾蔭敏夫，瓜生万里：脳と神経，8: 502(1956). —50) Phillip, E.: Nervenarzt, 26: 59(1955). —51) Rees, W. L. & Lambert, C.: J. Ment. Sci. 101:834(1955). —52) Rosner, H.; Levine, S.; Hess, H. & Kaye, H.: J. Nerv. & Ment. Dis. 122: 505(1956). —53) Schmidt, K. E.: J. Ment. Sci. 103: 200(1957). —54) 桜井図南男，中沢誠一郎：脳と神経，9:215(1957). —55) 佐野勇，梶田治稔：最新医学，9:

696(1954). —56) 佐野勇, 工藤義雄：内村, 他編精神医学最近の進歩, 医歯薬出版社, 東京(1957). —57) Silverman, M.: J. Ment. Sci. 101: 640 (1955). —58) Staehelin, J. E. u. Kielholz, P.: Schweiz. med. Wschr. 83: 581(1953). —59) Sutter, J. M. et Pascalis, G.: L'encéphale, 45: 979(1956). —60) 諏訪望, 中川善治, 早川武一：日本医事新報, 1613: 9(1955). —61) Tuteur, W.: Am. J. Psychiatr. 113: 76(1956). —62) Weber, E.: Schweiz. med. Wschr. 84: 968(1954). —63) Weiss, D. M.: Am. J. Psychiatr. 111: 617(1955). —64) Werther, J. L. & Korelitz, B. L.: Am. J. Med. 22: 351 (1957). —65) Winkelman, N. W.: Am. J. Psychiatr. 113: 961(1957). —66) Zeller, W. W.; Graffagnino, P. N.; Cullen, C. F. & Rietman, H. J.: J. A. M. A. 160: 179(1956).

II. 薬剤の作用様式および生体の反応様式に関するもの

67) Abood, L. G.: Proc. Soc. Exp. Biol. & Med. 88: 688(1955). —68) 赤須文男：内分泌のつどい, 9: 208(1957). —69) 赤須文男, 河原節, 大谷知寸子, 竹内美奈子：医学と生物学, 39: 164 (1956). —70) 赤須文男, 河原節, 森田やすゑ, 野口昭二：医学と生物学, 40: 19(1956). —71) 有岡巖, 谷向弘：精神経誌, 59: 32(1957). —72) Bein, H. J.: Pharmacol. Rev. 8: 435(1956). —73) Bernsohn, J.; Namajuska, I. & Cochrane, L. S. G.: Arch. Biochem. & Biophys. 62: 274(1956). —74) Burn, J. H.: Proc. Roy. Soc. Med. 47: 617(1954). —75) Courvoisier, S.; Fournel, J.; Ducrot, R.; Kolsky, M. et Koetschet, P.: Arch. int. pharmacodyn. 92: 305 (1953). —76) Fünfgeld, E. W.: Arch. f. Psychiatr. u. Z. Neur. 194: 571(1956). —77) Gaunt, R.; Renzi, A. A.; Antonchak, N.; Miller, G. J. & Gilman, M.: Ann. N. Y. Acad. Sci. 59: 22(1954). —78) Glazko, A. J. et al.: J. Pharm. & Exp. Therap. 118: 377 (1956). —79) Gouzon, B.; Pruneyre, A. et Donnet, V.: Compt. Rend. Soc. Biol. 148: 2039(1954). —80) Himwich, H. E.: J. Nerv. & Ment. Dis. 122: 413(1955). —81) Holzbauer, M. & Vogt, M.: Brit. J. Pharmacol. & Chemotherap. 9: 402(1954). —82) 石金昌晴, 直江善男：精神経誌, 58: 544(1956). —83) 伊藤隆太：東邦医誌, 3: 2(1956). —84) 柿本泰男, 中島久：薬学研究, 29: 346(1957). —85) 小林隆, 津野清男, 唐沢陽介, 梶原和人：最新医学, 10: 1967(1955) —86) 小林竜男：最新医学, 11: 462 (1956). —87) 小林竜男：医学シンポジウム第11輯, 診断と治療社, 東京(1956). —88) 熊谷洋, 小林司：内村, 他編精神医学最近の進歩, 医歯薬出版社, 東京(1957). —89) 黒川正則, 成瀬浩, 加藤誠, 矢部微：精神経誌, 59: 20(1957). —90) Laborit, H. et Huguenard, P. (内薗訳)：人工冬眠療法の実際, 金芳堂, 東京・京都(1955). —91) Laborit, H. (山口他訳)：侵襲に対する生体反応とショック, 最新医学社, 大阪(1956). —92) Monroe, R. R.; Heath, R. G.; Mickle, W. A. & Miller, W.: Ann. N. Y. Acad. Sci. 61: 56(1955). —93) Moyer, J. H.: Ann. N. Y. Acad. Sci. 59: 82(1954). —94) Moyer, J. H. et al.: Am. J. Med. Sci. 227: 283(1954). —95) Nasmyth, P. A.: Brit. J. Pharmacol. & Chemotherap. 10: 336(1955). —96) Osterman, E.; Kinberger, B. et Lassenius. B.: L'encéphale, 45: 949(1956). —97) Passouant, P. et al.: L'encéphale, 45: 891(1956). —98) Peruzzo, L. et Forni, R.-B.: Presse méd. 61: 1463(1953). —99) Plummer, A. J.; Earl, A.; Schneider, J. A.; Trapold, J. & Barrett, W.: Ann. N. Y. Acad. Sci. 59: 8(1954). —100) Rinaldi, F. & Himwich, H. E.: Ann. N. Y. Acad. Sci. 61: 27(1955). —101) Salzman, N. P. & Brodie, B. B.: J. Pharm. & Exp. Therap. 118: 46(1956). —102) 佐藤倚男：医学のあゆみ, 22: 119(1956). —103) Schneider, R. A.: Ann. N. Y. Acad. Sci. 61: 150(1955). —104) Selbach, C. u. Selbach, H.: Nervenarzt, 27: 145(1956). —105) Sheppard, H.; Lucas, R. C. & Tsien, W. H.: Arch. int. pharmacodyn. 103: 256(1955). —106) 渋沢喜守雄, 斎藤純夫：最新医学, 10: 2393(1955). —107) 渋沢喜守雄, 他：内分泌, 2: 305, 399, 494(1955). —108) 諏訪望, 塚本隆三, 佐竹郁夫：メタボリズム, I (未刊). —109) 諏訪望, 山下格, 黒田知篤, 清水幸彦, 大和田宏：内科領域（投稿予定）. —110) 諏訪望, 山下格, 石戸政昭, 石金昌晴, 佐竹郁夫：内科領域（投稿予定）. —111) 塚本隆三：精神経誌, 59: 921(1957). —112) Wase, A. W.; Christensen, J. & Polley, E.: Asch. Neurol. & Psychiatr. 75: 54(1956). —113) Winsor, T.: Ann. N. Y. Acad. Sci. 59: 61(1954). —114) Woodson, R. E.; Youngken, H. W.; Schlittler, E. & Schneider, J. A.: Rauwolfia, Little, Brown, Boston・Toronto(1957). —115) 八木澄三：精神経誌, 59: 112(1957). —116) 八木澄三, 西堀恭治：脳と神経, 9: 175(1957).

III. 自律神経遮断剤と直接関係のないもの

117) Alexander, L.: Treatment of Mental Disorder, Saunders, Philadelphia・London(1953). —118) 藤森聞一：精神電流現象（皮膚電気反射）, 生理学講座, 2, 中山書店, 東京(1952). —119)

Funkenstein, D. H.; Greenblatt, M. & Solomon, H. C.: J. Nerv. & Ment. Dis. 108:409 (1948). —120) Funkenstein, D. H.; Greenblatt, M. & Solomon, H. C.: Am. J. Psychiatr. 106: 889 (1950). —121) Gellhorn, E.: Physiological Foundations of Neurology and Psychiatry. The Univ. of Minnesota Press, Minneapolis (1953). —122) 林暲, 秋元波留夫：精神経誌, 43：705 (1939). —123) 井林博：内分泌のつどい, 2：413 (1952). —124) 冲中重雄：自律神経系研究とその臨床的応用の一面, 医学書院, 東京 (1950). —125) 冲中重雄：日本内分泌誌, 26: 159 (1950〜51). —126) Okinaka, S. et al.: Tohoku J. Exp. Med. 59: 295 (1954). —127) 渋沢喜守雄：内分泌のつどい, 5：10 (1954). —128) 諏訪望, 山下格, 中川善治, 塚本隆三：精神経誌, 58：440 (1956). —129) 高尾健嗣：電気ショック療法と精神科治療の実際, 医学書院, 東京 (1952). —130) 山下格：精神経誌, 58：588 (会) (1956).

（内外の重要文献で直接引用しなかつたものは非常に多いが，この報告はそれらからも有益な示唆を与えられた.）

精神疾患の薬物療法
―自律神経遮断剤を中心として―

佐 野　勇

大阪大学医学部精神神経科学教室（主任　金子教授）

I. Sano : Medikamentöse Behandlung der Psychiatrischen Krankheiten

（1957年12月13日受理）

まえがき

精神疾患の身体治療に関しては，古来極めて多数の試みが行なわれて来たが，大多数の方法は今日顧られることなく，篩にかけられて残つたものとしては，わずかにインシュリン療法と電撃療法の二者が数えられるのみと言つても過言ではない．これらのものにしても，当初期待されたような therapia causalis などというには当らないものであつて，僅かに therapia symptomatica としては，確かに他のものに比べて傑出したものであると称し得るに過ぎない．

1952年後半頃より Phenothiazin 誘導体，殊に Chlorpromazin（以下C.P.と略す）が，精神疾患の治療に試みられるようになつた．Phenothiazin 誘導体による精神疾患の治療が，その起原を Laborit 等によつて創始されたいわゆる人工冬眠療法に有することは周知である．しかし精神疾患に本療法が導入された動機は何等の基礎理論に基づいたものではなく，Laborit 等が外科の立場から，生体侵襲によるショックと振動反応の予防法として冬眠麻酔を創始した経緯に比べて，前者は殆ど思いつき的な試みにすぎなかつたと言える．精神疾患，特に内因性精神病と Laborit 等の侵襲後振動反応との関連についての考察を行なつた者もなければ，"Neuroplegie"

第54回日本精神神経学会総会宿題報告．

著者の宿題報告においては，時間の制約のために，内因性精神病に対する薬物療法についてのみ論じ，異常体験反応――神経症，中毒性精神障害を中心とする外因性精神障害や老年期精神障害等については触れなかつた．何れ他の機会に著者等の成績を報告したいと思つているが，こゝには講演内容の記載のみに止めた．

更に Chlorpromazin, Reserpin および Pacatal 以外に新しい Depressant として Prochlorperazir (6140 R.P., Stémétil, Compazin, ノバミン), Acetylpromazin (1522 C.B., Plegicil), Perphenazin (PZ-50, Trilafon, Sch 3940), Dichlorpromazin のような Phenothiazin 誘導体や Benactyzin のような Benzhydrol 誘導体, Stimulant としては Ritalin, Meratran, 抗幻覚作用物質として Frenquell, いわゆる "Tranquilizer" と銘打つて Meprobamat 等が続々と市販されつゝあり，これらの中で著者等が経験したものもあるが，こゝには省略させていたゞいた．しかし Ritalin, Meratran, Frenquell, Benactyzin については著者等の綜説があるので参照されたい．

薬物の副作用乃至身体症状についても詳しく論じたいが，教室よりの発表もあるので参照されたい．Chlorpromazin の副作用に関するわが国での研究としては松岡等によつて発見された著者等のいう松岡症状（Das proximale spastische Syndrom）に関しての過去数年の研究が注目される．

宿題報告においては臨床の部に引きつゞき生化学的研究について概説したが，著者等は既に雑誌発表を行なつてきたので，重複を避けて省略をお許し願いたい．著者等の報告としては，

佐野勇，宮軒富夫，柿本泰男，中島久，工藤義雄，岡本輝夫，武貞昌志：精神医学における Indol 誘導体の意義に関する研究，精神経誌，59, 770(1957) の他に，文献欄中ⅨC. 146, 147, 154, 155, 156 を参照されたい．

が精神疾患に有効であろうとする推定を理論づけることも行なわれなかつた．Phenothiazin 誘導体による精神疾患の治療は従来の身体療法とほぼ同様に，いわば新しい "Erschütterungstherapie" への漠然とした期待と，治療効果の側から見た評価とから，経験的に採用され，普及して来たと言えよう．

C. P. につゞいて北米において，Reserpin（以下Rp.と略す）が注目されるようになつた．これらの精神科領域における薬物療法は，当初の極めて楽天主義報告に支持されて大きな期待を以て迎えられた．

C. P. および Rp. について市販されつゝあるいわゆる "Ataractica" の数はおびたゞしいものであつて，それぞれに対する概念を得るだけでも容易でない程である．Phenothiazin 誘導体や Serpentina-Alkaloid は一般に神経系に "Depressant" として作用するが，Benzhydrol 誘導体の中に "Stimulant" として作用する薬剤や抗幻覚作用の強調される薬剤，更にそれ以外に Meprobamat のような趣きの異る作用を有するものも合成されるに至つた．また非バルビタール系鎮静催眠剤等も多く市販され，今日まで比較的薬物療法に頼ることのなかつた精神科領域に，いわゆる神経薬物が洪水のように進出してきた．従つてこの方面の薬学は確かに長足の進歩を遂げつゝあるが，同時に製薬会社は続々と合成される新薬のスクリーニングを医学者に要請し，判断と評価をやゝもすれば混乱せしめ，その反動として薬物療法に対する精神病医の一種反感に近いものを招いた傾向も亦否定出来ない．日本精神神経学会が著者等に宿題報告として「精神疾患の薬物療法」を委嘱したのは，薬物療法を公正に評価し，その限界と適応とを論ずべきであるとの要望に答えしめるにあつたと思われる．

第1編　現況および意義に関する調査成績

著者等は先ずわが国における薬物療法の現況について概観を得るために，下のような（第3，4ページ参照）アンケート用紙を昭和32年1月中に全国の官公私立精神病院320，官公私立大学附属病院精神神経科55，官公私立綜合病院精神神経科89に発送して回答をお願いした．更に法務省および各矯正管区の御協力の下に全国矯正保護施設173ヵ所（刑務所，少年院，少年鑑別所等）にも同じアンケートを発送した．

以上のアンケートに対する回答を整理し，先ずどのような精神疾患群に対して，どのような薬物が使用されたか，次に最も関心を持たれる精神分裂病群の寛解率および未治率に対して薬物療法がどのような影響を与えたか，薬物療法は一般にどのように評価され，またその適応はどのように考えられているか，患者の看護上，または精神病院の管理上薬物療法はどのような意義を有するか等について概観を得んとした．

I．薬物使用の現況

官公私立精神病院，大学附属病院精神神経科および綜合病院精神神経科総計464施設にアンケートを発送し，それぞれ84病院，26教室，24病院より返信を得た．回答率は30%以下に過ぎないが，回答のあつた全施設の在院者は18813名で，昭和31年3月31日現在の全国精神障害者在院数は44201名（厚生省公衆衛生局精神衛生課編：精神衛生資料による）であるから，全国総在院者のほゞ42.5%の患者に関する資料であると考えられる．

また全国矯正保護施設173ヵ所にアンケートを発送し，返信107を受取つた．使用薬物と対象患者群の内訳はそれぞれ第1表 I，IIの如くである．

以上の調査成績より，昭和32年3月頃までに，いわゆる Ataractica のうちで，C. P. が最も多く使用され，Rp. は C. P. の約1/3の数の患者に使用されたことがほゞ確実である．Meprobamat は短時日のうちに相当使用され，むしろ Pacatal を凌いでいるが，何れも市販後日も浅いので調査成績としてはあまり意味を持たない．薬物療法の対象となつた患者の総計は，医療施設では22506名，矯正施設では984名となつているが，アンケート回答のなかつた施設の総在院者が全国で約57.5%あり，また実際上，カルテの整理に際して実数より遙かに少数がアンケートに記入されたことが予想され，更に外来患者に対する使用，開業医の使用等を考慮に入れると，恐らく下掲表に記入した数字の数倍が充分想像される．

II．精神分裂病群における寛解率

薬物療法によつて精神分裂病群の寛解率がどのような影響を受けたかは最も興味ある問題である．著者等は先ず上記アンケート解答を官公私立精神病院，大学附属病院精神神経科および綜合病院精神神経科に分類して，C. P. および Rp. 両薬物療法の場合の寛解率を各施設毎に算出し，更にそれぞれの施設群における対象患者総計をもつて寛解患者統計を除して各施設群毎に C. P. および Rp. の場合の寛解率を算出した．その結果を第2，3表に示した．

第3表に整理して示すように，分裂病群の寛解率を官公私立精神病院，大学附属病院精神神経科および綜合病院精神神経科に分けて，各施設群別に算出してみると，意外にも回答寛解率は極めて近似し，C. P. の場合も Rp.

精 神 疾 患 の 薬 物 療 法 調 査（No. 1）

（貴施設名）

(この調査項目中に薬物療法とあるのは，クロールプロマジン以後使用されるに至つた精神疾患
治療剤を指し，インシュリン療法，従来の持続睡眠療法，薬物による痙攣療法は含みません．)

(1) 現在までに薬物療法の対象となつた患者数
　　（昭和32年2月末まで）

薬剤名＼病名	精神分裂病群	躁鬱病群	心因性精神障害	老年精神障害	中毒性精神障害	精神病質			対象患者総計
クロールプロマジン									
レゼルピン									
パカタール									

註1．本欄には概数のみ御記入いただいても結構です．病名別分類が御面倒の時には，総計のみ御記入下さい．
　2．薬剤名空欄には上記3薬剤以外の薬剤（新しい Tranquilizer や Stimulant もふくむ）についての御記入予定欄です．
　3．同一患者が併用または前後して2ツ以上の薬物療法又は併用療法を受けた場合には，薬剤別に重複して御記入下さい．
　4．薬物療法と従来の他の療法との併用の場合も，一応本調査の対象とします．

(2) 現在までに薬物療法の対象となつた総患者実数
　　（併用または前後して2ツ以上の薬物療法又は併用療法を施行した場合，重複を避けた薬物療法対象患者実数）

(5) 精神分裂病患者に対する薬物療法の影響

薬　剤　名	無影響	病像悪化	病像改善	寛　解	計

註1．御面倒の折は，寛解のみを約何人中何人（又は約何％）と御記入いただいても結構です．
　2．同一患者が前後して2ツ以上の薬物療法を受けた場合には薬剤別に重複して，また併用療法を受けた場合には薬剤名を併記して御記入下さい．

(4) 現在貴院に於いて薬物療法の対象となつている入院患者数（2月末日現在）
　　　貴院入院患者総数………………………………
　　　薬物療法中の患者数……………………………
　　　薬物療法を終了後なお入院中の患者数……

(5) 精神分裂病群に対する薬物療法として御使用の薬物についての投与術式及び用量に関する御高見

　註1．症例により投与術式や用量は勿論御変更になると存じますが，一般には如何なる投与方法で，どの位の最高用量を効果的とお考えか（健保では例えばクロールプロマジン 200mg 以下とされていたのが）等に関し御意見をお洩らし下さい．

精神疾患の薬物療法調査 (No. 2)

（貴施設名）

(6) 薬物療法の評価に関する御高見

(7) 薬物療法の適応に関する御高見

(8) 患者の看護上又は精神病院の管理上の薬物療法の利害に関する御高見

(9) 精神疾患の薬物療法に関する研究御業績（薬物を対象とした基礎的研究もふくむ）

雑誌名又は学会名	雑誌巻号頁又は学会講演期日	題　　名

の場合もほゞ同様に20％から23％内外のところに出て来た．種々の薬物療法を総計した場合の寛解率は何れも23％強という不可解なほどの一致であつた．一般に精神病院では陳旧の患者が多く収容され，大学精神神経科では新鮮例の入院が多いことを考えると，大学精神神経科では転帰の判定が厳重であつたことも考えられるが，反面，一般精神病院でも，新鮮例に対してのみ薬物療法を行なつた可能性もあり，結局わが国精神医学者の寛解概念が極めて共通なものとなつたことを思わせる事実である．

しかし周知のように精神分裂病には自然寛解があり得ると考えられている．勿論研究者により寛解概念に相異はあるが，自然寛解率を文献的に算出する為に，大体共通であると思えるものだけを取上げ，文献上の寛解症例数を対象症例数で除してみると 22.63％ となつた．

全国調査における薬物療法に際しての寛解率は23％であつたから，文献上の自然寛解率が22.6％と算出されたことは極めて悲観的なことである．しかし以上の数字から薬物療法が全く価値なきものと断定することが果して可能であるか否かはなお検討を要すると考え，更に以下の調査に移つた．すなわち先ず大阪大学神経科入退院録によつて精神分裂病群の転帰を年度別に調査してみた．年度としては，今日殆ど有効とは考えられていない治療法が行なわれたか，または殆ど治療の行なわれていなかつた昭和10，11年とインシュリン療法が華々しく登場

第1表　アンケート調査による薬物使用現況

(I) 官公私立精神病院，大学附属病院精神神経科および綜合病院精神神経科
問合せ総数 464　返信総数 134　使用した所 128　使用しない所 6

薬剤名＼病名	精神分裂病群	躁鬱病群	心因性精神障害	老年精神障害	中毒性精神障害	精神病質	進行麻痺	癲癇	精神薄弱	症候性精神病	中間精神病	その他	対象患者総計
クロールプロマジン	9289	1934	2839	661	381	308	70	150	36	33	2	430	16133
レゼルピン	3140	562	929	598	32	62	36	20	15	7	0	211	5612
パカタール	153	36	52	11	4	2	0	2	0	0	0	7	267
プロマジン	18	0	0	1	1	1	1	0	0	0	0	0	22
クロールプロマジン-S-オキシド	10	1	0	0	1	0	0	0	0	0	0	0	12
プロメタジン	17	4	4	2	1	0	1	2	0	0	0	0	31
$PZ-C_2$	7	1	1	0	0	0	0	0	0	0	0	0	9
メラトラン	4	4	0	0	0	0	0	0	0	0	0	2	10
リタリン	0	2	0	0	0	0	0	0	0	0	0	0	2
フレンケル	9	0	2	0	1	1	0	0	0	0	0	1	14
ハイドロキシジン	5	4	23	1	0	0	0	0	0	0	0	0	33
メプロバメイト	21	73	197	20	11	15	0	1	0	0	0	23	361
計	12673	2621	4047	1294	432	389	108	175	51	40	2	674	22506

(II) 矯正保護施設（刑務所・少年院・少年鑑別所等）における使用現況
問合せ総数 173　使用した所 58（刑務所 29, 少年院, 少年鑑別所 29）
返信総数 107　使用しない所 49（刑務所 12, 少年院, 少年鑑別所 37）

薬剤名＼病名	精神分裂病群	躁鬱病群	心因性精神障害	老年精神障害	中毒性精神障害	精神病質	進行麻痺	癲癇	精神薄弱	その他	不明	対象患者総計
クロールプロマジン	217	19	237	3	14	209	23	26	101	17	66	932
レゼルピン	8	2	9	1	0	6	0	1	2	0	0	29
パカタール	3	0	1	0	0	0	0	0	0	0	0	4
プロマジン	2	0	0	0	0	1	0	0	0	0	0	3
プロメタジン	4	0	1	0	0	0	1	0	0	0	0	6
$PZ-C_2$	0	0	0	0	0	0	0	0	0	2	0	2
メプロバメイト	0	0	2	0	0	5	0	0	1	0	0	8
	234	21	250	4	14	221	24	27	104	19	66	984

第2表 薬物療法（クロールプロマジン，レゼルピン）による精神分裂病の寛解率

（アンケートによる全国調査の回答――昭和32年3月末日現在）

（I）官公私立精神病院　　　　　　　　　　　　　　　　　　　　　　　　（%，括弧内は実数）

アイウエオ順	クロールプロマジン		レゼルピン		総　　計	
愛　光　病　院（神奈川県）	4.6	(6/130)	5.6	(1/18)	4.7	(7/148)
青　森　精　神　病　院	7.1	(1/14)	0.0	(0/ 2)	6.3	(1/16)
青　山　病　院（尾道市）	37.4	(39/104)	―		37.4	(39/104)
明　石　精　神　病　院	6.9	(6/87)	0.0	(0/ 5)	6.5	(6/92)
浅羽医学研究所（岡山市）	50.0	(9/18)	20.0	(1/ 5)	43.0	(10/23)
井　ノ　頭　病　院	44.2	(38/86)	―		44.2	(38/86)
茨　木　病　院	2.0	(―)	4.0	(―)	―	
上　野　病　院（三重県）	37.5	(6/16)	―		35.3	(6/17)
上　野　芝　病　院	22.7	(5/22)	―		20.8	(5/24)
厩　橋　病　院（群馬県）	27.5	(22/80)	31.3	(5/16)	26.5	(30/113)
浦　和　保　養　院	25.0	(―)	20.0	(―)	―	
江原積善病院（津山市）	32.6	(15/46)	0.0	(0/ 4)	30.0	(15/50)
大　分　精　神　病　院	4.2	(1/24)	0.0	(0/ 2)	3.8	(1/26)
大　川　病　院	14.3	(1/ 7)	―		14.3	(1/ 7)
大　口　病　院（鹿児島）	0.0	(0/ 5)	―		0.0	(0/ 5)
太　田　病　院（札幌市）	35.3	(6/17)	0.0	(0/ 3)	22.2	(6/20)
大多喜病院（千葉県）	6.7	(1/15)	―		6.7	(1/15)
小　樽　静　和　病　院	33.3	(3/ 9)	12.5	(1/ 8)	21.1	(4/19)
大　西　病　院	33.3	(10/30)	33.3	(1/ 3)	34.3	(12/35)
川内脳病院（鹿児島）	12.0	(3/25)	―		12.0	(3/25)
川　口　病　院（川口市）	17.1	(18/105)	18.8	(3/16)	17.4	(21/121)
加古川精神病院	7.0	(―)	―		7.0	(―)
神奈川県芹香院	10.5	(2/19)	0.0	(0/ 5)	8.0	(2/25)
加　茂　病　院（兵庫県）	8.7	(4/46)	27.3	(3/11)	12.3	(7/57)
河　田　病　院（岡山県）	15.0	(23/150)	10.0	(3/30)	14.4	(26/180)
北　山　病　院（京　都）	33.3	(―)	―		33.3	(―)
岐　阜　精　神　病　院	25.0	(35/140)	0.0	(0/14)	22.6	(35/155)
紀　南　病　院	61.8	(21/34)	50	(1/12)	43.5	(24/55)
峡　西　病　院	22.7	(5/22)	―		22.7	(5/22)
国　見　台　病　院	39.3	(11/28)	16.7	(2/12)	32.5	(13/40)
熊本県立小川再生院	47.6	(10/21)	50.0	(6/12)	48.5	(16.33)
栗　田　病　院（川崎市）	15.1	(13/86)	100.0	(3/ 3)	18.0	(16/89)
呉　山　病　院（谷　野）	14.3	(1/ 7)	―		14.3	(1/ 7)
毛　呂　病　院	0.0	(0/39)	0.0	(0/13)	0	(0/53)
健　生　病　院（弘前市）	32.0	(8/25)	16.7	(2/12)	27.0	(10/37)
国　際　親　善　病　院	26.1	(6/23)	21.4	(3/14)	24.3	(9/37)
小　坂　病　院	33.0	(30/91)	―		33.0	(30/91)
郡　山　精　神　病　院	13.2	(5/38)	22.2	(2/ 9)	14.9	(7/47)
佐　賀　精　神　病　院	17.9	(15/84)	0.0	(0/10)	16.0	(15/94)
桜　ヶ　丘　保　養　院	35.8	(53/148)	37.0	(10/27)	34.1	(63/185)
笠　岡　病　院（笠岡市）	42.9	(33/77)	0.0	(0/11)	37.1	(33/89)
静心園大洲精神病院	42.9	(24/56)	0.0	(0/ 3)	40.0	(24/59)
城　西　病　院（松本市）	0.0	(0/24)	―		0.0	(0/24)
正光会今治精神病院	10.0	(2/20)	―		10.0	(2.20)
高　岡　病　院（姫路市）	10.0	(7/70)	25.9	(7/27)	14.4	(14/97)
高茶屋病院（三重県）	25.8	(8/31)	28.6	(22/77)	27.8	(30/108)

アイウエオ順	クロールプロマジン	レゼルピン	総計
竹田綜合病院（福岡県）	19.0　（ 4/21）	—	19.0　（ 4/21）
土浦精神院	41.9　（13/31）	37.5　（ 3/ 8）	41.0　（16/39）
東武脳病院	8.33　（ 3/36）	28.6　（ 2/ 7）	24.3　（ 5/43）
東京武蔵野病院	23.4　（26/111）	11.3　（ 7/62）	19.1　（33/173）
常盤園	0.0　（ 0/30）	10.0　（ 2/20）	3.6　（ 2/55）
十和田精神病院	19.4　（ 6/31）	25.0　（ 2/ 8）	20.5　（ 8/39）
長岡病院	66.3　（61/92）	64.5　（20/31）	65.9　（81/123）
中宮病院	13.0　（ 7/53）	8.0　（ 2/25）	11.4　（ 9/79）
西海病院（佐世保）	19.9　（ 5/46）	0.0　（ 0/ 2）	10.4　（ 5/48）
日明病院（小倉市）	52.7　（29/55）	25.6　（10/39）	41.5　（39/94）
新田目病院（福島県）	0.0　（ 0/32）	—	0.0　（ 0/32）
野口病院	0.0　（ 0/ 1）	—	0.0　（ 0/ 1）
早津江保養院（佐賀県）	9.1　（ 1/11）	—	9.1　（ 1/11）
林道倫精神神経科病院	12.4　（16/129）	9.8　（ 5/51）	11.7　（21/180）
日永病院（四日市）	18.5　（50/270）	21.1　（120/460）	23.3　（170/730）
広江病院（鳥取県）	51.5　（17/33）	33.0　（ 5/15）	44.2　（23/52）
広島静養院	73.0　（206/282）	37.5　（ 6/16）	70.6　（235/333）
防府病院（山口県）	34.3　（24/70）	14.8　（ 4/27）	28.9　（28/97）
松沢病院（東京都）	5.7　（17/300）	3.4　（ 2/59）	5.1　（19/372）
松坂厚生病院	28.6　（ 4/14）	—	28.6　（ 4/14）
南浜病院（新潟市）	23.1　（ 3/13）	30.0　（ 6/20）	27.3　（ 9/33）
美章園病院（大阪）	4.8　（ 6/124）	5.1　（ 2/39）	4.6　（ 8/174）
宮本病院（和歌山）	11.3　（18/159）	6.1　（ 4/66）	9.8　（22/225）
武蔵療養所（国立）	8.2　（15/183）	20.0　（ 6/30）	10.2　（22/215）
双岡病院（京都）	24.4　（20/82）	（—）	24.4　（20/82）
向笠医院（中津市）	25.3　（20/79）	0.0　（ 0/ 2）	24.7　（20/81）
盛岡精神病院	35.0　（ — ）	50.0　　—	（ — ）
柳井精神病院	25.0　（ 4/16）	—	25.0　（ 4/16）
矢吹精神病院	9.1　（ 1/11）	12.5　（ 2/16）	11.1　（ 3/27）
山口病院	0.0　（ 0/14）	0.0　（ 0/ 1）	0.0　（ 0/15）
養神館病院	27.3　（12/44）	16.7　（ 3/18）	23.8　（15/63）
洛南病院（京都）	45.0　（ — ）	10.0　（ — ）	（ — ）

（Ⅱ）大学附属病院（26教室）　　　　　　　　　　　　　　　　　（%，括弧内は実数）

	クロールプロマジン	レゼルピン	総計
北大精神神経科	55.0　（44/80）	51.9　（41/79）	54.8　（97/177）
札幌医大神経科	0.0　（ 0/26）	0.0　（ 0/ 4）	0.0　（ 0/30）
弘前大精神神経科	20.0　（ 3/15）	7.1　（ 1/14）	11.8　（ 4/34）
岩手医大神経科	31.1　（33/106）	16.7　（ 1/ 6）	26.3　（35/133）**
東北大精神科	14.8　（23/155）	5.5　（ 2/36）	16.7　（39/233）
千葉大神経科	27.8　（10/36）	20.0　（ 2/10）	25.5　（12/47）
東邦大神経科	15.1　（ 8/53）	10.0　（ 1/10）	14.3　（ 9/63）
順天堂滝野川分院神経科	6.9　（ 4/58）	0.0　（ 0/17）	5.3　（ 4/75）
順天堂医大神経科	3.4　（ 5/145）	0.0　（ 0/17）	3.1　（ 5/162）
東京女子医大精神神経科	0.0　（ 0/32）	—	0.0　（ 0/32）
日本大学神経科	33.9　（21/62）	0.0　（ 0/ 1）	32.8　（21/64）
東京医科歯科大精神科	10.0-30.0	—	10.0-30.0
東大神経科	5.5　（ 2/36）	0.0　（ 0/10）	4.0　（ 2/50）
新潟大神経科	30.8　（16/52）	50.0　（ 1/ 2）	31.5　（17/54）

	クロールプロマジン		レゼルピン		総 計	
名 古 屋 大 神 経 科	2.5	(3/120)	6.7	(2/30)	3.2	(5/151)
三 重 大 神 経 科	35.7	(5/14)	50.0	(1/ 2)	37.5	(6/16)
三 重 大 分 院	14.9	(14/94)	3.8	(1/26)	12.5	(15/120)
京 大 精 神 科	***		***			
京 都 府 立 医 大 精 神 科	14.0	(15/107)	12.5	(2/16)	13.8	(17/123)
大 阪 医 大 神 経 科	11.9	(3/67)	—		11.9	(8/67)
奈 良 医 大 神 経 科	4.1	(2/49)	0.0	(0/ 4)	3.8	(2/53)
和 歌 山 医 大 神 経 科	4.8	(1/21)	—		18.2	(12/66)
鳥 取 大 精 神 神 経 科	41.9	(57/136)	12.5	(3/24)	40.0	(87/217)
岡 山 大 神 経 科	44.5	(100/225)	27.0	(7/26)	42.6	(107/251)
広 島 大 精 神 神 経 科	37.8	(14/37)	25.0	(1/ 4)	37.2	(16/43)
徳 島 大 神 経 精 神 科	19.7	(23/117)	34.7	(26/75)	25.5	(49/192)

*　クロールプロマジン，レゼルピン，パカタールの併用又は続用を含めた総計．
**　岩手医大神経科ではパカタール4.8%(1/21)．
***　京大精神科回答には「精神療法を併用しているので薬物療法だけで寛解したか否か判定困難」とあり．ただし病像改善：クロールプロマジン83%(83/100)，レゼルピン84%(42/50)，ピカタール0%(0/18)．

(III) 官公私立綜合病院精神神経科

(%，括弧内は実数)

	クロールプロマジン		レゼルピン		総 計	
旭 川 赤 十 字 病 院	16.7	(4/24)	—		16.7	(4/24)
飯 田 病 院 神 経 科	4.3	(5/117)	4.5	(1/22)	4.3	(6/139)
池 田 回 生 病 院	—		—			
移 川 病 院 神 経 科	6.7	(1/15)	0.0	(0/ 3)	5.6	(1/18)
大 阪 回 生 病 院	36.1	(30/83)	34.5	(20/58)	35.5	(50/141)
大 阪 府 立 病 院	36.7	(11/30)	0.0	(0/ 1)	35.5	(11/31)
大 館 病 院 (秋田県)	9.1	(1/11)	25.0	(0/ 4)	30.0	(2/15)
大 阪 赤 十 字 病 院	17.4	(4/23)	—		17.4	(4/23)
北 野 病 院	8.9	(12/135)	24.5	(24/98)	15.5	(36/233)
県 立 丸 亀 病 院	35.5	(14/40)	40.0	(4/10)	35.7	(20/56)
国 立 大 阪 病 院 長 野 分 院	22.8	(13/57)	26.5	(9/34)	24.2	(22/91)
国 立 舞 鶴 病 院	8.0	(2/25)	0.0	(0/18)	4.7	(2/43)
国 立 療 養 所 久 里 浜 病 院	4.5	(1/22)			4.5	(1/22)
札 幌 養 老 院 附 属 病 院	0.0	(0/ 6)	—		0.0	(0/ 6)
自 衛 隊 中 央 病 院	25.0	(2/ 8)	—		25.0	(2/ 8)
徳 島 第 一 病 院	15.6	(5/32)	0.0	(0/ 1)	15.2	(5/33)
徳 島 中 央 病 院	100.0	(20/20)	100.0	(2/ 2)	100.0	(22/22)
平 和 病 院 (横浜)	63.2	(12/19)	—		63.2	(12/19)
陶 生 病 院 (愛知県)	14.0	(7/50)	0.0	(0/ 1)	13.7	(8/51)
町 田 病 院 (高知県)	29.9	(50/167)	15.0	(3/20)	29.5	(56/190)
松 枝 病 院 (倉敷市)	11.1	(3/27)	—		11.1	(3/27)
安 田 博 愛 病 院	38.6	(27/70)	—		40.0	(30/75)

第3表　全国調査における薬物療法による精神分裂病群の寛解率

クロールプロマジン	回答施設数	寛解症例数	薬物療法を受けた症例数	寛解率 %
官 公 私 立 精 神 病 院	44	736	3085	23.8
大 学 附 属 病 院 精 神 神 経 科	24	411	1840	22.9
官 公 私 立 綜 合 病 院 精 神 神 経 科	21	224	970	23.1
計	89	1371	5898	23.2

	回答施設数	寛解症例数	薬物療法を受けた症例数	寛解率 %
レゼルピン				
官公私立精神病院	30	184	964	19.1
大学附属病院精神神経科	21	92	413	22.2
官公私立綜合病院精神神経科	13	64	272	23.5
計	64	340	1649	20.6
総　計*				
官公私立精神病院	72	1416	6017	23.5
大学附属病院精神神経科	24	569	2452	23.2
官公私立綜合病院精神神経科	21	296	1257	23.5
計	117	2281	9726	23.5

＊パカタールもふくめ二つ以上の薬物の併用，続用等もふくめた総計．

第4表　文献による自然寛解率（1940年以前の主なる文献のみ）

著者	発表誌	発表年度	寛解の表現（その概念）	%	調査例数	寛解例数
Bleuler (mj.)	Aschaffenburgs Hdb. d. Psych.	1911	Remission（退院可能の全ての軽快）	60	515	309
Stearns	Boston med. J. 167	1912	zu Hause gesund bzw. gebessert（Mayer-Gross の解釈）			
Kraepelin	Lehrb. d. Psych.	1913	Remission	5.0	315	16
				26.0 (Heilung. 7.0)	—	—
Otto-Martiensen	Allg. Z. Psych. 77	1921	gesund	33.7	312	105
Mayer-Gross*	Bumkes Hdb. d. Geisteskrankh.	1932	zu Hause gesund bzw. gebessert	35	294	103
桜井, 野田	福岡医大誌 39	1933	寛解	42.3	169	74
Weygandt	Lehrb. d. Geisteskrankh.	1935	remittiert（Neumann の補正計算による．）	35-50	—	
太田	精神経誌 39	1935	完全寛解 不完全寛解	30 + 15 45	229	103
Bumke	Lehrb. d. Geisteskrankh.	1936	gute Remission Remission mit leichtem Defekt (nach dem ersten Anfall)	20.9 + 18.7 39.6	716	284
Bruno-Schulz	z. n. Bumkes Lehrb. d. Geisteskrankh.	1936	gesund leicht defekt	10.1 + 4.8 14.9	660	98
Evensen	Acta Psych. 11	1937	Remission	17.6	815	143
Hunt, Feldmann & Fiero	Psych. Quart. 12	1938	much improved	18.4	641	118
Romano & Ebaugh	Am. J. Psych. 95	1938	remission partial recovery	0.29 + 7.25 7.54	345	260
Neumann & Finkenbrick	Allg. Z. Psych. 111	1939	durchschnittliche Remissionszahl（諸家の報告の平均）	26.2	—	—

著　　　　者	発　表　誌	発表年度		寛解の表現（その概念）	％	調査例数	寛解例数
林，秋元	精神経誌	43	1939	完　全　寛　解 不　完　全　寛　解 （何れも過去19年間の退院患者について）	22.1 + 9.6 31.7	565	179
				完　全　寛　解 不　完　全　寛　解 （何れも過去13年間の入院患者について）	7.6 + 3.1 10.7	2397	256
				總　　　　　　　計		6893	1560
				寛解率平均*	22.63		

* 算出に当り Bleuler, Kraepelin 及び Neumann の成績を省いた．Bleuler は当時 Remission＝Entlassungsfähigkeit と解釈したと思われるのと，Kraepelin は調査例数を挙げていないからである．また Neumann のものは諸家の報告の平均に過ぎないから除外した．林，秋元の成績では入院患者によるものを用いた．

第5表　精神分裂病群年度別転帰
（阪大神経科入退院録による）
（％，括弧内は実数）

	昭和10～11年 （1935～36年） インシュリン療法 以前の時期	昭和14～15年 （1939～40年） インシュリン療法 初　　　期	昭和27～28年 （1952～53年） インシュリン療法，電撃療法，前頭葉切離術の時期	昭和30～31年 （1955～56年） 薬物療法を主とした時期
完全寛解（社会治癒）	6.1　（ 9）⎱ 7.5	30.8　（64）⎱ 33.2	27.9　（61）⎱ 53.4	23.5　（36）⎱ 68.6
不完全寛解	1.4　（ 2）⎰	2.4　（ 5）⎰	25.5　（56）⎰	45.1　（69）⎰
軽　　　快	25.2　（37）	40.4　（84）	31.5　（69）	15.7　（24）
未　　　治	67.3　（99）	26.4　（55）	15.1　（33）	15.7　（24）
計	100.0　（147）	100.0　（208）	100.0　（219）	100.0　（153）

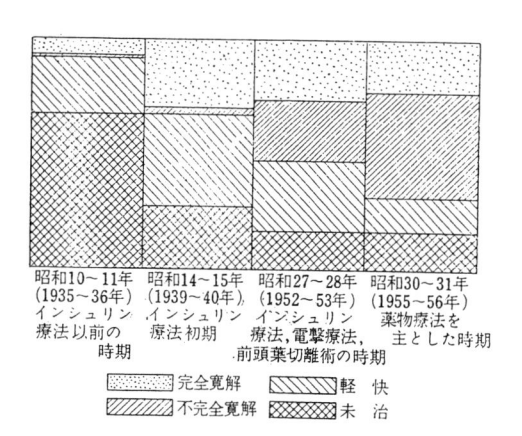

した直後の昭和14，15年，薬物療法出現直前の2年間および薬物療法が盛んに行なわれた昭和30，31年の2年間を取つてみた．第5表に示すようにインシュリン療法出現前の寛解（自然寛解と見做し得る）は7.5％であるに反し，治療上最も楽観論の流行したインシュリン療法初期には33.2％（内完全寛解30.8％）と飛躍的に向上している．しかし昭和27，28年の保険制度も改善された薬物療法出現直前には更に上廻つて53.4％（内完全寛解27.9％），薬物療法時代には68.6％（内完全寛解23.5％）となつている．勿論以上は新鮮症例を対象とし，看護条件も先ず最上と思える大学病院における調査成績であつて，この寛解率を分裂病群全般における寛解率よりは遙かに隔つたものと考えるべきであるが，少なくとも退院可能性（Entlassungsfähigkeit）がわれわれの教室で増加して来たことは事実である．第2報以下に述べる著者等の宿題報告症例では陳旧例も多く含まれているので，阪大神経科のみにおける寛解率に劣つているが，それにしても41.1％（内完全寛解12.1％）であつて，全国統計の場合の23％とは相当の隔りがある．第7表には参考までに林・秋元の昭和14年宿題報告におけるインシュリン療法による寛解率を転載してみたが，こゝでも全国統計で完全寛解30.9％，不完全寛解15.3％となつている．今回の全国

第 6 表

	年　度	%	調査例数
平均自然寛解率（13文献による）	1911〜39年	22.6	(6893)
インシュリン療法初期の全国13施設のインシュリン療法による寛解率（林・秋元による）	1939年	46.2	(547)
阪大神経科薬物療法出現直前の寛解率	1952〜53年	53.4	(219)
阪大神経科薬物療法時代の寛解率	1955〜56年	68.6	(153)
著者宿題報告薬物療法での寛解率	1954〜57年	41.1	(958)
全国調査における薬物療法による寛解率	1954〜57年	23.5	(9726)

第7表　インシュリン療法転帰
（林・秋元による．昭和14年宿題報告）

	例数	完全寛解	不完全寛解	軽快	未治	死亡
阪　　大	122	40.2	27.0		30.3	2.5
叶　山　氏	55	40.0	25.5	29.0	5.5	0.0
岩手医専	10	40.0	20.0	20.0	20.0	0.0
九州医専	48	35.4	22.9	25.0	12.5	4.2
岡山医大	38	34.2	21.1	23.0	18.4	2.6
京　　大	73	32.9	19.2	28.8	16.4	2.7
城　　大	45	26.7	24.4	26.7	22.2	0.0
新潟医大	9	22.2	22.2	0.0	55.6	0.0
慶　　大	55	20.0	18.2	38.2	23.6	0.0
光　風　寮	16	18.8	25.0	25.0	31.2	0.0
九　　大	40	17.5	12.5	12.5	52.5	5.6
東　北　大	32	15.6	6.3	18.8	59.3	0.0
名古屋医大	4	0.0	25.0	25.0	25.0	0.0
合　　　計	547	30.9	15.3	26.0	25.8	2.0

調査における23%という数字は，恐らく現在の日本における寛解概念の反映と見做されるが，現在は分裂病の予後に関する厭世観が流行している一種の反動期（あるいは逆に予後不良性を分裂病の診断基準とせんとする考え方の流行期）であると考えられ，そのために寛解の判定が極めて厳重に行なわれた結果であると思われる．従って著者等の調査に反映した寛解数は完全社会治癒に関するものに近いと考えられる．また著者等が調査用紙に不完全寛解の項を特に設けなかった為に，寛解の項に完全寛解と判定された数字のみが記入されたことが多かった為かとも考えられる．このように考えると，全国調査における23%は，阪大神経科昭和30, 31年の完全寛解23%（不完全寛解を加えると68%）と一致しているのである．

寛解（Remission）という用語は外国では従来相当幅をもたせて使用されており，例えば E. Bleuler は1911年の Aschaffenburg's Handbuch der Psychiatrie において，分裂病の転帰を Remission と Schizophrene Demenz とに二分し，前者を 60％と計算している．現代の概念からすればこれは範囲が多少広すぎると思われるが，著者等は大体ドイツ医学的に退院可能の範囲すなわち社会治癒および Mayer-Gross の表現による "zu Hause gesund bzw. gebessert" までを含んだものと解釈して自然寛解率や，薬物療法における寛解率を算出した．このことに関しては宿題を分担した諏訪等の意見も同様であり，また林・秋元の昭和14年の宿題における概念を大体踏襲したものと思う．何れにしても寛解概念の規定は甚だ困難であるために問題は甚だ複雑となったが，次に未治率についての調査結果を記載したい．

III. 精神分裂病群における未治率

未治の概念は寛解の場合に比し，規定も判定も比較的困難でない．著者等のアンケート調査では，「寛解」と「病像改善」とを除く「無影響」および「病像悪化」の項に記入された数を未治として取扱った．厳密には病像改善も未治に入れるべきであろうが，殆ど万国共通に改善は未治と区別して分類され，わが国でも一般に寛解，軽快，未治の3分類が転帰判定の最大カテゴリーであると考えてよい．

未治に関するアンケート回答を寛解率の場合と同じように官公私立精神病院，大学附属病院精神神経科および綜合病院精神神経科に分類して，未治率を各施設群毎に算出したところ第8表の結果を得た．

第8表　全国調査における薬物療法*の未治率**

	回答施設数	未治症例数	薬物療法をうけた症例数	未治率
官公私立精神病院	72	1819	6017	30.2
大学附属病院精神神経科	25	822	2620	31.4
官公私立綜合病院精神神経科	21	438	1327	33.0
計	118	3079	9964	30.9

* クロールプロマジン，レゼルピン，パカタール，三者単独，併用，又は続用のみを取った．しかし薬物療法と衝撃法の併用又は続用症例は省いた．
** アンケートにおける「無影響」「病像悪化」症例の和を薬物療法をうけた症例数で除し，100を乗じた数．

未治率においても寛解率の場合のように，精神病院で

も，大学神経科でも，綜合病院神経科でも殆ど一致し，30％を僅かに上廻る程度であることは甚だ興味深い結果であつた．寛解率の場合と同様に，著者等は第9表に示すように，未治率を文献的に算出してみた．1940年以前の主なる文献によつて算出した未治率は73.08％であつて，インシュリン療法前の松沢病院（87.1％）や同じ時代の阪大神経科（67.3％）の未治率とほぼ近い数値である．第9表に示すように，未治率はインシュリン療法の出現と共に甚だ好転し，林・秋元の成績では26.4％となつている．阪大神経科における薬物療法を主とした昭和30，31年の未治率は15.7％に迄低下している．これについても症例が新鮮例であつて看護条件が良いこと，再発が加算されていない治療直後判定にすぎないこと等が条件となるが，それにしても著者の宿題報告例およびアンケートによる全国調査における30％は，相当楽天論の支配した時代のインシュリン療法における未治率と有意差を見出し得ない結果になつた．

第9表 未治率の変遷

	年度	％	(調査例数)
平均未治率（10文献による）	1911～39年	73.0	(5877)
インシュリン療法前の松沢病院未治率（林・秋元による）	1923～35年	87.1	(2397)
インシュリン療法前の阪大神経科未治率	1935～36年	67.3	(147)
インシュリン療法初期の全国13施設のインシュリン療法例の未治率	1939～40年	26.4	(208)
薬物療法を主とした時期の阪大神経科の未治率	1955～56年	15.7	(153)
著者宿題報告薬物療法例の未治率	1954～57年	33.7	(958)
全国調査における薬物療法での未治率	1954～57年	30.9	(9726)

薬物療法とインシュリン療法との効果に大差がないという事実は，後者の危険性と煩雑さとを考える時に，重要な意味を持つて来る．M. Bleuler は一昨年の教科書の中で，分裂病の治療に当つては「危険性が少ない点でC.P. または Rp. が先ず顧慮さるべきである．多くの人はインシュリン療法をより根本的な治療（Gründlichere Behandlung）と考えているようだが，自分は多くの場合先ず薬物療法を取り，患者が長期間にわたつても反応して来ない時にはじめて他の方法を用いる．」と記載している．第2編以下に述べる著者等の成績によつてみても，薬物療法で反応せず，インシュリン療法で好転する例も

少なくないが，反対にインシュリン療法で影響なく，薬物療法で始めて反応した例も多い．何れにしても未治率の面から考えると，薬物療法が精神分裂病群の治療において有効であることに全く疑いの余地がないと言えよう．

第2編 精神分裂病群の直後転帰

第1編において全国調査アンケート回答を根拠として，精神疾患に対する薬物療法の現況および意義に関して述べた．その際精神分裂病群の寛解率と未治率を算出し，自然寛解率と薬物療法による寛解率との間にどのような開きがあるか，また未治率は治療の進歩と共にどのように変遷したかなどについて調査結果を報告した．本編においては著者等の症例について直後転帰を論ずることになるが，それに先立つて，精神分裂病群の治療とは何を指し，また如何に解釈すべきかについて考察しておきたい．それに基づいて最後に現代の治療が何に到達し，何に欠けているかが結論されねばならぬ．

治療の最終目的はあらゆる疾患について，疾病の根絶にあることは言うまでもない．しかし，素因を基礎として発展すると考えられるすべての内因性疾患の場合，その根絶は優生学的な議論の対象となるに過ぎない．内因性疾患患者について治療者が行なわなければならないことは，対象が精神疾患であれ，糖尿病のような新陳代謝病患者であれ，畸型であれ，患者の生命力なり生活力なりを最大限に発揮出来るようにしてやること（Maximale Entfaltung der gesunden Kräfte）であり，「社会復帰」（Resozialisierung）にあることには異議を挿む余地がない．若し一般社会への復帰が不可能な場合には医療施設の中でのせめてもの軽快（Anstaltsbesserung）が目的とされねばならない．

さて分裂病者の Resozialisierung とは何を内容的に意味するかがつぎの問題となる．これに関しては分裂病概念の相異から，相当異つた概念規定が生れてよい．M. Bleuler はその教科書の中で，治療の根本原則は健康なる反応準備態勢（die gesunde Reaktionsbereitschaft）および健康な自然表出（die gesunde Spontanäusserung）を啓発するにあると記載しており，Wyrsch は共同世界（Mitwelt）との接触（Kontakt）の回復乃至保持を強調している．Ewald も情緒共鳴性（affektive Resonanzfähigkeit）の回復を治療の目的としている．これらの表現は内容的には殆ど同様のものであつて，精神力動（die psychische Dynamik）が硬化し，貧困化し，遂には消失してゆく分裂病のプロツェス乃至荒廃に

重点を置き，また内閉症を重要な基本症状と考える場合には当然な治療原則であると思われる．しかし分裂病者における精神力動の昂進も亦当然治療の対象とされねばならない．この場合には先ずいわば "Thymoplegie" とでもいうべき治療法が治療の第一歩とされるべきであろう．すなわち情動昂進の遮断が共同社会との接触への橋渡しとなるのである．

つぎに治療における寛解とか軽快とかの概念について触れておきたい．すなわち薬物によって分裂病症状が寛解したという意味と，抗生物質によって培養基の上で細菌が死滅したという意味とは全く異ったものであって，前者はあくまで分裂病者の「存在」(Dasein) を問題としている．すなわち薬物による寛解とか軽快という場合には，薬物によって間接的に患者の「存在」に胚胎している健全な反応準備状態なり，共鳴能力なり，自然表出なり，精神力動なりが，"entfalten" し易くなったという意味に解釈しておかねばならぬ．すなわち薬物が治癒傾向 (Heiltendenz) を高め，患者の Resozializierung に役立つたのである．しかし治癒傾向を助長する因子はその他に数多く，内部的な患者の個体による種々の因子の他に，治療に際しての Milieu，治療乃至看護者の人格，更にその場合並行して行なわれたとすれば精神療法のあり方等の外部的な因子も大きな影響を有することは言うまでもない．このような前提は従来の治療法のうちで，外科的治療のみを例外として，患者に不可逆的な影響を与えない限り，すべての治療について成立する事柄である．薬物による寛解とか軽快とか表現するのは当然以上の前提にもとづいて表現を単純化したものに過ぎない．

著者等が対象とした精神分裂病群患者は1089名であって，薬物療法開始以来の大阪大学神経科入院患者のほかに，堺脳病院，茨木病院，美章園病院，武庫川病院，中宮病院，防府病院の入院患者である．なおパカタールの症例は広島静養院にも依頼してこれを資料とした．また薬品使用量としてはC.P.は総量として少なくとも3g以上，Rp.は30mg以上，パカタール（以下P.と略す）は3g以上使用した症例のみを対象とした．また薬物療法後に5回以上の電撃，またはインシュリン療法，または前頭葉切離術等を受けた症例は除外した．

直後転帰の判定基準は下の6段階に分つた．

完全寛解：完全な社会治癒を転帰とし，分裂病精神症状が全く消失し，何等の人格欠陥をもみとめられず，病識もほゞ完全に出現した場合．

不完全寛解B：ほゞ完全な社会治癒と認められ病識もほぼ完全に出現したと判定されるが多少の人格障害（多少の自閉傾向，自発性の不完全さ等）が残存し短時日の予後についても多少の不安を伴う場合．

不完全寛解A：分裂病精神症状が全面的に消褪し，医師が家庭復帰を充分許し得る状態であるが社会治癒と判定するには危惧を伴い，多少とも人格障害が認められ，病識も完全とは言い難い場合．

軽 快：著明な精神症状（支離滅裂，作為体験，妄想体験，幻覚，情緒麻痺，易刺戟性，攻撃性，亢奮，昏迷，拒絶，緘黙，珍奇，常同運動，衝動麻痺等）が全面的に又は部分的に後退し，看護上著明な改善をみとめ，治療終了後もこの状態をつづけ所謂 "Anstaltsbesserung" と称し得る状態で症例によっては家庭復帰も考慮出来るが，病識欠如し，明かな人格欠陥を認め，たとえ退院を許可し得ても常に医師の観察を必要とするような場合．

未治B：薬物投与中看護上の改善が明かであり，著明な精神症状も全面的に後退するが，投与を中止すると治療前と同様の状態像を呈し，分裂病プロセス乃至欠陥，荒廃そのものには何等の影響も認め得ない場合．

未治A：薬物により精神症状が何等の影響を蒙らないか又は，むしろ病像が悪化し，看護上の支障を来したような場合．

以下種々の項目毎に表を掲げて簡単な説明を加える．

I. 薬物別にした場合の転帰

第10表に示すように，完全寛解率においてC.P.およびRp.は殆ど差がないが，不完全寛解率を加えるとC.P.の48.3%に対してRp.は36.0%となりC.P.に劣り，P.では22.8%であって遙かに劣るような結果になっている．しかしC.P.とRp.の場合，何となく予後の良好な印象を与えられる患者にC.P.を，不良な印象を与えるものにRp.を使用する傾向があったために，数値のみからこの二者の優劣を断定することは危険と思われる．P.は分裂病定型群にはあまり有効でないと思われるが，いわゆる "Remissionssymptome" や退院後の神経症様時期等には充分その使用が評価されてよく，分裂病以外には多くの適応があると思われる．C.P.およびRp.の続用または併用の場合の成績が良好でないのは，一つの療法で反応しえない元来治癒傾向の低い症例であるために色々な試みが行なわれたという結果的事実を意味するに過ぎない．

II. 種々の療法の続用または併用の場合の転帰

第11表に種々の療法の続用または併用の場合の転帰を表示した．この表では，一つの療法がある患者に対して

第10表 薬物別の転帰　　　　　　　　　　　　　（％，括弧内は実数）

	C.P.		Rp.		C.P.及びRp.の併用又は続用		P.		総計	
完全寛解	13.0	(64)	14.4	(38)	6.1	(10)	10.6	(7)	12.1	(119)
不完全寛解B	11.8	(58)	8.7	(23)	6.1	(10)	6.1	(4)	9.6	(95)
不完全寛解A	23.5	(116)	12.9	(34)	16.6	(27)	6.1	(4)	18.4	(181)
軽快	25.3	(124)	26.5	(70)	36.8	(60)	6.1	(4)	26.2	(258)
未治B	13.4	(66)	12.1	(32)	14.2	(23)	12.1	(8)	13.1	(129)
未治A	13.0	(64)	25.4	(67)	20.2	(33)	59.0	(39)	20.6	(203)
計	100.0	(492)	100.0	(264)	100.0	(163)	100.0	(66)	100.0	(985)

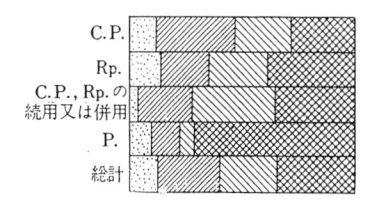

例に色々な試みが行なわれたという結果的な事実を反映しているに過ぎない．

種々の療法の続用または併用に関しては，多くの研究者が既に論じたところで，インシュリン療法とC.P.療法との併用については前田氏，藤井氏等の研究があり，C.P.とRp.との併用については三重野氏，白橋氏，長

第 11 表　　　　　　　　　　　　　　　　（％，括弧内は実数）

	インシュリン療法↓*C.P.療法		インシュリン療法↓Rp.療法		薬物療法↓インシュリン療法		C.P.療法↓Rp.療法		Rp.療法↓C.P.療法		C.P.療法+**Rp.療法		インシュリン療法+薬物療法	
完全寛解	5.9	(13)	6.1	(7)	6.0	(5)	6.5	(4)	1.6	(1)	12.9	(4)	21.9	(16)
不完全寛解	23.6	(52)	14.0	(16)	20.5	(17)	16.1	(10)	22.2	(14)	22.6	(7)	34.2	(25)
軽快	28.2	(62)	28.1	(32)	19.3	(16)	37.1	(23)	34.9	(22)	48.4	(15)	21.9	(16)
未治	42.3	(93)	51.8	(59)	54.2	(45)	40.3	(25)	41.3	(26)	16.1	(5)	21.9	(16)

＊↓：続用を意味する．＊＊＋：併用を意味する．

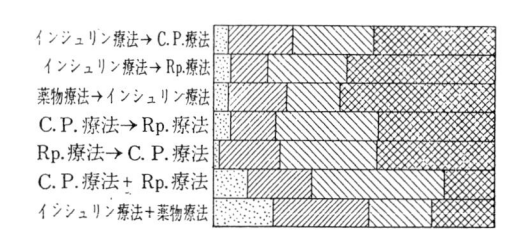

無効な場合に，他の療法を施して有効な場合もあり，また如何なる療法にも反応しない場合もあるという当然の結果が結論出来るに過ぎない．薬物療法で反応せず，インシュリン療法で反応して寛解したものが26.5％あつたが，また反対にインシュリン療法で反応せず，薬物療法で寛解したものが，C.P.の場合29.5％，Rp.の場合20.1％という結果であつた．種々のものの続用の場合の未治率が高く，併用の場合の未治率が低いのは，続用の場合は，一つの療法で反応しない元来治癒傾向の低い症

坂氏等の研究がある．

III. 病型と転帰

分裂病群の分類における最大公約数としての3分型（破瓜型，妄想型，緊張型）を一先ず取上げる．著者等の成績では（第12表その1）従来相当多数の人々によつて指摘されたような，妄想型に対する最良の適応は認められず，やはりインシュリンや電撃の場合と同様，緊張型が治療に対して最も反応し易いことが確かめられ，未治率を見ると妄想型は破瓜型とほぼ同率となつている．一応薬品別にして整理したものが第12表その2であるが，ここで強いて指摘するとすれば，妄想型に対してはC.P.がRp.に相当優つている印象と，その他の2型では完全寛解がRp.に多く，未治率もRp.に多いことである．すなわち治療効果から見て，Rp.は有効症例には非常に良好な効き方をするというような印象が強められる．

IV. 罹病期間と転帰

第12表(その1) 病型と転帰
薬物療法の対象となつた全症例について*
(%, 括弧内は実数)

	完全寛解	不完全寛解	軽快	未治	計
破瓜型	9.1(35)	26.4(101)	27.7(106)	36.8(141)	100.0(383)
	35.5(136)				
妄想型	8.6(23)	27.1(72)	23.2(64)	39.0(107)	99.9(266)
	37.8(95)				
緊張型	19.3(49)	30.3(76)	23.0(58)	27.4(69)	100.0(252)
	49.6(125)				
分類不能のもの	15.7(13)	32.5(27)	35.0(29)	16.8(14)	100.0(83)
	48.2(40)				

* C.P., Rp, P. の単独, 併用, 続用使用及び電撃, インシュリン療法後薬物療法を用いた全症例をふくむ. たゞし薬物療法後にインシュリン療法及び10回以上の電撃, 前頭葉切離術を施行した症例は省く.

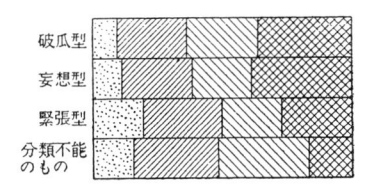

第12表(その2) 病型と転帰
薬物別にした場合* 破瓜型(383例)
(%, 括弧内は実数)

	完全寛解	不完全寛解	軽快	未治	計
C.P.	7.6(14)	34.6(64)	25.9(48)	31.9(59)	100.0(185)
Rp	14.6(15)	17.5(18)	30.1(31)	37.9(39)	100.1(185)
P.	14.8(4)	18.5(5)	3.7(1)	62.0(17)	100.0(27)
総計**	9.1(35)	26.4(101)	27.7(106)	36.8(141)	100.0(383)

妄想型(275例)

	完全寛解	不完全寛解	軽快	未治	計
C.P.	13.5(17)	31.7(40)	23.8(30)	31.0(39)	100.0(126)
Rp	5.8(4)	23.2(16)	27.5(19)	43.4(30)	99.9(69)
P.	0(0)	4.0(1)	8.0(2)	88.0(22)	100.0(25)
総計**	8.6(23)	27.1(72)	23.2(64)	39.0(107)	99.9(275)

緊張型(252例)

	完全寛解	不完全寛解	軽快	未治	計
C.P.	19.8(26)	38.2(50)	22.1(29)	19.8(26)	99.9(131)
Rp	20.3(14)	24.6(17)	20.3(14)	34.7(24)	99.9(69)
P.	16.7(2)	16.7(2)	8.3(1)	58.3(7)	100.0(12)
総計**	19.3(49)	30.3(76)	23.0(58)	27.4(69)	100.0(252)

* 3病型に分類不能であつた症例を省く.
** 薬物療法の対象となつた全症例について.

こゝには発病より治療開始までの経過期間を6ヵ月以下, 6ヵ月〜1年, 1年〜1年6ヵ月, 1年6ヵ月〜5年, 5年〜10年, 10年以上の六つに分け, これと転帰との関係を調査してみた. 罹病期間(Erkrankungsdauer)とは発病より治療までの経過期間を指すから, 数回以上のSchubを経過しているものは, 第1回のSchubよりの経過期間をとつてある. 10年以上の罹病期間で12%の寛解がみられるのも, 以上の規定に従つたための結果であつて, 長期間入院した陳旧例については後に項を改めて述べる.

第13表(その1)に示すように, 罹病期間の延長と共に寛解率は減少し, 未治率は殆ど直線的に増加してゆくことが明らかである. 寛解率は1年6ヵ月頃までは50%強であるが, この時期を過ぎると甚だ減少してゆく.

罹病期間を更に病型別にしたものが第13表(その2)であるが, 上記の関係は病型の如何に関しないことが明らかである.

第13表(その3)には薬品別にして整理してみたが, 如何なる薬剤を用いても, 罹病期間の延長と共に未治率が高くなる.

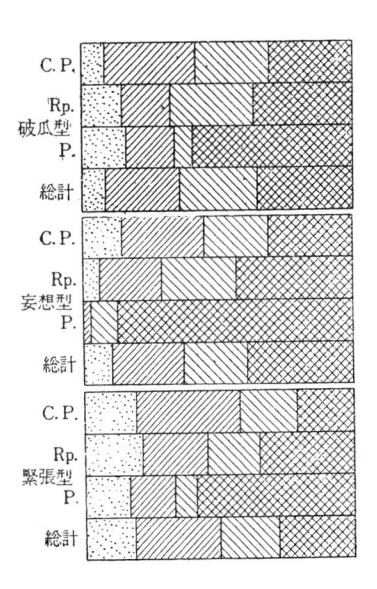

第13表(その1) 罹病期間と転帰
薬物療法の対象となつた全症例について (%, 括弧内は実数)

	寛解		軽快		未治		計	
〜6ヵ月	55.3	(152)	29.8	(82)	15.0	(41)	100.1	(275)
6ヵ月〜1年	50.0	(44)	32.0	(28)	18.0	(16)	100.0	(88)
1年〜1年6ヵ月	53.0	(54)	24.5	(25)	22.5	(23)	100.0	(102)
1年6ヵ月〜5年	40.1	(92)	28.5	(65)	31.4	(72)	100.0	(229)
5年〜10年	22.1	(30)	20.6	(28)	57.3	(78)	100.0	(136)
10年〜	12.0	(9)	24.0	(18)	64.0	(48)	100.0	(75)

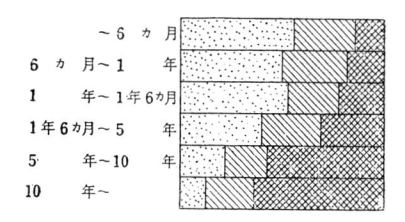

V. 経過型と転帰

著者等は分裂病群の経過を表示するように0型, 1型, 2型, 3型, 4型の5種類に分類してみた. M. Bleuler は経過を単純経過 (einfache Verläufe) と波状経過 (wellenförmige Verläufe) に2分し, 前者を発病の急性のものと慢性のもの, そして各々について欠存状態

第13表(その2) 罹病期間と転帰 (%, 括弧内は実数)

		寛解		軽快		未治		計	
〜6ヵ月	破瓜型	55.3	(42)	34.2	(26)	10.5	(8)	100.0	(76)
	妄想型	62.0	(31)	24.0	(12)	14.0	(7)	100.0	(50)
	緊張型	59.2	(61)	30.1	(31)	10.7	(11)	100.0	(103)
	分類不能のもの	51.7	(15)	37.9	(11)	10.3	(3)	99.9	(29)
6ヵ月〜1年	破瓜型	39.5	(17)	39.5	(17)	20.9	(9)	99.9	(43)
	妄想型	62.5	(15)	29.2	(7)	8.3	(2)	100.0	(24)
	緊張型	54.5	(6)	18.2	(2)	27.3	(3)	100.0	(11)
	分類不能のもの	66.7	(4)	33.3	(2)	0.0	(0)	100.0	(6)
1年〜1年6ヵ月	破瓜型	48.4	(15)	29.0	(9)	22.6	(7)	100.0	(31)
	妄想型	42.9	(12)	35.7	(10)	21.4	(6)	100.0	(28)
	緊張型	46.2	(6)	23.1	(3)	30.7	(4)	100.0	(13)
	分類不能のもの	57.2	(4)	28.6	(2)	14.2	(1)	100.0	(7)
1年6ヵ月〜5年	破瓜型	46.1	(35)	35.5	(27)	18.4	(14)	100.0	(76)
	妄想型	40.0	(24)	28.3	(17)	31.7	(19)	100.0	(60)
	緊張型	51.1	(24)	23.4	(11)	25.5	(12)	100.0	(47)
	分類不能のもの	30.0	(16)	50.0	(10)	20.0	(4)	100.0	(30)
5年〜10年	破瓜型	21.8	(12)	23.6	(13)	54.5	(30)	100.0	(55)
	妄想型	17.6	(6)	11.8	(4)	70.6	(24)	100.0	(34)
	緊張型	24.0	(6)	24.0	(6)	52.0	(13)	100.0	(25)
	分類不能のもの	27.3	(3)	45.5	(5)	27.2	(3)	100.0	(11)
10年〜	破瓜型	5.9	(2)	26.5	(9)	67.6	(23)	100.0	(34)
	妄想型	6.1	(2)	30.3	(10)	63.6	(21)	100.0	(33)
	緊張型	5.6	(1)	16.7	(3)	77.7	(14)	100.0	(18)
	分類不能のもの	66.7	(2)	33.3	(1)	0.0	(0)	100.0	(3)

第13表(その3) 罹病期間と転帰
薬物別にした場合（クロールプロマジンとレゼルピンのみ） （％，括弧内は実数）

		寛解		軽快		未治		計	
～6ヵ月	クロールプロマジン	62.3	(96)	29.2	(45)	8.4	(13)	99.9	(134)
	レゼルピン	60.3	(38)	28.6	(18)	11.1	(7)	100.0	(63)
	総計*	55.2	(152)	29.8	(82)	15.0	(41)	100.0	(275)
6ヵ月～1年6ヵ月	クロールプロマジン	65.2	(58)	18.0	(16)	16.8	(15)	100.0	(89)
	レゼルピン	50.0	(25)	30.0	(15)	20.0	(10)	100.0	(50)
	総計*	51.6	(98)	27.9	(53)	20.5	(39)	100.0	(190)
1年6ヵ月～5年	クロールプロマジン	52.8	(59)	25.0	(27)	22.2	(24)	100.0	(108)
	レゼルピン	29.8	(17)	36.8	(21)	33.3	(19)	99.9	(57)
	総計*	40.1	(92)	28.5	(65)	31.4	(72)	100.0	(229)
5年～	クロールプロマジン	28.2	(22)	21.8	(17)	50.0	(39)	100.0	(78)
	レゼルピン	12.2	(10)	20.7	(17)	67.1	(55)	100.0	(82)
	総計*	18.5	(39)	21.8	(46)	59.7	(126)	100.0	(211)

* 薬物療法の対象となった全症例について

経過型分類

0型：急性発病で，発病後3ヵ月以内のもの．
1型：急性発病で，直接プロセスに移行したもの．
　　（現在欠陥状態又は荒廃にあるものもふくむ）
2型：急性発病で，週期性経過を取ったもの．
　　（数回のSchubの後に欠陥状態又は荒廃に陥ったものもふくむ．）
3型：慢性発病で，週期性経過を取ったもの．
　　（数回のSchubの後に欠陥状態又は荒廃に陥ったものもふくむ．）
4型：慢性発病で，直接プロセスに移行したもの．
　　（現在欠陥状態又は荒廃にあるものもふくむ）

```
         M. Bleuler の分類                              著者の分類
                                    %                              %（実数）
      ×*························×*··················· 0型 %に算入せず (168)
Akuter Beginn mit direktem Verlauf
  zu dauernder Verblödung         5-15%
                                        }················· 1型 23.7% (156)
Akuter Beginn mit direktem Verlauf
  zu dauerndem Defekt·············· unter 5%
Akuter, periodischer Verlauf mit Ausgang
  in dauernde Verblödung··········unter 5%
Akuter, periodischer Verlauf mit Ausgang
  in dauernden Defekt············· 30-40%  }··············· 2型 13.4% (88)
Akuter, periodischer Verlauf mit Ausgang
  in Heilung (sozial oder völlig)········ 25-35%
      ×*························×*··················· 3型 17.5% (115)
Chronisch-einfacher Verlauf zu dauernder
  Verblödung·······························10-20%
                                              }··········· 4型 45.4% (299)
Chronisch-einfacher Verlauf zu dauerndem
  Defekt·································5-10%
      計······························· 75-130%  ···············100.0% (658)
```

* ×印は M. Bleuler の分類にないもの．

第14表(その1) 経 過 型 と 転 帰
薬物療法の対象となつた全症例について　　　　　　　　　　(%,括弧内は実数)

		完全寛解		不完全寛解		軽　　快		未　　治		計	
0	型	25.5	(43)	32.1	(54)	30.4	(51)	12.0	(20)	100.0	(168)
1	型	14.7	(23)	30.8	(48)	25.6	(40)	28.8	(45)	99.9	(156)
2	型	14.7	(13)	33.0	(29)	23.9	(21)	28.4	(25)	100.0	(88)
3	型	7.0	(8)	33.0	(38)	27.8	(32)	32.2	(37)	100.0	(115)
4	型	3.3	(10)	83.4	(70)	27.1	(81)	46.2	(138)	100.0	(299)

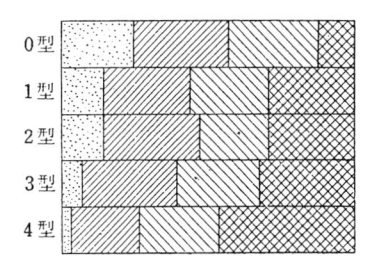

(Defekt)に陥る型と荒廃(Verblödung)に陥る型とに分け，合計4型とし，後者については欠存状態に陥るもの，荒廃に陥るもの，および治癒するものの3型，その何れにも属さないものとして1型，全体として8型に分類している．この分類は極めて妥当ではあるが，欠存と荒廃との明瞭な区別が理論的にも実際的にも批判の対象となり，またWyrschも指摘するように慢性発病型で周期性経過を取る型も相当数観察される．更に著者等の場合のように治療を論ずる時には，発病後日の浅い症例も多数取扱われねばならない．そこで著者等は特に0型を設定して，急性発病で，発病後3ヵ月以内のものを別にしておいた．

1型2型は共に急性発病で，前者は単純経過，後者は周期性波状経過を意味する．3型4型は慢性発病型で前者が周期性経過，後者が単純経過を取るものとした．すなわち著者等の分類では全部に発病様式を含み，また慢性発病で周期性経過を取るものも分類しておいた．

以上の分類に従つて薬物療法の転帰を検討すると，上述の3病型による場合よりも，余程興味のある結果が出て来た．

第14表(その1)に示すように0型，1型，2型(急性発病型)は3型，4型(慢性発病型)に比して転帰が目立つて良好である．急性発病型のうち0型は発病より3ヵ月以内のものであるから転帰が最も良好であるのは言うまでもないが，急性発病型のうち，単純経過をとるものと，周期性経過を営むものとの間に，治療直後の判定で殆ど差がないことは興味深い．慢性発病で単純経過を取る型4型において，予後が最悪であることは自明である．

第14表(その2)に経過型を更に病型別とした場合の結果を示した．こゝでは完全寛解は0型の緊張病に最も多く，寛解を全体としてとると急性の妄想型の転帰も悲観すべきでないことが判る．反対に同じ緊張型や妄想型でも慢性発病型では未治率が，むしろ破瓜型の場合よりも高いことも興味深い．

こゝに完全寛解率の高いものから順に分類不能のものを除いて列べてみると，0-緊>2-緊>0-破>0-妄>1-緊>1-妄>1-破>3-破>3-緊>2-妄>4-妄>2-破>3-妄>4-破，4-緊となる．

退院可能性という意味から不完全寛解をも加えて寛解率の順に列べてみると，0-妄>0-緊>1-緊>2-緊>0-破>3-緊>1-破>2-妄>3-破>3-妄>1-妄>2-破>4-破>4-妄>4-緊となる．

つぎに，薬品別にして経過型に対する効果を検討してみた．第14表(その3)によると，Rp.が急性発病型の新鮮例に甚だ有効な成績が出ている．1，2，3型にはC.P.が相当優れているようである．4型に対しては殆ど優劣が見出し得ない．

第14表(その4)に，発病様式だけを捉えて転帰を整理した．この表により，3病型のどれを取上げても，発病様式は転帰と最も深い関係にあることが判明する．

VI. 性別と転帰

性別と転帰との関係について調べた成績を第15表に示す．従来，一般に身体療法において，女性の方に治療効果が多いといわれたが，そのような関係を指摘することは出来なかつた．

VII. 発病年齢と転帰

著者等の症例のうち，発病後1年以内のもの334例を対象として発病年齢と転帰を調査した．症例内訳を第16表(その1)に，薬物別の転帰を(その2)に示した．

第14表(その2) 経過型と転帰
病型別にした場合　　　　　　（％，括弧内は実数）

		完全寛解		不完全寛解		軽　　快		未　　治		計	
0型	破瓜型	23.8	(10)	31.0	(13)	31.0	(13)	14.3	(6)	100.1	(42)
	妄想型	17.6	(6)	47.2	(16)	17.6	(6)	17.6	(6)	100.0	(34)
	緊張型	35.1	(26)	25.7	(19)	29.7	(22)	9.4	(7)	99.9	(74)
	分類不能のもの	5.6	(1)	38.9	(7)	50.0	(9)	5.6	(1)	100.1	(18)
1型	破瓜型	12.9	(8)	33.9	(21)	29.0	(18)	24.2	(15)	100.0	(62)
	妄想型	14.3	(6)	21.4	(9)	26.2	(11)	38.0	(16)	99.9	(42)
	緊張型	17.5	(7)	40.0	(16)	20.0	(8)	22.5	(9)	100.0	(40)
	分類不能のもの	16.7	(2)	33.3	(4)	33.3	(4)	16.7	(2)	100.0	(12)
2型	破瓜型	4.3	(1)	26.1	(6)	26.1	(6)	43.5	(10)	100.0	(23)
	妄想型	8.3	(2)	37.5	(9)	20.8	(5)	33.3	(8)	99.9	(24)
	緊張型	25.0	(7)	32.1	(9)	21.4	(6)	21.4	(6)	99.9	(28)
	分類不能のもの	23.1	(3)	30.8	(4)	30.8	(4)	15.4	(2)	100.1	(13)
3型	破瓜型	10.4	(5)	29.2	(14)	27.1	(13)	33.3	(16)	100.0	(48)
	妄想型	2.8	(1)	33.3	(12)	27.8	(10)	36.1	(13)	100.0	(36)
	緊張型	8.7	(2)	39.1	(9)	21.7	(5)	30.4	(7)	99.9	(23)
	分類不能のもの	0.0	(0)	50.0	(4)	50.0	(4)	0.0	(0)	100.0	(8)
4型	破瓜型	2.4	(4)	26.0	(44)	27.2	(46)	44.4	(75)	100.0	(169)
	妄想型	6.0	(5)	17.9	(15)	27.4	(23)	48.8	(41)	100.1	(84)
	緊張型	0.0	(0)	22.9	(8)	22.9	(8)	54.2	(19)	100.0	(35)
	分類不能のもの	8.3	(1)	41.7	(5)	33.3	(4)	16.7	(2)	100.0	(12)

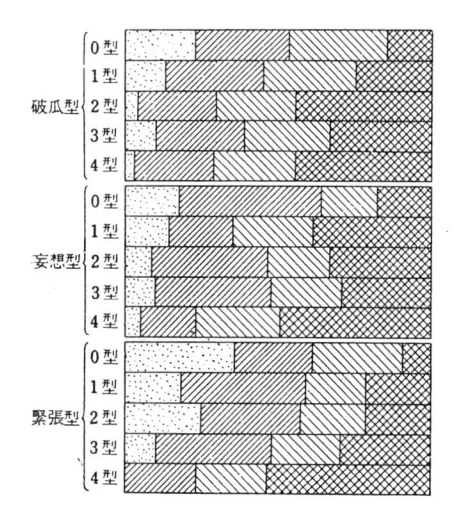

この表から判明するように，発病年齢と転帰との間には何等の結論も抽出し得なかつた．

Ⅷ. 転帰の側から見た症例の内訳

今迄は色々の要因から転帰を眺めてきたが，こゝには転帰の側から色々の要因を眺めてみようとした．すなわち著者等のいう転帰の側からみた症例の内訳とは，一つの転帰群を取出した場合に，その群の中で病型なり，経過型なり，罹病期間なり，発病年齢なりのどのようなものがどのような比率にふくまれているかを意味する．例えば病型の異る患者がそれぞれ同人数治療の対象となつた場合に，それぞれの病型の完全寛解がどのような百分比となるかの統計である．例えばクロールプロマジンで破瓜型の7.6％，妄想型の13.5％，緊張型の19.8％が完全寛解したとする．すなわち完全寛解症例の病型内訳は破瓜型，妄想型，緊張型が7.6：13.5：19.8の比率となる．これを％に換算して18.6：33.0：48.4として眺めてみようとしたわけである．

先ず完全寛解を取上げて病型と経過型の内訳を調べると第17表（その1）のようになつた．

すなわち完全寛解ではC.P.の場合，病型では緊張型が50％に近く，経過型では0型，ついで1型，2型，3型，4型の順に低くなつている．このことはRp.の場合

第14表（その3） 経 過 型 と 転 帰
薬物別にした場合（クロールプロマジンとレゼルピンのみ）（%，括弧内は実数）

		完全寛解		不完全寛解		軽　　快		未　　治		計	
0 型	C.P.	27.5	(28)	38.2	(39)	28.4	(29)	5.9	(6)	100.0	(102)
	Rp.	41.9	(13)	29.0	(9)	22.6	(7)	6.5	(2)	100.0	(31)
	総計	25.5	(43)	32.1	(54)	30.4	(51)	12.0	(20)	100.0	(168)
1 型	C.P.	20.7	(18)	36.8	(32)	21.8	(19)	20.7	(18)	100.0	(87)
	Rp.	15.2	(5)	30.3	(10)	30.3	(10)	24.2	(8)	100.0	(33)
	総計	14.7	(23)	30.8	(48)	25.6	(40)	28.8	(45)	99.9	(156)
2 型	C.P.	15.6	(7)	33.3	(15)	28.9	(13)	22.2	(10)	100.0	(45)
	Rp.	13.6	(3)	22.7	(5)	22.7	(5)	40.9	(9)	99.9	(22)
	総計	14.8	(13)	32.9	(29)	23.9	(21)	28.4	(25)	100.0	(88)
3 型	C.P.	6.6	(4)	49.2	(30)	31.1	(19)	13.1	(8)	100.0	(61)
	Rp.	10.0	(2)	15.0	(3)	30.0	(6)	45.0	(9)	100.0	(20)
	総計	7.0	(8)	33.0	(38)	27.8	(32)	32.2	(37)	100.0	(115)
4 型	C.P.	2.9	(4)	28.0	(39)	20.9	(29)	48.2	(67)	100.0	(139)
	Rp.	3.6	(3)	19.3	(16)	34.9	(29)	42.2	(35)	100.0	(83)
	総計	3.3	(10)	28.4	(70)	27.1	(81)	46.2	(138)	100.0	(299)

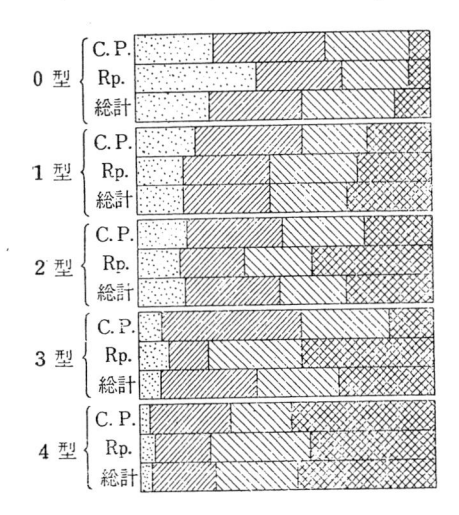

にもよく似ており，Rp.では妄想型での完全寛解が破瓜型のそれを遙かに下まわることが判る．

不完全寛解をもふくめて寛解症例を問題にすると，第17表（その2）に示すように，完全寛解とほゞ同様の結果が得られた．この場合罹病期間を取つてみると，陳旧となるにつれて寛解は直線的に減少してゆくことがわかる．発病年齢はあまり問題にならないようである．

第17表（その3）は未治群の内訳であつて，破瓜型と妄想型とが緊張型より遙かに多くふくまれ，経過型では0型が少なく，4型が多いことが判る．陳旧例は勿論未治の中に多くふくまれる．発病年齢も高年程予後のわるい傾向が見られる．

IX. 遺伝負荷と転帰

著者等の全症例について遺伝調査を行なうことは到底不可能であつたので，遺伝負荷の確実なものと，稀薄または負因なきことの確実なもののみ401例を取出した．転帰との関係を調べるに，第18表（その1）のようになり，全体としては遺伝負荷と転帰との間に確実な相関を見出すことは出来なかつた．精神分裂病群として取扱つた症例が，単一のGenotypusによるものと考えられない以上，この結果はむしろ当然であると思われる．たゞし，遺伝負荷の確実な破瓜型および分類不能の症例では，寛解が無負荷症例と比してやゝ低率に，未治が高率に算出された．妄想型および緊張型ではこの関係およびその逆の関係も見出せなかつた．

次に著者等の1089症例の中で，2等親までの近親に分裂病が出ている症例が，75家系見出された．症例の内訳は第18表（その2）に示す通りである．これを3病型に分類して転帰との関係を調べたが，この場合には何等の相関も認めなかつた．そこで前述の0型〜4型なる経過型別にして転帰との関係を見ると第18表（その3）に示すように，たとえ遺伝負荷が濃厚でも，急性発病型の

第14表(その4) 発病様式と転帰
薬物療法の対象となつた全症例について　　　(%, 括弧内は実数)

		完全寛解		不完全寛解		軽　　快		未　　治		計	
破瓜型	急性発病型	15.0	(19)	31.5	(40)	29.1	(37)	24.4	(31)	100.0	(127)
	慢性発病型	4.1	(9)	26.7	(58)	27.2	(59)	41.9	(91)	99.9	(217)
妄想型	急性発病型	14.0	(14)	34.0	(34)	22.0	(22)	30.0	(30)	100.0	(100)
	慢性発病型	5.0	(6)	22.5	(27)	27.5	(33)	45.0	(54)	100.0	(120)
緊張型	急性発病型	28.2	(40)	31.0	(44)	25.4	(36)	15.5	(22)	100.1	(142)
	慢性発病型	3.4	(2)	29.3	(17)	22.4	(13)	44.8	(26)	99.9	(58)
分類不能のもの	急性発病型	14.0	(6)	34.9	(15)	39.5	(17)	11.6	(5)	100.0	(43)
	慢性発病型	5.0	(1)	45.0	(9)	40.0	(8)	10.0	(2)	100.0	(20)
総計	急性発病型	19.2	(79)	32.3	(133)	27.2	(112)	21.4	(88)	100.1	(412)
	慢性発病型	4.3	(18)	26.7	(111)	27.2	(113)	41.7	(173)	99.9	(415)

第15表　性別と転帰
薬物療法の対象となつた全症例について
(%, 括弧内は実数)

	完全寛解	不完全寛解	軽　　快	未　　治	計
♂	12.3 (61)	26.4 (131)	26.8 (133)	34.5 (171)	100.0 (496)
♀	11.9 (58)	29.7 (145)	25.5 (125)	32.9 (161)	100.0 (789)

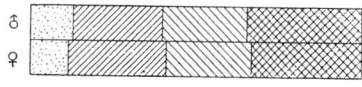

第16表　発病年齢と転帰
(罹病期間1年以下の症例について)

(その1) 症例内訳　　　(%, 括弧内は実数)

	～15歳		16～25歳		26～35歳		36歳～		計	
破瓜型	2.5	(3)	55.4	(67)	35.5	(43)	6.6	(8)	100.0	(121)
妄想型	1.4	(1)	24.3	(18)	33.8	(25)	40.5	(30)	100.0	(74)
緊張型	3.7	(4)	51.9	(56)	27.8	(30)	16.7	(18)	100.1	(108)
分類不能のもの	16.1	(5)	22.6	(7)	29.0	(9)	32.3	(10)	100.0	(31)
計	3.9	(13)	44.3	(148)	32.0	(107)	19.8	(66)	100.0	(334)

(その2) 薬物別の転帰　　　(%, 括弧内は実数)

		～15歳		16～25歳		26～35歳		36歳～	
寛解	クロールプロマジン	62.5	(5)	62.8	(59)	62.5	(40)	47.1	(16)
	レゼルピン	80.0	(4)	54.8	(17)	51.7	(15)	60.0	(12)
	総計*	63.6	(9)	57.4	(85)	57.9	(62)	51.5	(34)
軽快	クロールプロマジン	25.0	(2)	28.7	(27)	26.6	(17)	41.2	(14)
	レゼルピン	0.0	(0)	32.3	(10)	34.5	(10)	25.0	(5)
	総計*	18.2	(2)	29.7	(44)	29.9	(32)	33.3	(22)

		〜15歳	16〜25歳	26〜35歳	36歳〜
未治	クロールプロマジン	12.5 (1)	8.5 (8)	10.9 (7)	11.8 (4)
	レゼルピン	20.0 (1)	12.9 (4)	13.8 (4)	15.0 (3)
	総計*	18.2 (2)	12.8 (19)	12.1 (13)	15.2 (10)
	計	100.0 (13)	99.0 (148)	99.9 (107)	100.0 (66)

* 薬物療法の対象となつた全症例について．

第17表(その1) 転帰の側から見た症例の内訳
完全寛解群の内訳
クロールプロマジン症例

病型 %	破瓜型 18.6	妄想型 33.0	緊張型 48.4		
経過型 %	0型 37.5	1型 28.2	2型 21.3	3型 9.0	4型 4.0

レゼルピン症例

病型 %	破瓜型 35.9	妄想型 14.3	緊張型 49.8		
経過型 %	0型 49.7	1型 18.0	2型 16.1	3型 11.9	4型 4.3

薬物療法の対象となつた全症例

病型 %	破瓜型 24.5	妄想型 23.2	緊張型 52.3		
経過型 %	0型 39.1	1型 22.5	2型 22.5	3型 10.7	4型 5.1

レゼルピン症例

病型 %	破瓜型 30.3	妄想型 27.4	緊張型 42.4		
経過型 %	0型 35.3	1型 22.7	2型 18.1	3型 12.5	4型 11.4
罹病期間 %	〜6ヵ月 36.9	6ヵ月〜1年6ヵ月 30.6	1年6ヵ月〜5年 18.3	5年〜10年 10.7	10年〜 3.4
発病年齢 %	16〜25歳 32.9	26〜35歳 31.1	36歳〜 36.0		

薬物療法の対象となつた全症例

病型 %	破瓜型 29.2	妄想型 29.5	緊張型 41.2		
経過型 %	0型 26.3	1型 20.9	2型 22.0	3型 18.4	4型 12.3
罹病期間 %	〜6ヵ月 30.4	6ヵ月〜1年6ヵ月 28.5	1年6ヵ月〜5年 22.2	5年〜10年 12.2	10年〜 6.6
発病年齢 %	16〜25歳 34.4	26〜35歳 34.7	36歳〜 30.9		

第17表(その2) 転帰の側から見た症例の内訳
寛解群の内訳
クロールプロマジン症例

病型 %	破瓜型 29.0	妄想型 31.1	緊張型 39.9		
経過型 %	0型 25.4	1型 22.2	2型 18.9	3型 21.5	4型 11.9
罹病期間 %	〜6ヵ月 26.3	6ヵ月〜1年6ヵ月 24.7	1年6ヵ月〜5年 22.2	5年〜10年 10.9	10年〜 15.8
発病年齢 %	16〜25歳 36.4	26〜35歳 36.3	36歳〜 27.3		

第17表(その3) 転帰の側から見た症例の内訳
未治群の内訳
クロールプロマジン症例

病型 %	破瓜型 38.5	妄想型 37.4	緊張型 24.1		
経過型 %	0型 5.4	1型 18.8	2型 20.2	3型 11.9	4型 43.8
罹病期間 %	〜6ヵ月 6.2	6ヵ月〜1年6ヵ月 11.1	1年6ヵ月〜5年 16.2	5年〜10年 39.0	10年〜 27.5
発病年齢 %	16〜25歳 27.2	26〜35歳 34.9	36歳〜 37.8		

レゼルピン症例

病型 %	破瓜型	妄想型	緊張型		
	32.6	37.4	30.0		

経過型 %	0型	1型	2型	3型	4型
	4.1	15.2	25.6	28.3	26.6

罹病期間 %	～6ヵ月	6ヵ月～1年6ヵ月	1年6ヵ月～5年	5年～10年	10年～
	5.5	9.9	16.5	30.9	37.2

発病年齢 %	16～25歳	26～36歳	36歳～
	30.9	33.1	36.0

薬物療法の対象となつた全症例

病型 %	破瓜型	妄想型	緊張型		
	35.3	38.4	26.3		

経過型 %	0型	1型	2型	3型	4型
	8.1	19.5	19.2	21.8	31.4

罹病期間 %	～6ヵ月	6ヵ月～1年6ヵ月	1年6ヵ月～5年	5年～10年	10年～
	8.0	10.9	16.7	30.4	34.0

発病年齢 %	16～25歳	26～35歳	36歳～
	31.9	30.2	37.9

第18表(その1) 遺伝負荷と転帰

破瓜型（%，括弧内は実数）

	完全寛解	不完全寛解	軽快	未治	計
+	5.4 (5)	28.0 (26)	32.2 (30)	34.4 (32)	100.0 (93)
-	12.4 (11)	31.5 (28)	27.0 (24)	29.1 (26)	100.0 (89)

妄想型

	完全寛解	不完全寛解	軽快	未治	計
+	10.2 (5)	32.6 (16)	18.4 (9)	38.8 (19)	100.0 (49)
-	15.4 (6)	18.0 (7)	12.8 (5)	53.8 (21)	100.0 (39)

緊張型

	完全寛解	不完全寛解	軽快	未治	計
+	20.8 (11)	35.8 (19)	18.9 (10)	24.5 (13)	100.1 (53)
-	14.3 (8)	44.7 (25)	14.3 (8)	26.8 (15)	100.1 (56)

分類不能のもの

	完全寛解	不完全寛解	軽快	未治	計
+	27.3 (3)	27.3 (3)	18.2 (2)	27.3 (3)	100.1 (11)
-	18.2 (2)	27.3 (3)	18.2 (2)	36.4 (4)	100.1 (11)

総計

	完全寛解	不完全寛解	軽快	未治	計
+	11.7 (24)	31.1 (64)	24.7 (51)	32.5 (67)	100.0 (206)
-	13.8 (27)	32.4 (63)	20.0 (39)	33.8 (66)	100.0 (195)

＋：遺伝負荷の確実な症例群
－：遺伝負荷の稀薄又は無負荷の確実な症例群

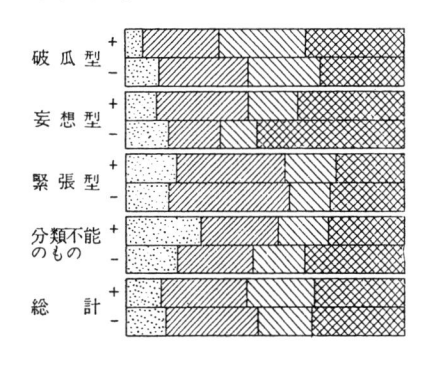

第18表(その2) 濃厚遺伝負荷群における転帰
（2親等までの近親に精神分裂病患者を有するものについて）

発端者の
- 両親の何れかが精神分裂病であるもの …29
- 子の中に精神分裂病のあるもの …………2
- 祖父母の何れかが精神分裂病であるもの 12
- 同胞の中に精神分裂病のあるもの ………32

計 75

近親	両親	子	祖父母	同胞	計	
	実数	実数	実数	実数	実数	%
完全寛解	1	1	2	4	8	9.6
不完全寛解	10	0	4	7	21	28.7
軽快	12	0	3	7	22	28.8
無効	6	1	3	14	24	32.9
計	29	2	12	32	75	100.0

第18表（その3） 以上の症例を経過型から見た場合

	寛解	軽快	未治	計
0型	12 }	5 }	0 }	17 }
1型	10 } 25 (89.3%)	3 } 13 (46.4%)	3 } 4 (30.8%)	16 } 42 (60.9%)
2型	3 }	5 }	1 }	9 }
3型	1 } 3 (10.7%)	4 } 15 (53.6%)	1 } 9 (69.2%)	6 } 27 (39.1%)
4型	2 }	11 }	8 }	21 }
計	28 (100%)	28 (100%)	13 (100%)	69 (100%)

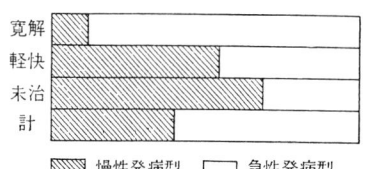

Phenotypus のものは寛解が90%近くもあり，慢性発病型のものは70%に近い未治率であることが判つた．

X. 病前人格と転帰（第19表）

遺伝負荷の場合と同様，調査が困難であつたので，対象にした症例は275名に過ぎない．しかしこの調査によつて，従来の教科書概念である病前性格偏倚の著しいもの程予後の不良である事実を再確認することが出来た．この関係は遺伝負荷の有無よりもよほど著しいと思われる．

第19表 病前人格と転帰

破瓜型 (%，括弧内は実数)

	完全寛解	不完全寛解	軽快	未治	計
+	13.0 (10)	28.6 (22)	29.9 (23)	28.6 (22)	100.1(77)
−	18.0 (11)	45.9 (28)	16.4 (10)	19.7 (12)	100.0(61)

妄想型

| + | 8.9 (5) | 26.8 (15) | 28.5 (16) | 35.8 (20) | 100.0(56) |
| − | 11.8 (4) | 23.5 (8) | 26.4 (9) | 38.3 (13) | 100.0(34) |

緊張型

| + | 13.0 (6) | 23.9 (11) | 26.1 (12) | 37.0 (17) | 100.0(46) |
| − | 27.3 (18) | 42.4 (28) | 12.1 (8) | 18.2 (12) | 100.0(66) |

分類不能のもの

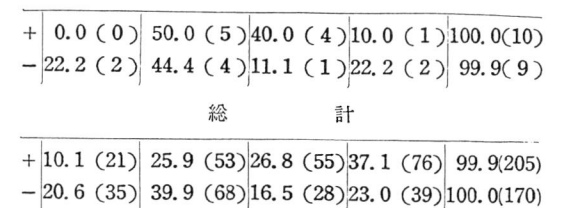

| + | 0.0 (0) | 50.0 (5) | 40.0 (4) | 10.0 (1) | 100.0(10) |
| − | 22.2 (2) | 44.4 (4) | 11.1 (1) | 22.2 (2) | 99.9(9) |

総計

| + | 10.1 (21) | 25.9 (53) | 26.8 (55) | 37.1 (76) | 99.9(205) |
| − | 20.6 (35) | 39.9 (68) | 16.5 (28) | 23.0 (39) | 100.0(170) |

＋：病前人格偏倚の確実な症例群
−：病前人格がほゞ確実に正常範囲にあつたと推定される症例群

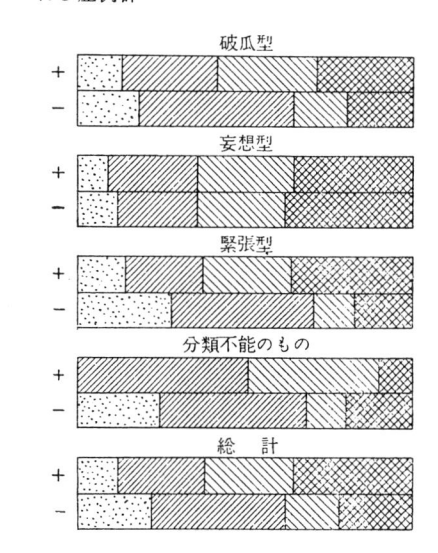

XI. 体型と転帰

第20表に体型と転帰との関係を示す．この場合，Kretschmer による体型分類に従つたが，全症例のうちで，

第20表 体型と転帰 (%，括弧内は実数)

	leptosom	leptosom-athletisch	athletisch	athletisch-pyknisch	pyknisch	dysplastisch	uncharak-teristisch	計
寛解	37.0 (85)	− (7)	42.2 (43)	− (4)	35.0 (14)	36.8 (7)	46.5 (94)	41.2 (254)
軽快	22.6 (52)	− (1)	21.6 (22)	− (3)	27.5 (11)	5.3 (1)	20.3 (41)	21.3 (131)
未治	40.4 (93)	− (2)	36.3 (37)	− (6)	37.5 (15)	57.9 (11)	33.2 (67)	37.5 (231)
計	100.0 (230)	− (10)	100.1 (102)	− (13)	100.0 (40)	100.0 (19)	100.0 (202)	100.0 (616)

	leptosom %(実数)	athletisch %(実数)	pyknisch %(実数)	dysplastisch %(実数)	計 %(実数)
対象内訳	58.8(230)	26.1(102)	10.2 (40)	4.9 (19)	100.0 (391)
Kretschmer *	55.0	18.5	15.0	11.5	100.0(5233)

*Kretschmer: Körperbau u. Charakter (1951) による精神分裂病者の体型頻度．たゞし Kretschmer では unchar. が8.6%となつており，著者によれば32.8%となるので原著の%より unchar. の%を引いて補正した．

明らかにその何れかに入れられる症例のみを対象とした．本表によると特に転帰の良好または不良な体型を見出すことは出来なかつた．従来の報告のような，肥満体型の分裂病が特に転帰が良好であるという成績は認められなかつた．

XII. "Schub"と薬物療法

何回もSchubを繰返す経過型において，第2回目以後のSchubに対して，薬物療法がどの程度の影響を与え得るかの問題について調査を行なつた．そこで発病1年以内に薬物療法を開始し，寛解又は軽快退院したものを第1回Schubとして調査に用い，第2回Schubで薬物療法を行なつたもののうち再び寛解又は軽快退院したものを第2回Schubの調査に用い，第3回以上もこれに準じた．従つて未治例はSchub調査に加えていない．たゞし転帰はSchubの回数により下のような比率であつた．

	症例数	完全寛解 %	不完全寛解 %	軽快 %	未治 %
第1回 Schub	355	15.5	31.5	29.9	23.1
第2回 Schub	64	14.1	42.1	31.3	12.5
第3回以上のSchub	33	12.1	30.3	15.2	42.4

この調査では仮りに"Schub係数"なる概念を作つてみた．すなわち，2回以上のSchubを繰返した場合，その患者について，そのSchubにおける治療期間を第1回のSchubにおける治療期間で除した係数を"Schub係数"と呼ぶことにした．例えば第1回Schubで100日，第2回Schubで150日間薬物療法を行ない，再び寛解退院した場合，150/100＝1.5を第2回Schub係数と呼ぶ．

第21表に示す通り，平均入院期間は第1回105.1日，第2回166.5日であるが，第3回目以上の19例では116.5日となつて，第3回目以上の方が，第2回目より短い結果となつた．しかしSchub係数は第2回1.96，第3回以上は2.47となつて延長を示した．このことは一見不合理のようであるが，別に調査したところ，多数のSchubを繰返す症例は，第1回のSchubが極めて短期間であることが多い結果であることが判つた．著者等の調査では未治例を省いてあるが，未治例を加えるとMüller等の報告したように，第3回目のSchubが"kritischer Schub"であるという考え方は，薬物療法の場合にも妥当であると思われる結果となつた．すなわち第3回目のSchubにおける未治率は42.4%であり，また，たとえ退

第21表 平均入院日数と Schub 係数
——インシュリン療法との比較——

	薬物療法	インシュリン療法
第1回 Schub		
症例数	100	100
平均治療期間	105.1日	111.5
	(σ=72.4)	(σ=84.7)
Schub 係数平均	1.0	1.0
第2回 Schub		
症例数	56	30
平均治療期間	166.5日	123.9
	(σ=128.2)	(σ=112.8)
Schub 係数平均	1.96	1.59
	(σ=1.86)	(σ=1.18)
第3回以上の Schub		
症例数	19	——
平均治療期間	116.5日	——
	(σ=76.5)	
Schub 係数平均	2.47	——
	(σ=1.88)	

院可能の状態にまで寛解するにしても，第1回目のSchubにおけるそれの2.47倍の時間を要するわけである．

第21表右側にはインシュリン療法における平均治療期間とSchub係数を示した．第2回Schubについて見ると，一見平均治療期間もSchub係数もインシュリンの場合の方が良好であるように見えるが，これは推計的有意差ではない．

XIII. 荒廃症例の転帰

荒廃症例としては5年以上入院生活を送り，症状が一応停止性となり，荒廃または重症欠陥状態にあると判定される措置入院症例のみを選び，著者が自ら詳細に診察

第22表 (その1)

	例数	最高用量	投与日数	総用量
クロールプロマジン				
男子群	22	700mg	28日	16.6g
女子群	21	400mg	28日	10.6g
レゼルピン				
男子群	24	7mg	40日	240mg
女子群	22	7mg	40日	240mg
パカタール				
男子群	9	700mg	28日	16.6g
女子群	11	400～500mg	28日	10.0～12.8g
計	109			

第 22 表（その2）

クロールプロマジン　　　　　　　　　　　　　　　　　　　　　　　　　　　　（％，括弧内は実数）

		破瓜型	妄想型	緊張型	分類不能のもの	計
寛	解	0.0 (0)	0.0 (0)	0.0 (0)	― (0)	0.0 (0)
軽	快	6.7 (1)	16.7 (3)	0.0 (0)	― (0)	9.3 (4)
未治	B	60.0 (9)	55.6 (10)	55.6 (5)	― (1)	58.1 (25)
未治	A	33.3 (5)	27.8 (5)	44.4 (4)	― (0)	32.6 (14)
	計	100.00 (15)	100.1 (18)	100.0 (9)	― (1)	100.0 (43)

レゼルピン

		破瓜型	妄想型	緊張型	分類不能のもの	計
寛	解	0.0 (0)	0.0 (0)	0.0 (0)	― (0)	0.0 (0)
軽	快	6.7 (1)	16.7 (3)	16.7 (2)	― (0)	13.0 (6)
未治	B	40.0 (6)	16.7 (3)	33.3 (4)	― (0)	28.3 (13)
未治	A	53.3 (8)	66.7 (12)	50.0 (6)	― (1)	58.7 (27)
	計	100.0 (15)	100.1 (18)	100.0 (12)	― (1)	100.0 (46)

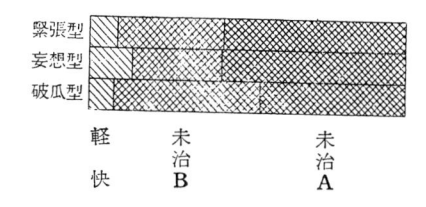

パカタール

		破瓜型	妄想型	緊張型	分類不能のもの	計
寛	解	― (0)	― (0)	― (0)	― (0)	― (0)
軽	快	― (0)	― (0)	― (0)	― (0)	― (0)
未治	B	― (0)	― (1)	― (0)	― (0)	― (1)
未治	A	― (3)	― (11)	― (5)	― (0)	― (19)
	計	― (3)	― (12)	― (5)	― (0)	― (20)

総計

		破瓜型	妄想型	緊張型	分類不能のもの	計
寛	解	0.0 (0)	0.0 (0)	0.0 (0)	― (0)	0.0 (0)
軽	快	6.1 (2)	12.5 (6)	7.7 (2)	― (0)	9.2 (10)
未治	B	45.5 (15)	29.2 (14)	34.6 (9)	― (1)	35.8 (39)
未治	A	48.4 (16)	58.3 (28)	57.7 (15)	― (1)	55.1 (60)
	計	100.0 (33)	100.0 (48)	100.0 (26)	― (2)	100.1 (109)

して薬物投与に入つた．症例内訳および投与方法は表示する如くである．

以上の109症例のうち入院生活5～10年のもの45名，10年以上のものは64名であつた．治療中も病像の変化を詳細に観察しながら治療を終つた．直後の転帰は第22表（その2）に見るように，薬者等の判定によつて寛解に漕ぎつけた症例はどの薬剤でも，またどの病型でも遂に皆無であつた．軽快と判定した症例は10例あつたが，これらのものも治療終了後3～4週間以内に大半は治療前の状態に逆行した．未治Bと判定したのは，治療中病像が改善されたもので，看護の容易化（fürsorgliche Erleichterung）が招来されたものであつて，109例中39名である．過半数の荒廃症例には全く無影響であり，むしろ治療中の副作用のために看護者側が迷惑した場合も少なくなかつた．いうまでもなく，10％の軽快症例について，薬物療法を媒介とする精力的な精神療法や適当な作業療法を行なえば，あるいは退院可能の者も出たかも知れないが，治療のMilieuは，これらの患者が長時間送つた措置入院患者病棟のそれであつたことを附記しておく．

精神病像の変化については別に報告する予定である．

第3編 精神分裂病群における薬物療法後の病後歴

本編において精神分裂病群における薬物療法後の病後歴を論ずるが,薬物療法が試みられるようになつてから日も浅く,予後調査の対象となり,かつアンケートによる調査に応じたものは564例である.この564例の治療終了より調査までの期間による分類および病型と直後転帰とによる分類を先ず表示しておく.

予後調査対象内訳

治療終了より調査までの期間による分類

3ヵ月以内	78
3ヵ月〜6ヵ月	175
6ヵ月〜9ヵ月	85
9ヵ月〜12ヵ月	58
12ヵ月〜18ヵ月	95
18ヵ月〜24ヵ月	50
24ヵ月〜30ヵ月	22
30ヵ月以上	1
総数	564

病型と治療転帰とによる分類

	完全寛解	不完全寛解	軽快	未治	計
破瓜型	16	55	49	83	203
妄想型	15	41	27	78	161
緊張型	36	46	34	45	161
分類不能のもの	6	18	9	6	39
計	73	160	119	212	564

I. 再発率

以下に先ず再発率を論ずるが,治療終了後調査した時までの経過時間のまちまちのものを,突込みで再発率を算出する従来の多くの研究方法は妥当と思えない.

こゝに算出するTヵ月迄の再発率とは,治療終了直後判定で寛解または軽快状態と判定され,治療終了後Tヵ月以上の期間調査し得たもののみを対象とし,その対象数に対する,Tヵ月までに再発または悪化を見たる例数の比を百分比で表わしたものである.

例えば完全寛解の6ヵ月以内の再発率7.5%(4/53)とあるのは,治療終了時完全寛解症例のうち6ヵ月以上調査し得たものが53名あり,そのうち4名が6ヵ月以内に再発または悪化を見たものであることを意味する.

以上の方法により,治療直後の転帰より再発率を算出した結果を第23表(その1)に示す.

本表によると,全体として1年後には21.4%,1年半後には36.2%の再発が判明した.直後転帰と再発との関係としては,直後転帰が良好なほど再発も少ない傾向が認められる.

次に病型別にして再発率を調査すると,第23表(その2)の如くなり,緊張型は妄想型および破瓜型に比して再発の少ないことが判る.

更に薬物の種類別に再発率を調査すると第23表(その3)の如くなり,C.P.とRp.とでは,Rp.による場合の方が再発率が相当下廻る結果となつている.

第23表(その1) 治療直後の転帰より見たる再発率 (%,括弧内は実数)

	完全寛解症例	不完全寛解症例	軽快症例	計
3ヵ月以内	2.8 (2/69)	5.3 (8/149)	6.8 (7/102)	5.3 (17/320)
6ヵ月以内	7.5 (4/53)	15.8(17/107)	23.3 (21/74)	17.9 (42/234)
12ヵ月以内	11.7 (3/28)	17.4 (11/63)	35.0 (14/40)	21.4 (28/131)
18ヵ月以内	30.0 (3/10)	24.0 (6/25)	52.1 (12/23)	36.2 (21/58)

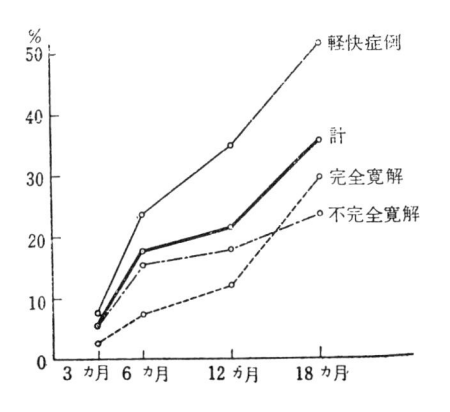

何れにしても18ヵ月後ともなれば,薬物療法終了後好転症例の1/3以上が再発してしまうという事実は,われわれを極めて厭世的にさせる.しかし一方,不完全寛解とか軽快とかの判定の下に退院した症例の中には,退院後に漸次好転して社会治癒に至つたものも相当数あることも見逃すべきではない.そこで好転率と持続率とを附加して病後歴を調査する必要もある.以下には治療終了後1年以上調査し得た症例のみについて,種々の要因と予後との関係について調査を行なつた.持続率とは1年以上経ても治療直後の判定と同じ状態にあるもので,不完全寛解がなお完全寛解に達しないような場合もふくま

第23表（その2） 病型別に見た再発率

(%，括弧内は実数)

	破瓜型	妄想型	緊張型	分類不能のもの	計
3ヵ月以内	7.3 (8/109)	2.7 (2/73)	3.7 (4/107)	9.6 (3/31)	5.3 (17/320)
6ヵ月以内	24.0 (19/79)	19.1 (9/47)	12.0 (10/83)	16.0 (4/25)	17.9 (42/234)
12ヵ月以内	25.9 (14/54)	21.7 (5/23)	10.2 (4/39)	33.3 (5/15)	21.4 (28/131)
18ヵ月以内	39.2 (11/28)	40.0 (4/10)	28.5 (4/14)	33.3 (2/6)	36.2 (21/58)

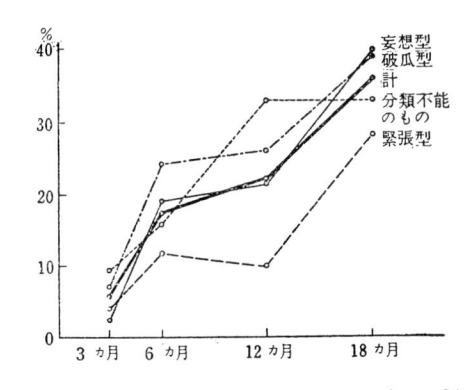

36.6%，持続率は38.2%となつている．病型としては，緊張型に好転率および接続率が，破瓜型に再発率が最も高い．

III. 治療薬物と予後

C.P.およびRp.について予後を調査すると，第25表に示すように，好転率はRp.に高く，再発率はC.P.に高い結果となつた．

IV. 直後転帰と予後

治療直後の判定と予後との関係を調査してみると，完全寛解に持続率が最も高く，不完全寛解症例は，軽快症

第23表（その3） 薬物の種類別に見た再発率

	C.P.	Rp.	C.P.，Rp.の併用又は続用	総計*
3ヵ月以内	5.9 (12/203)	3.2 (2/62)	6.8 (3/44)	5.3 (17/320)
6ヵ月以内	14.0 (20/143)	14.3 (7/49)	38.9 (14/39)	17.9 (42/234)
12ヵ月以内	19.4 (14/72)	14.3 (5/35)	40.9 (9/22)	21.4 (28/131)
18ヵ月以内	36.4 (8/22)	26.9 (7/26)	60.0 (6/10)	36.2 (21/58)

* 薬物療法の対象となつた全症例を含む．

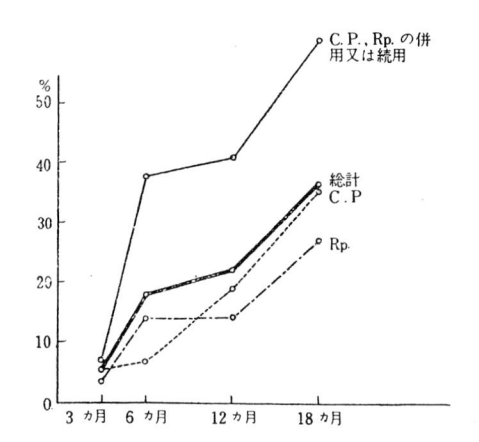

れる．完全寛解症例には好転は存在しないが，軽快状態から不完全寛解状態への好転も勿論好転にふくまれる．

II. 病型と予後

好転率を調査してみると，1年以上調査し得た症例について，25.2%であることが判つた（第24表）．再発率は

例に比して好転率が高いこと，要するに治療直後判定の良好なもの程，予後も良好であることが確められた（第26表）．

V. 経過型と予後

著者等の経過型分類に従つて予後との関係を調査した結果は第27表に示すようになつた．本表によると，著者等の五つの経過型のうちでは1型，すなわち急性発病をもつて始まり，単純経過を取る型が好転率で優り，持続率では治療開始まで3ヵ月以内の急性発病型すなわち0型と，慢性発病と共に単純経過を取る病型すなわち最も予後もわるいと考えられる4型とが，一旦治癒すると持続率も高いという興味ある結果となつた．再発率から見ると，慢性発病でSchubをいとなむ病型，すなわち3型がやはり最も高い再発率を示している．

VI. 遺伝負荷と予後

第2編IXに述べたように，遺伝負荷と直後転帰との間には確実な相関を見出すことが出来なかつた．これに反

第24表 病型と予後

治療終了後1年以上調査し得た完全寛解，不完全寛解，軽快症例のみを対象とする．
（％，括弧内は実数）

	好転率	持続率	再発率	計
破瓜型	22.2(12)	33.3(18)	44.5(24)	100.0 (54)
妄想型	21.8(5)	39.1(9)	39.1(9)	100.0 (23)
緊張型	35.9(14)	43.6(17)	20.5(8)	100.0 (39)
分類不能のもの	13.3(2)	40.0(6)	46.7(7)	100.0 (15)
計	25.2(33)	38.2(50)	36.6(48)	100.0 (131)

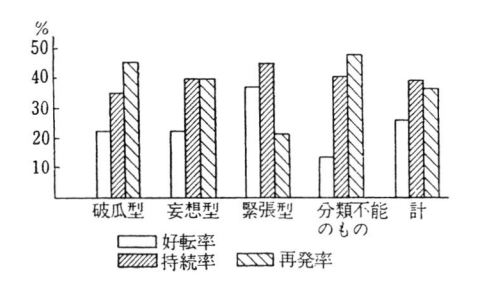

第25表 治療薬物と予後

治療終了後1年以上調査し得た完全寛解，不完全寛解，軽快症例のみを対象とする．
（％，括弧内は実数）

	好転率	持続率	再発率	計
クロールプロマジン	26.4(19)	37.5(27)	36.1(26)	100.0 (72)
レゼルピン	31.4(11)	37.2(13)	31.4(11)	100.0 (35)
総　計＊	25.2(33)	38.2(50)	36.6(48)	100.0 (131)

＊ 薬物療法の対象となつたもの総てを含む．

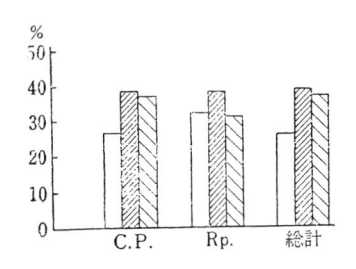

第26表 治療転帰と予後

治療終了後1年以上調査し得たもののみを対象とする．
（％，括弧内は実数）

	好転率	持続率	再発率	計
完全寛解		67.9(19)	32.1(9)	100.0 (28)
不完全寛解	34.9(22)	33.3(21)	31.7(20)	100.0 (63)
軽　快	27.5(11)	25.0(10)	47.5(19)	100.0 (40)
未　治	13.5(5)	86.5(32)		100.0 (37)
計	22.6(38)	48.8(82)	28.6(48)	100.0(168)

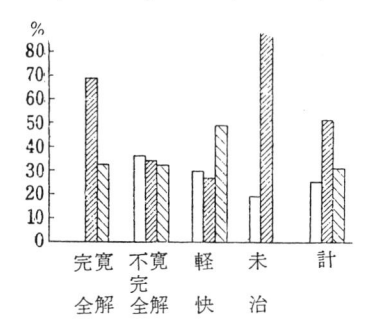

第27表 経過型と予後

治療終了後1年以上調査し得た完全寛解，不完全寛解，軽快症例のみを対象とする．
（％，括弧内は実数）

	好転率	持続率	再発率	計
0 型	16.1(5)	45.2(14)	38.7(12)	100.0 (31)
1 型	33.3(9)	40.8(11)	25.9(7)	100.0 (27)
2 型	23.8(7)	31.2(5)	25.0(4)	100.0 (16)
3 型	18.2(2)	18.2(2)	63.6(7)	100.0 (11)
4 型	25.7(9)	45.7(16)	28.6(10)	100.0 (35)
総　計＊	25.2(33)	38.2(50)	36.6(48)	100.0(131)

＊ 経過型不明のものをも含む総計

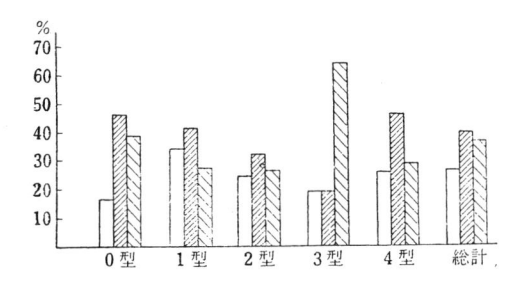

して予後においては，遺伝負荷のあるものの再発率が，負荷のないもののそれを相当上まわり，好転率でも，遺伝負荷のないものの方がよほど高値を示していることは興味深い（第28表）．

第28表 遺伝負荷と予後
治療終了後1年以上調査し得た完全寛解，不完全寛解，軽快症例のみを対象とする．

（％，括弧内は実数）

	好転率	持続率	再発率	計
遺伝負荷＋	18.8(6)	37.5(12)	43.7(14)	100.0 (32)
遺伝負荷−	28.2(11)	43.6(17)	28.2(11)	100.0 (39)
総　計*	25.2(33)	38.2(50)	36.6(48)	100.0(131)

* 遺伝負荷不明のものも含む総計

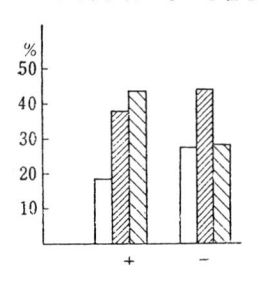

VII. 病前人格と予後

第2編Xに述べたように，病前人格偏倚の著しい症例は，直後転帰においても偏倚の著しくなかつた症例に比して，不良である傾向をみとめたが，病後歴においても同様のことが確かめられた．すなわち再発率において，前者は45.7%，後者は30.8%となつており，持続率も前者28.6%，後者43.6%となつた（第29表）．

第29表 病前人格と予後
治療終了後1年以上調査し得た完全寛解，不完全寛解，軽快症例のみを対象とする．

（％，括弧内は実数）

	好転率	持続率	再発率	計
病前人格偏倚＋	25.7(9)	23.6(10)	45.7(16)	100.0 (35)
病前人格偏倚−	25.6(10)	43.6(17)	30.8(12)	100.0 (39)
総　計*	25.2(33)	38.2(50)	36.6(48)	100.0(131)

* 遺伝負荷不明のものをも含む総計

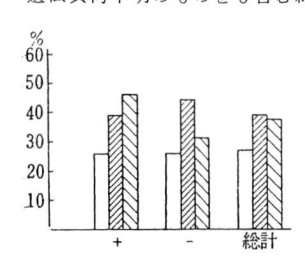

以上，精神分裂病群における薬物療法後の病後歴について述べた．分裂病群に対する薬物療法の総括的な評価は第4編の後に記することにして，以下に分裂病群以外の内因性精神障害の薬物療法に関して述べる．

第4編 躁鬱病群および中間精神病群の薬物療法

躁鬱病群に対する薬物療法を論ずる場合には，躁病と鬱病または躁病期と鬱病期とを別に論ずべきであるのはいうまでもない．また躁状態および鬱状態にある症例の中には，必ずしも周期性が確認されないものも多く，著者は一応，(1)躁状態（過去に周期のないもの），(2)周期性躁病（鬱病期を欠くか，またはその著明でないもの），(3)躁鬱病躁病期，(4)鬱状態（過去に周期のないもの），(5)周期性鬱病（躁病期を欠くか，またはその著明でないもの），(6)躁鬱病鬱病期，の6群に分つて観察することにした．45歳以上の発病は，初老期の色彩も混入して来るから，こゝでは除外し，また明らかに心因性の了解出来るものも除外した．

更に本編では中間精神病を取扱う．著者がこゝにいう中間精神病群（die intermediären Psychosen）とは躁鬱病圏と分裂病圏との中間に位する内因性精神病群という意味で，Kahn, Hoffmann 等の混合精神病や，本態論は別として変質精神病（Degenerationspsychose-Kleist）についての Kleist 自身の3型，すなわち，"Zykloide Psychosen", "paranoide Psychosen", "Epileptoide Psychosen" のうち，"Zykloide Psychosen" に属する患者群は，必ずしも一致しないにしても，交り合う部分が多いと了解してよい．たゞこゝでは治療を問題とする以上，治療効果によつて規定される転帰を中心とした経過像を診断の規準とするわけにはゆかないから，主として横断病像を中心とする方針を取つた．そして Kleist の Zykloide Psychosen の3亜型，すなわち "Verwirrtheitspsychosen", "Motilitätspsychosen" および "Ichpsychosen" と積極的に合致する症例をも取上げる方針を取つた．中間精神病の診断に当つては，病像における躁鬱病像と分裂病像との混在，または両者の症状の交互の入れかわり（Erscheinungswechsel-Hoffmann）に主として根拠を置いた．

I. 躁鬱病群

第30表に65例についての治療効果を示した．本表ではC.P.とRp.との治療対象になつた症例についてのみ整理したが，躁病群に対してはC.P.とRp.とで治療効果に差がなかつたのと，鬱病群には全症例にC.P.を用いたので，本表には薬品別としない数字が記載されている．

有効症例数を一見すると，薬物療法は鬱病群に対しても甚だ有効かの如くに見えるが，効果の内容を考える

第30表（その1）　躁鬱病群における効果

対象患者内訳	例数	有効症例数	治療効果の内訳			
			⊞	⊩	+	−
1. 躁　状　態（過去に周期のないもの）	16	16	8	2	6	0
2. 周期性躁病（鬱病期を欠くか又はその著明でないもの）	12	12	5	4	3	0
3. 躁鬱病躁病期	8	8	5	2	1	0
4. 鬱　状　態（過去に周期のないもの）	9	7	0	3	3	2
5. 周期性鬱病（躁病期を欠くか又はその著明でないもの）	18	10	1	6	2	9
6. 躁鬱病鬱病期	2	2	0	0	2	0

と，躁病群の場合と比較して相当の開きが出て来る．そこで機械的ではあるが次のように規定して治療効果を⊞〜−までに分けてみた．

　⊞：薬物が著明に奏効したことが認められ，3ヵ月以内に完全に治癒したと認められるもの．
　⊩：薬物が著明に奏効したことは認められるが，3ヵ月目の判定で全治に至らなかつたもの．
　+：薬物が病像改善に一応役立つたと考えられるもの．
　−：薬物が奏効したとは認められず，治癒しないか，又は治癒しても自然治癒と見做すべきもの．

この判定規準によつて整理したのが，第30表（その1）右に掲げる数字である．

−の中には鬱病の心気症状の強いもので，薬物の副作用のために却って病像の悪化したものもふくまれている．

第30表（その2）には，一層機械的な欠点を考慮すべきではあるが一応⊞を3点，⊩を2点，+を1点，−を0点として左に記した1〜6の病型群のそれぞれの全症例の得点を作り，各群について全例⊞であった場合を100%として各群についての有効判定を第30表（その2）に百分比で表現してみた．

第30表（その2）躁鬱病群における薬物療法の有効率

	病　型	有効率%
1.	躁　状　態	75.0
2.	周期性躁病	72.2
3.	躁鬱病躁病期	83.3
4.	鬱　状　態	33.3
5.	周期性鬱病	31.5
6.	躁鬱病鬱病期	33.3

本表に見るように，躁病群には相当高い値が出るに反し，鬱病群では甚だ低い値が出る．すなわち躁病群のような精神力動の昂まつた疾患には極めて有効であるに反し，鬱病群のような力動低下の場合には有効でなく，たかだか鬱病群における鬱病昂奮や，強い微小感情，罪業念慮，不眠等に対して有効であるに止まる．躁鬱病群の薬物療法に関しては千谷等の研究があるが，同様の見解に達している．

II. 中間精神病群

著者等が中間精神病群として取扱つた症例は15例に過ぎない．症例内訳，病像，治療，転帰等は第31表に示す．本表に見るように15例中8例が20歳以下であり，4例が35歳以下で発病している．発病年齢から見ても非定型的であることを思わせる．診断に当つて，著者等は横断病像を根拠とする方針を取つたにもかゝわらず，中間精神病に対する治療効果は全例に甚だ有効であつた．上記症例のうち Kleist の Zykloide Psychosen の3類型の何れかに分類出来ると考えられる症例は7例で，症例2, 12, 15は Motilitätspsychosen に，症例6, 8, 14は Verwirrtheitspsychosen に，症例13は Ichpsychosen (Expansive Konfabulose) に属せしめ得る．

Motilitätspsychosen 病型の3例は何れも全治にまでは到達せず，1例は欠陥治癒，2例は再発しているが，Verwirrtheitspsychosen 病型の3例は全例および Expansive Konfabulose の1例は現在全治と称し得る状態にある．

総括して中間精神病乃至 Kleist の変質精神病の Zykloide Psychosen は薬物療法の最もよい適応症であり，なかんずく Kleist の分類に従えば Verwirrtheitspsychosen および Ichpsychosen においては特に良好を期待し得ると思われる．

黒丸，太田等は未発表の論文において C. P. が，Kleist の意味での変質精神病の4例に例外なく奏効し，しかも1日量100mgくらいの少量で，数日以内に，恰も大波のひくように治癒したことを述べ，本病像群はC. P. に対して特有の反応をするもので，C. P. の作用部位が脳幹であるとすれば，Kleist による本病群の脳幹説はいよいよ妥当と考えられるとしている．

以上を総括すると，薬物療法は躁病群および中間精神

第31表　中間精神病群

	氏名	性	年齢	遺伝	病前性格	周期又はシューブの回数（発病年齢）	病像	使用薬品	使用総量	投与日数	転帰	予後
1	U.S.	♂	49	不確実	不確実	1 (49歳)	manisch kataton	C.P.	36.9g	53	完全寛解	再発
2	T.K.	♂	46	同胞非定型分裂病	循環気質	5 (43歳)	depressiv ängstlich paranoid akinetisch bizarr	C.P.	2g	16	不完全寛解	再発
3	H.S.	♀	44	不確実	不確実	1 (44歳)	depressiv paranoid	C.P.↓Rp.	7g↓126mg	54 31	不完全寛解	不明
4	S.T.	♂	38	無負荷	分裂気質	2 (37歳)	depressiv paranoid	C.P.	8.9g	40	完全寛解	全治
5	N.M.	♂	30	無負荷	情緒不安定 分裂気質	1 (26歳)	depressiv hypochondrisch paranoid	Rp.	109mg	26	不完全寛解	全治
6	A.T.	♀	27	循環気質	循環気質	4 (18歳)	verwirrtheits-psychotisch	Rp.	121mg	71	不完全寛解	全治
7	I.M.	♂	26	不確実	精神薄弱	1 (21歳)	manisch kataton	C.P.	53g	108	不完全寛解	再発
8	U.H.	♂	22	父系祖父自殺 母神経衰弱	分裂気質	1 (22歳)	verwirrtheits-psychotisch	C.P.	22.1g	79	完全寛解	全治
9	M.Y.	♂	19	不確実	不確実	2 (18歳)	manisch→katatonmanisch	C.P.	110g	107	完全寛解	不明
10	M.S.	♂	18	不確実	不確実	1 (18歳)	manisch kataton	C.P.	10g	45	不完全寛解	全治
11	T.A.	♂	17	不確実	正常範囲	1 (17歳)	depressiv hebephren	C.P.	6g	34	不完全寛解	不明
12	N.M.	♀	16	不確実	不確実	2 (15歳)	manisch hyperkinetisch	C.P.	5.6g	43	不完全寛解	欠陥治癒
13	S.K.	♂	16	兄癲癇	分裂気質	1 (16歳)	expansiv konfabulatorisch manisch	C.P.	5.2g	32	完全寛解	全治
14	N.E.	♀	14	父分裂病	分裂気質	2 (13歳)	verwirrtheits-psychotisch	C.P.	15.3g	51	完全寛解	全治
15	N.H.	♀	13	無負荷	不確実	5 (12歳)	hyperkinetisch manisch stuporös depressiv	C.P.	10.6g	91	不完全寛解	再発

病に対して極めて有効であるが，鬱病群に対しては，従来の治療法に比して特に傑出したものとは称し難い．

あとがき

薬物療法の臨床面に関する報告を終るに当り，現代の治療が何に到達し，また何がわれわれの彼岸にあるのかを結論しておきたい．

第1編に示したように，分裂病群の自然寛解率が薬物療法によつて革命的に影響されたとは考えられない．またインシュリン療法や電撃療法の直後成績と比べて薬物療法が断然優れているという確実な証明もない．再発率

を考慮に入れてゆくと，分裂病者や躁鬱病者の絶対数が減少したわけでもない．しかし最初に述べたように，治療の目的を社会復帰，それが不可能な場合にはせめて施設内での軽快 (Anstaltsbesserung) というところに置くと，先ず内因性精神病者全体の退院可能性 (Entlassungsfähigkeit) をある程度高めたとは言えそうである．少なくとも新鮮症例に対しては，発病直後に荒廃への旅路を辿ることを防いでやることが，多くの場合可能であると言える．一旦退院した患者の36%は1年半後に既に再発してしまう．再発患者の60%近くは再び退院可能となつて，少なくとも家庭寛解を営む．第3回以後の Schub においては未治率が増加してゆくが，それでも42.4%が退院してゆく．このようにして患者達は，何等治療法の存在しなかつた時代に比べれば，社会復帰している期間が延長したということも出来る．患者が "Mitwelt" と "mitwirken" している期間が延長したということは，患者が健康な，または健康に近い力を発揮する期間が延びたことである．インシュリン発見によつて糖尿病患者の絶対数が減少したわけではないが，過半数の糖尿病患者がインシュリンの注射によつて "arbeitsfähig" になつたことは周知の事実である．程度の差こそあれ，大体類似のことが精神疾患の身体療法についても言い得る．

いわゆる "Anstaltsbesserung" を取上げる時には，こゝに薬物療法の最大の利点が浮んで来る．昂奮や治療者側にとつて迷惑な行動の減少，拒絶症の消退，妄想や幻覚に対する確信度の稀薄化，遠隔化，不眠の改善等が，薬物療法によつて殆ど生命に対する危険を伴うことなく可能となり，病院の管理に重要な進歩のあつたことには誰しも異議をとなえ得ない．精神分裂病群，躁鬱病群，中間精神病群の3群について調査した結果では，何れの疾病群においても，昂進した病的な精神力動，情緒運動を正常化し，社会復帰への橋わたしの役目を果すに一応有力であると結論出来る．

しかしこのことは電撃やインシュリン療法についても言えるのみでなく，精神病院の大部屋構造 (Wachsaalsystem) でさえが，個々の患者の鎮静と他人との共鳴能力 (Resonanzfähigkeit) の向上に役立つてきたのである．反対に硬化し，貧困化し，遂には消失してゆく分裂病者の低下した精神力動，そして荒廃と "Abkapselung" に対する手段には薬物療法をふくむ従来のあらゆる身体療法が到達しなかつたのである．貧困化した精神力動という点では鬱病群についても同様のことが言える．新しく合成されつゝある二三の "Stimulant" もこの要求をみ

たす可能性は殆どありそうに思われぬ．従つて精神療法であれ，あるいは今後に期待される身体療法であれ，低下した情動に対する手段が要求されるのであつて，後者こそが特に分裂病の場合にはより根本的なものであると考えられる．

最後に薬物療法の進歩が精神医学の古典的な基礎理論に如何なる影響を及ぼしつゝあるかについて一言触れておきたい．

従来精神医学において，新しい身体的治療法の発見は精神疾患の身体病理学的方法に対する希望の積極的気運を促し，それにつゞく身体療法の限界と非特異性の認識は身体病理学的方法に対する否定的消極的立場を支持してきた．現代もまた薬物療法の今後の進歩に対する期待が最も昂まつた時期であるといえる．この趨勢を助長するものとしては，その他に人工精神障害惹起物質の相つぐ発見と，更に Serotonin や Adrenalin, Noradrenalin 等のいわゆる作用物質をめぐる研究の展開等を挙げ得るが，これらは何れも薬物療法に関する研究と密接に関連して進歩してきた．現在までに取上げられた薬物が，内因性精神病の原因療法たり得るか否かについては，著者の成績より見ても悲観的結論に止つたが，薬物療法が病像の横断面に対しても縦断面に対しても，相当の変貌を与え得ることは否定出来ない．古く Minkowski が注意したように，治療が逆に精神病理学者の精神病概念に対して種々の影響を及ぼしてきた．M. Bleuler は近著において，精神病医が思弁偏重のあまり，たゞ黄色であるというために，黄燐もノルサルバルサンも金粉も区別しない程他の自然科学の進歩に無知であるのと同様に，化学者や薬理学者が外因幻覚症も分裂病もマウスの痙攣も区別しないような傾向を嘆じ，化学者，薬理学者，脳生理学者，精神医学者の密接な提携を希望しているが，将来は過剰に従来の概念に捉われることなく各分野の研究者が充分の理解を持ち合つて，この領域を更に開拓すべきであると考える．

宿題報告の機会を与えられた光栄に謝すると共に，アンケート回答や文献蒐集に絶大な御協力を惜しまれなかつた全国の先輩同僚の皆様方に厚く御礼申上げたい．更に教室関係の先輩同僚の御協力に対して深甚の謝意を捧げる．またこの報告の前々年度総会には，同じテーマを持つて最後の学会講演を行なわれた恩師故堀見教授が，研究の途次に急逝されたことは，著者の最も残念とするところである．謹んで本稿を御霊前に捧げる．

協力者　(第1編) 浅井敬一，高階経昭，北島省吾，(第2編) 浅井敬一，北島省吾，越智和彦，高階経昭，岩井勤作，栗林正男，(第3編) 越智和彦．

文献

邦文文献のみを項目別に多少整理してみた．何れも貴重な内容を持つものであるが，あまり多数であるために，本文中にそれぞれについて紹介することを省かせていただいた．文献蒐集に御助力いただいた各位に対し，深い謝意を表する．

I. 綜説，概況

1) 猪瀬正：横浜医学誌, 6, 126(1955)(講義内容). ―2) 佐野勇：日医新報, No. 1547, 25(1953)(海外学会報告). ―3) 佐野勇：最新医学, 9, 696(1954)(紹介). ―4) 佐野勇：今日の医学, 20集, 30(1956)(概況). ―5) 佐野勇：日医新報, No. 1670, 107(1956)(分裂病概念と治療). ―6) 佐野勇：精神医学の進歩, 単行本, 493(1957)(綜説). ―7) 諏訪望, 中川善次他：日医新報, No. 1613, 9(1955)(綜説). ―8) 諏訪望：医学通信：450, 3(1955)(紹介). ―9) 諏訪望：精神経誌, 59, 429(1957)(宿題報告). ―10) 三浦岱栄, 中島宏：医学シンポジウム第11輯, 単行本, 256(1955)(綜説). ―11) 山口与市, 牧田清志他：日本医師会誌, 34, 241(1955)(概況).

II. 精神疾患（特に精神分裂病群を中心とする）に対する一般的な治験報告

a) C.P.に関するもの

12) 赤田豊治：東京女子大誌, 26, 129(1956)(精神分裂病). ―13) 秋元波留夫：治療, 38, 615(1956)(各種疾患). ―14) 石井毅：精神経誌, 58, 135(1956)(慢性精神病患者). ―15) 石川誠司：精神経誌, 58, 121(1956)(一般治験). ―16) 岩佐金次郎, 徳井達司：精神経誌, 59, 526(1957)(病後歴, 維持量, 大量療法). ―17) 内山正徳, 柳川武彦：精神経誌, 59, 526(1957)(一般治験). ―18) 懸田克躬他：精神経誌, 58, 126(1956)(一般治験). ―19) 切替辰哉, 高橋順他：精神経誌, 58, 60(1956)(一般治験). ―20) 蔵原惟光：矯正医誌, 6, 1(1957)(超大量療法の分裂病欠陥像に及ぼす影響). ―21) 黒丸正四郎：日本臨床, 13, 729(1955)(一般治験). ―22) 佐藤弘：未発表(一般治験). ―23) 高坂睦年：未発表(一般治験). ―24) 田原幸男：精神経誌, 57, 286(1955)(一般治験). ―25) 田原幸男：脳と神経, 8, 403(1956)(一般治験). ―26) 塚本光男：脳と神経, 9, 107(1957)(陳旧分裂病). ―27) 築城士郎：綜合臨床, 5, 598(1956)(一般治験). ―28) 築城士郎：九州精神医学, 5, 200(1956)(一般治験). ―29) 野村章恒：精神経誌, 58, 126(1956)(一般治験). ―30) 橋本禎穂, 仁科義純他：精神経誌, 59, 526(1957)(慢性分裂病). ―31) 久山照息, 蔵原惟光：精神経誌, 59, 526(1957)(超大量療法の分裂病欠陥像に及ぼす影響). ―32) 堀見太郎, 佐野勇他：精神経誌, 57, 512(1955)(一般治験). ―33) 松岡竜三郎：最新医学, 11, 511(1956)(一般知見, 作用機序). ―34) 松本胖, 中村康一郎：診療, 9, 7～43(1956)(一般治験). ―35) 松本胖, 鈴木秋津他：精神経誌, 59, 524(1957)(C.P.を媒介とする集団精神療法). ―36) 向井彬, 利田恭信：九州精神医学, 5, 35(1956)(一般治験).

b) Rp.に関するもの

37) 江副勉, 中田修他：私信（製薬会社学術文献）(一般治験). ―38) 岡本重一, 藤田貞雄他：脳と神経, 8, 502(1956)(一般治験). ―39) 奥山繁：私信（製薬会社学術文献）(陳旧性分裂病). ―40) 白橋宏一郎, 角田達也：精神経誌, 58, 62(1956)(一般治験). ―41) 泰井俊三, 布施信之：新薬と臨床, 4, 851(1955)(一般治験). ―42) 長坂五朗, 高橋清彦他：精神経誌, 57, 50(1955)(一般治験). ―43) 高幣常郎, 山口典他：精神経誌, 57, 303(1955)(Lobotomie 無効例に対する使用). ―44) 長坂五朗：脳と神経, 8, 411(1956)(一般治験). ―45) 檜山謙二, 武石喜重郎：私信（製薬会社学術文献）(陳旧分裂病). ―46) 松本胖, 中村康一郎他：医療, 10, 394(1956)(一般治験). ―47) 松本胖, 中村康一郎他：精神経誌, 58, 218(1956)(一般治験).

c) C.P.とRp.とに関するもの

48) 上村安一郎：精神経誌, 58, 134(1956)(一般治験). ―49) 佐野勇他：精神経誌, 58, 220(1956)(一般治験, 生化学, 組織化学). ―50) 佐野勇：日医新報, No. 1680, 101(1956)(一般事項). ―51) 柴山茂, 柴田耕三：精神経誌, 57, 288(1955)(一般治験). ―52) 白橋宏一郎：日本臨床, 14, 571(1956)(C.P.とRp.との併用療法). ―53) 築城士郎：精神経誌, 58, 219(1956)(一般治験). ―54) 長坂五朗, 栗林正男：精神経誌, 59, 524(1957)(C.P.とRp.の長期投与). ―55) 藤井秀一, 平良賀計他：内科の領域, 4, 418(1956)(陳旧分裂病). ―56) 藤井秀一：精神経誌, 58, 134(1956)(一般治験). ―57) 堀見太郎, 佐野勇他：診療, 8, 512(1955)(一般治験). ―58) 三重野正彦：精神経誌, 58, 219(1956)(C.P.とRp.との併用療法). ―59) 吉野精孝：九州精神医学, 5 (1956)(一般治験).

d) C.P.およびRp.以外の薬物に関するもの

60) 佐々木重行：精神経誌, 58, 215(1956)(遮断カクテル). ―61) 佐野勇, 谷向弘：最新医学, 12, 1019(1957)(Benzhydrol 系薬物). ―62) 柴原堯, 桜井慎一郎：週刊医学通信, 12, 511(1957)(パカタール紹介). ―63) 田辺正和：精神経誌, 58, 139(1956)(C.P.とピレチアとの併用). ―64) 松岡竜三郎：診療, 9, 979(1956)(パカタール治験).

III. 躁鬱病群および変質性精神病

65) 太田典礼：未発表(変質性精神病への適応). ―66) 黒丸正四郎, 太田典礼他：未発表(変質性精神病への適応). ―67) 柴田收一：東京女子医

大誌, 26, 137(1956)(躁病に対するC.P.). —68) 南沢茂樹：東京女子医大誌, 26, 140(1956)(鬱病に対するC.P.).

IV. 中毒性精神障害
69) 青木義治, 張蓦年他：私信（製薬会社学術文献）（覚醒剤中毒に対するRp.). —70) 青木義治, 張蓦年他：私信（製薬会社学術文献）（酒精中毒に対するRp.). —71) 森村茂樹：精神経誌, 57, 303(1957)（麻薬中毒に対するC.P.).

V. 異常体験反応——神経症
72) 大浦誠次：週刊医学通信(1957)（心臓神経症に対するC.P.). —73) 勝木司馬之助：日医新報, No. 1693(1956)(汎発性チックに対するC.P.). —74) 桑原寛, 金久卓也他：精神経誌, 59, 523(1957)(神経症の薬物療法). —75) 桜井図南男他：Tokushima J. Exp. Med. 3, 70 (1955)（神経症に対するC.P., Rp.). —76) 桜井図南男他：日本臨床, 13, 1375(1955)（神経症に対するC.P.). —77) 桜井図南男他：四国医学誌, 8(1956)（神経症に対するC.P.). —78) 桜井図南男他：九州医学雑誌, 5(1956)（神経症に対するC.P., Rp.). —79) 桜井図南男他：臨床と研究, 33, 382(1956)（神経症に対するC.P., Rp.). —80) 桜井図南男他：脳と神経, 9, 215(1957)(神経症に対するRp.). —81) 高尾健嗣：臨床と研究, 33(1956)（神経症に対するC.P.). —82) 南部典利, 足立英夫他：新薬と臨床, 4(1955)（心臓神経症に対するC.P.). —83) 松岡竜三郎：最新医学, 12, 1582(1957)（神経症の薬物療法).

VI. その他の精神神経疾患
84) 足知浩四郎：九州神経精神誌, 5, 201(1956)（受刑精神病質者に対するC.P.). —85) 児玉真一, 亀井昌子他：精神経誌, 58, 218(1956)（精薄のRp.療法). —86) 清水英詮：岡山医学会誌, 67, 7–12(1955)（間脳症候群の冬眠療法). —87) 末田内千鶴子：東京女子医大誌, 26, 134 (1956)（精神病質情態に対するC.P.). —88) 谷口憲郎：私信（製薬会社学術文献）（興奮性精神薄弱に対するRp.). —89) 中江孝治, 飯田喜俊：私信（製薬会社学術文献）（高血圧を伴う精神障害に対するRp.). —90) 三辺謙：未発表（錐体外路障害に対するC.P.). —91) 山内豊茂：最新医学, 12, 409(1957)（小舞踏病に対するC.P.).

VII. インシュリン療法, 電撃療法との併用
92) 小倉淳, 福間慶蔵：臨床と研究, 33, 419(1956)（C.P., Rp. と電撃との併用の危険性). —93) 藤井英生：精神経誌, 58, 593(1956)（インシュリン作用に及ぼすC.P.及びRp.の影響). —94) 藤田繁雄：精神経誌, 58, 138 (1956)（C.P.とインシュリン療法). —95) 藤田繁雄：精神経誌, 58, 218(1956)（C.P.とインシュリンとの併用). —96) 藤田繁雄：日医新報, No. 1675, 105(1956)（C.P.とインシュリンとの併用). —97) 藤田繁雄, 今野陽三：精神経誌, 59, 522(1957)（C.P.とインシュリンとの併用).

VIII. 心理学的および精神医学的研究
98) 石田卓, 斧鋭治郎：精神経誌, 58, 215(1956)（健康人に対するC.P.の心理作用). —99) 懸田克躬：医学シンポジウム第11輯（単行本）274, 東京（C.P.の心理作用). —100) 黒丸正四郎：精神経誌, 57, 302(1955)（C.P.による精神構造変化). —101) 後藤彰夫：精神経誌, 58, 126(1956)(Rp.による分裂病像変化). —102) 塩崎昇吉：精神経誌, 58, 127(1956)（LSD 精神障害に対するC.P.とRp.). —103) 塩崎昇吉, 平井静也他：昭和医学会誌, 15, 401(1956)（LSD 精神障害に対するC.P.とRp.). —104) 諏訪望他：精神経誌, 57, 46(1955)（C.P.及びRp.による精神像の変化). —105) 田村陽一：精神経誌, 58, 135(1956)（C.P.における心理テスト). —106) 野津エー：未発表（冬眠療法下の連続加算作業). —107) 牧野利一：精神経誌, 58, 405(1956)（C.P.における精神症状変化). —108) 三浦岱栄, 中島宏：日仏医学, 2, 40(1955)（内部環境より見た薬物療法).

IX. 身体病理
a) 臨床的研究及び副作用に関する研究
109) 赤松和彦, 多田進他：精神経誌, 59, 525(1957)（C.P.の副作用特に肥胖症). —110) 石坂直巳：精神経誌, 58, 139(1956)（C.P.及びRp.の薬物反応). —111) 市川達郎, 富田俊郎：精神経誌, 58, 216(1956)（肺結核合併の場合のC.P.療法). —112) 内田亨：日本医大誌, 23, 673 (1956)（C.P.と肝機能). —113) 工藤義雄：診療, 9, 57(1956)（C.P.の副作用). —114) 蔵原惟光：未発表（C.P.の副作用に対するピレチアの作用). —115) 小沼十寸穂：綜合臨床, 5, 564 (1956)（C.P.の副作用特に肥胖症). —116) 前田昭夫：精神経誌, 58, 516(1956)（C.P.の副作用パーキンソニスムス). —117) 松岡竜三郎：精神経誌, 58, 216(1956)（C.P.の副作用). —118) 松岡竜三郎, 増田徳幸他：精神経誌, 59, 525 (1957)（C.P.の奏効機序). —119) 松田孝治, 前田昭夫他：精神経誌, 59, 527(1957)（C.P.の副作用パーキンソニスムス). —120) 山本野実, 山田昭胤他：精神経誌, 59, 515(1957)（C.P.注射後の血液変化).

b) 生理学的研究
121) 秋元波留夫, 竹内茂他：精神経誌, 59, 491(1957)（C.P.の電気生理). —122) 有岡巌, 谷向弘：大阪大医学誌, 8, 398(1956)（C.P.とRp.と覚醒アミンとの相互作用). —123) 伊藤篤, 東昌基：精神経誌, 59, 492(1957)（C.P.と条件脳波). —124) 石川誠司：精神経誌, 58, 121 (1956)（C.P.の髄腔内注入). —125) 瓜生和亮：精神経誌, 58, 130(1956)（C.P.のG.S.R.と脳波に及ぼす影響). —126) 掛橋和宣：九州神経精神誌,

5, 201(1956)（人工的痙攣に対するC.P.）. —127) 亀井康一郎, 高比良英輔他：精神経誌, 59, 491(1957)(C.P.の皮質電機活動に及ぼす影響). —128) 工藤義雄：診療, 9, 94(1956)（Rp.の作用機序）. —129) 小林康郎：精神経誌, 58, 130(1956)（Rp.及びC.P.の脳波）. —130) 島崎朗：九州神経精神誌, 5, 202(1956)（C.P.の血糖, 体温に及ぼす影響）. —131) 清水幸彦：精神経誌, 58, 139(1956)（自律神経機能検査法としてのC.P.負荷）. —132) 白石和明：九州神経精神誌, 5 (1956)（C.P.の金魚に及ぼす影響）. —133) 新城之介：精神経誌, 53, 126 (1956)（C.P.の脳循環に及ぼす影響）. —134) 諏訪望：精神経誌, 58, 220(1956)（病像変化と生理的変動との関聯性）. —135) 千葉康則, 田中守他：日本臨床, 14, 1767 (1956)（C.P.と精神電流現象）. —136) 直江善男：精神経誌, 58, 139(1956)（C.P.と精神電流現象）. —137) 原俊夫, 林和幸他：精神経誌, 59, 491(1957)（C.P.の電気生理）. —138) 三浦良也：脳と神経, 9, 45(1957)（C.P.の脳室内注入）. —139) 三浦良也：精神経誌, 58, 175 (1956)（C.P.の側脳室内注入）. —140) 三浦良也：精神経誌, 58, 403(1956)（C.P.の側脳室内注入）. —141) 八木澄三, 西堀恭治：医学と生物学, 38, 62(1956)（遮断剤C.P.の電気生理）. —142) 八木澄三：精神経誌, 59, 112(1957)（遮断剤C.P.の電気生理）.

c）生理学的研究

143) 浅井保：精神経誌, 58, 122(1956)（C.P.とフォスファターゼ）. —144) 岡本輝夫：大阪大医学誌, 8, 139(1956)（Phenothiazin誘導体のSerotonin代謝に及ぼす影響）. —145) 柿本泰男, 中島久：薬学研究, 29, 346 (1957)（C.P.の生化学的研究展望）. —146) 柿本泰男, 中島久他：精神経誌, 59, 514(1957)（C.P.の酵素阻害）. —147) 北原清二：脳と神経, 8, 757(1956)（人為冬眠下の組織呼吸）. —148) 黒川正則, 成瀬浩他：精神経誌, 59, 20(1957)（C.P.のinvivoの呼吸系に対する作用）. —149) 黒川正則, 加藤誠他：精神経誌, 59, 515(1957)（C.P.の生化学的研究. —150) 佐竹郁夫：精神経誌, 58, 593(1956)（C.P.の脳糖質代謝に対する影響）. —151) 佐野勇, 梶田治稔：Klin. Wschr. 33, 956(1955)（高圧泳動による薬物の証明）. —152) 佐野勇, 柿本泰男他：Schweiz. med. Wschr. 87, 214(1957)（C.P.及びRp.とSerotonin代謝）. —153) 佐野勇, 柿本泰男他：Folia Psychiat. Neur.（印刷中）（Rp.の生化学的研究）. —154) 佐野勇：(II ter internationaler Kongress für Psychiatrie, Zürich (1957). —155) 田原幸男：精神経誌, 58, 177(1956)（C.P.の脳呼吸酵素に及ぼす影響）. —156) 塚本隆三：精神経誌, 59, 921 (1957)（C.P.の脳組織糖質代謝に及ぼす影響）. —157) 辻村義治：J. Nara Med. Assoc. 7, 25(1956)（C.P.の酵素阻害）. —158) 松本佾二, 林信人他：精神経誌, 59, 515(1957)（C.P.S^{35}の生体内分布）. —159) 八木国夫, 永津俊治他：Nature, 177, 891(1956)（C.P.のD-アミノ酸酸化酵素阻害）. —160) 吉川博明：精神経誌, 59, 503 (1957)（C.P.のチトクロームC酸化酵素阻害）.

d）組織学的組織化学的研究

161) 有岡巌, 谷向弘：診療, 9, 957(1956)（C.P.及びRp.による肝組織の変化）. —162) 有岡巌, 谷向弘：精神経誌, 59, 38(1957)（C.P.及びRp.の組織化学） —163) 中沢恒幸, 福田和夫他：精神経誌, 59, 481(1957)（細胞運動より見たC.P., Rp.等の影響）. —164) 丸井琢次郎, 斎藤浩哉他：精神経誌, 59, 483(1957)（病理組織学的にみたC.P.のアドレナリン, ノルアドレナリンに対する拮抗）. —165) 丸井琢次郎, 尾賀成治他：精神経誌, 59, 578(1957)（病理組織学的にみたC.P.のアドレナリン, ノルアドレナリンに対する拮抗）.

諏訪・佐野メモリアルシンポジウム

2008年3月29日　初版第1刷発行

編　集　：　北海道大学大学院医学系研究科精神病態学講座精神医学分野
　　　　　　代表　小　山　　司
　　　　　　〒060-8638　札幌市北区北15条西7丁目
　　　　　　Phone 011-716-1161　Fax 011-706-5081
発行者　：　石　澤　雄　司
発行所　：　株式会社　星和書店
　　　　　　東京都杉並区上高井戸1-2-5　〒168-0074
　　　　　　電話　03(3329)0031（営業）／03(3329)0033（編集）
　　　　　　FAX　03(5374)7186
　　　　　　http : //www.seiwa-pb.co.jp

Ⓒ2008　星和書店　　　　　　　　Printed in Japan　　　　　　　ISBN978-4-7911-0659-2